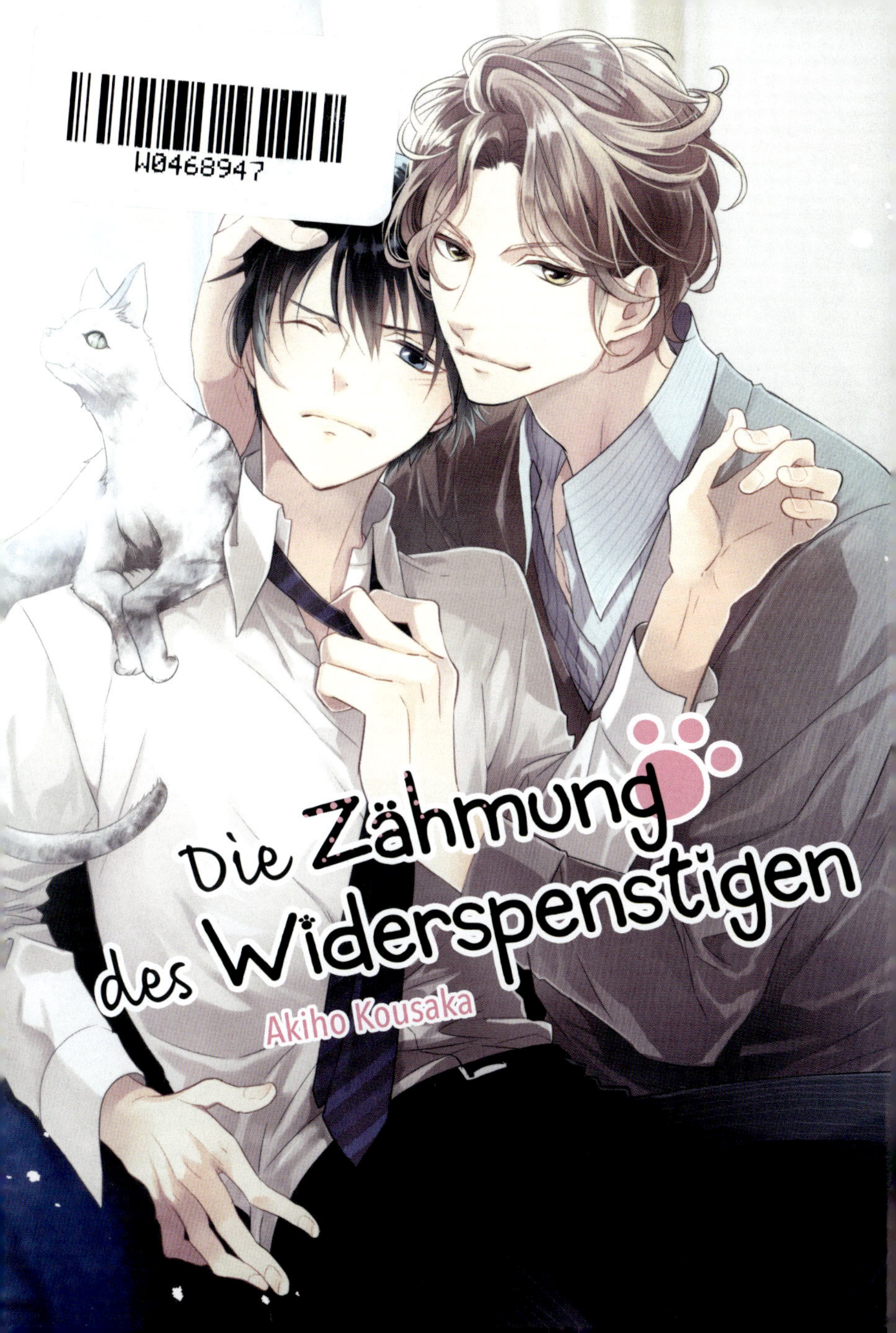
Die Zähmung
des Widerspenstigen
Akiho Kousaka

Inhalt

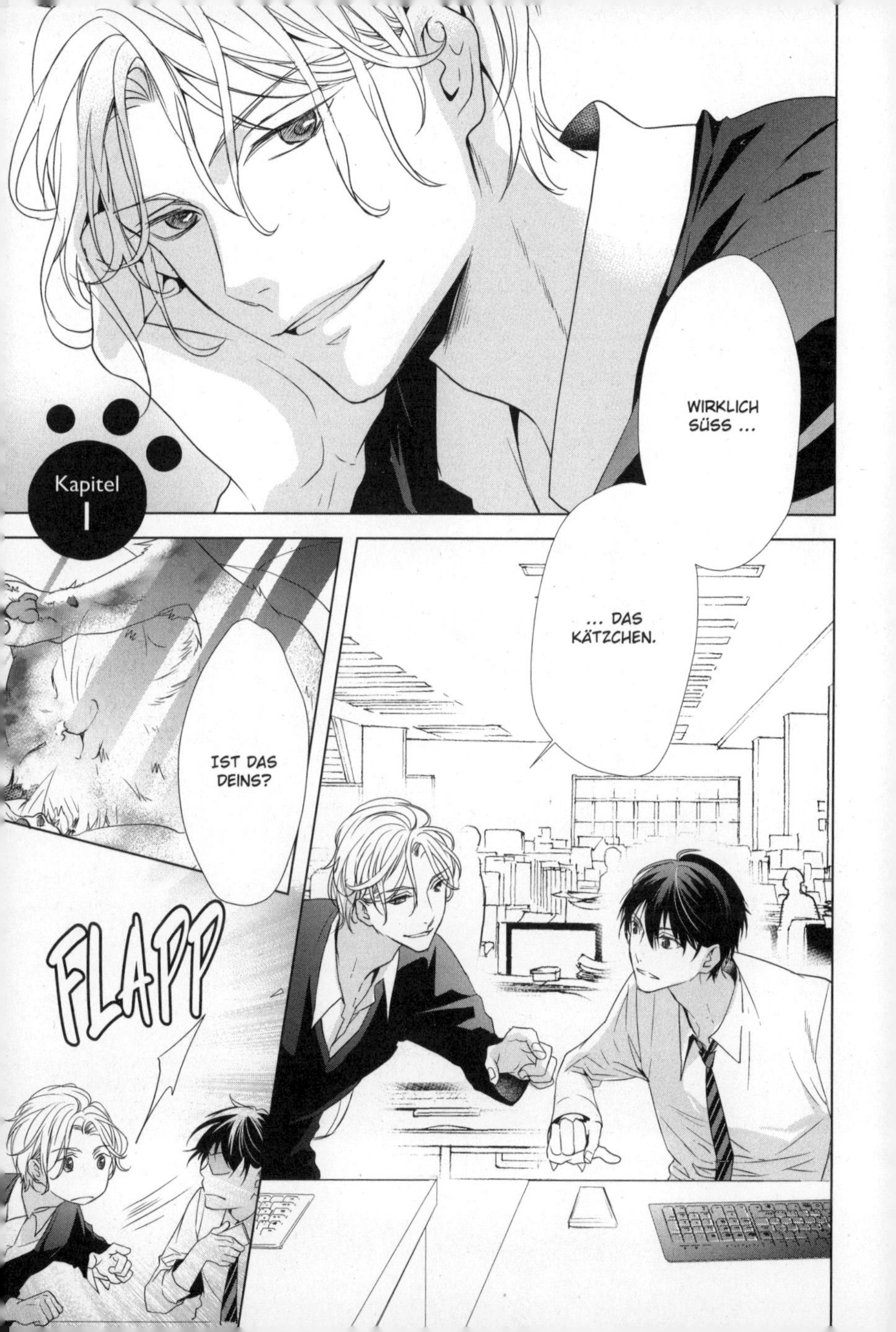
Kapitel
1
WIRKLICH SÜSS …
… DAS KÄTZCHEN.
IST DAS DEINS?
FLAPP

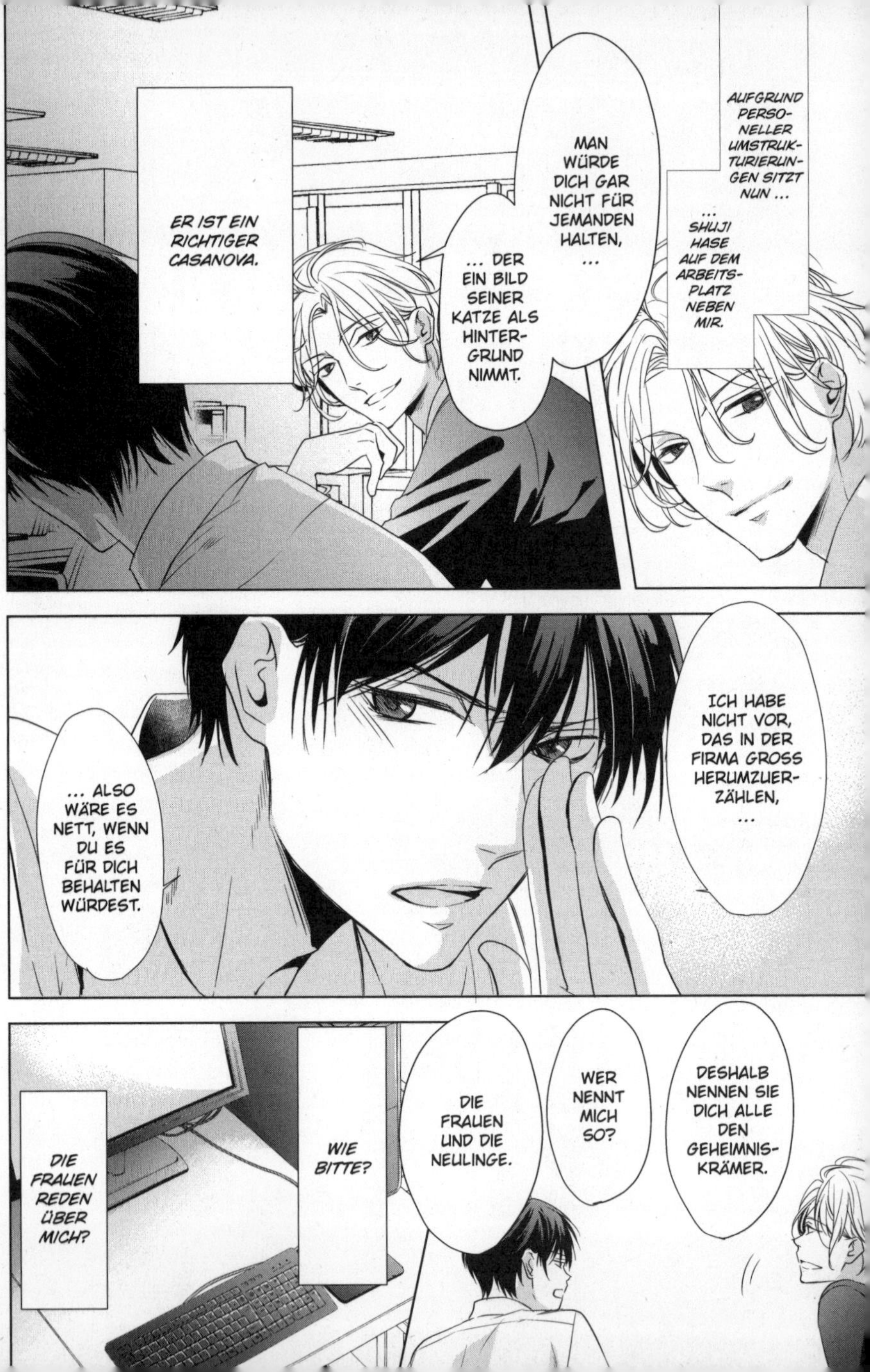
AUFGRUND PERSONELLER UMSTRUKTURIERUNGEN SITZT NUN ...
... SHUJI HASE AUF DEM ARBEITSPLATZ NEBEN MIR.
MAN WÜRDE DICH GAR NICHT FÜR JEMANDEN HALTEN, ...
... DER EIN BILD SEINER KATZE ALS HINTERGRUND NIMMT.
ER IST EIN RICHTIGER CASANOVA.
ICH HABE NICHT VOR, DAS IN DER FIRMA GROSS HERUMZUERZÄHLEN, ...
... ALSO WÄRE ES NETT, WENN DU ES FÜR DICH BEHALTEN WÜRDEST.
DESHALB NENNEN SIE DICH ALLE DEN GEHEIMNISKRÄMER.
WER NENNT MICH SO?
DIE FRAUEN UND DIE NEULINGE.
WIE BITTE?
DIE FRAUEN REDEN ÜBER MICH?

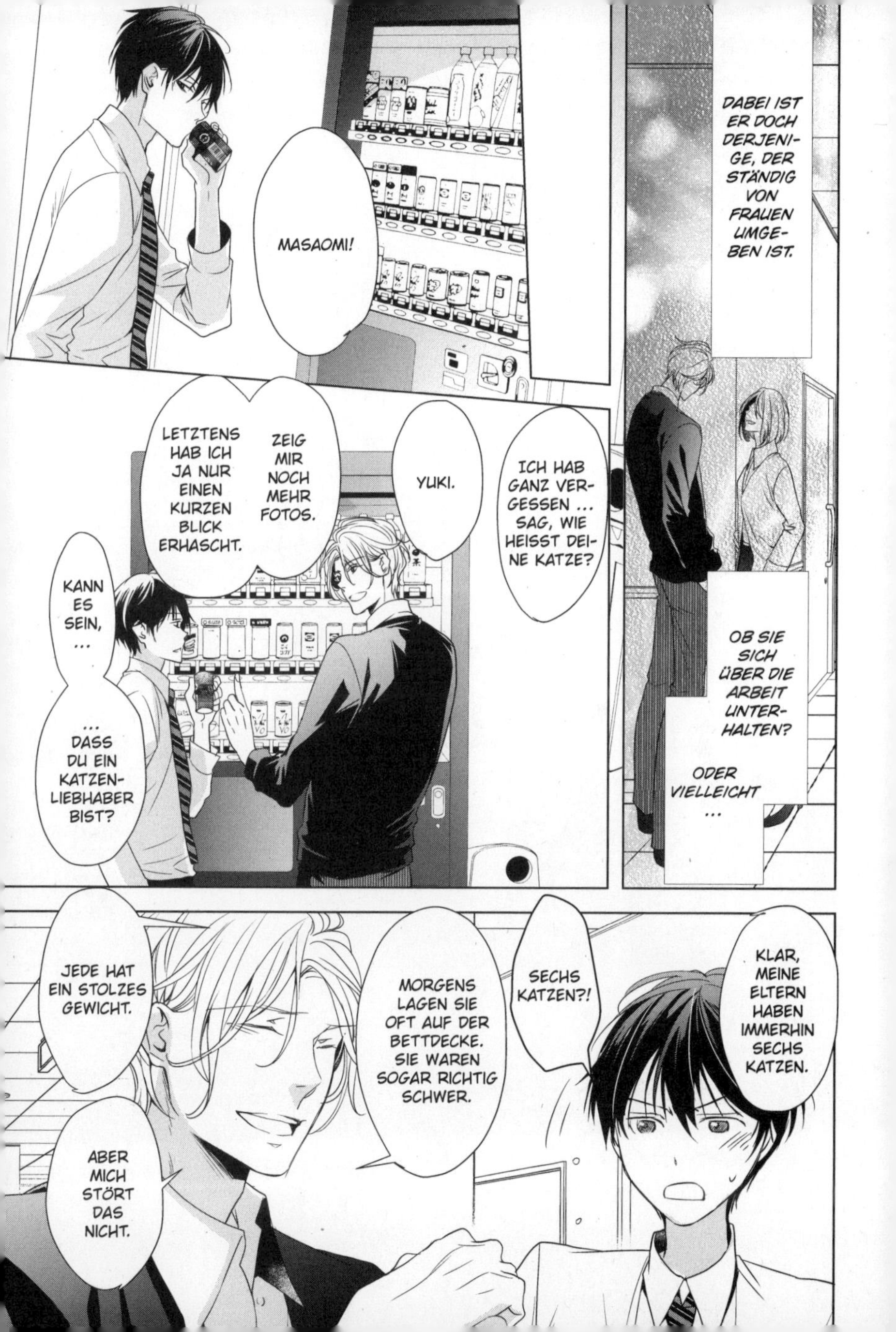
DABEI IST ER DOCH DERJENIGE, DER STÄNDIG VON FRAUEN UMGEBEN IST.
OB SIE SICH ÜBER DIE ARBEIT UNTERHALTEN?
ODER VIELLEICHT ...
MASAOMI!
ICH HAB GANZ VERGESSEN ... SAG, WIE HEISST DEINE KATZE?
YUKI.
ZEIG MIR NOCH MEHR FOTOS.
LETZTENS HAB ICH JA NUR EINEN KURZEN BLICK ERHASCHT.
KANN ES SEIN, ...
... DASS DU EIN KATZENLIEBHABER BIST?
KLAR, MEINE ELTERN HABEN IMMERHIN SECHS KATZEN.
SECHS KATZEN?!
MORGENS LAGEN SIE OFT AUF DER BETTDECKE. SIE WAREN SOGAR RICHTIG SCHWER.
JEDE HAT EIN STOLZES GEWICHT.
ABER MICH STÖRT DAS NICHT.

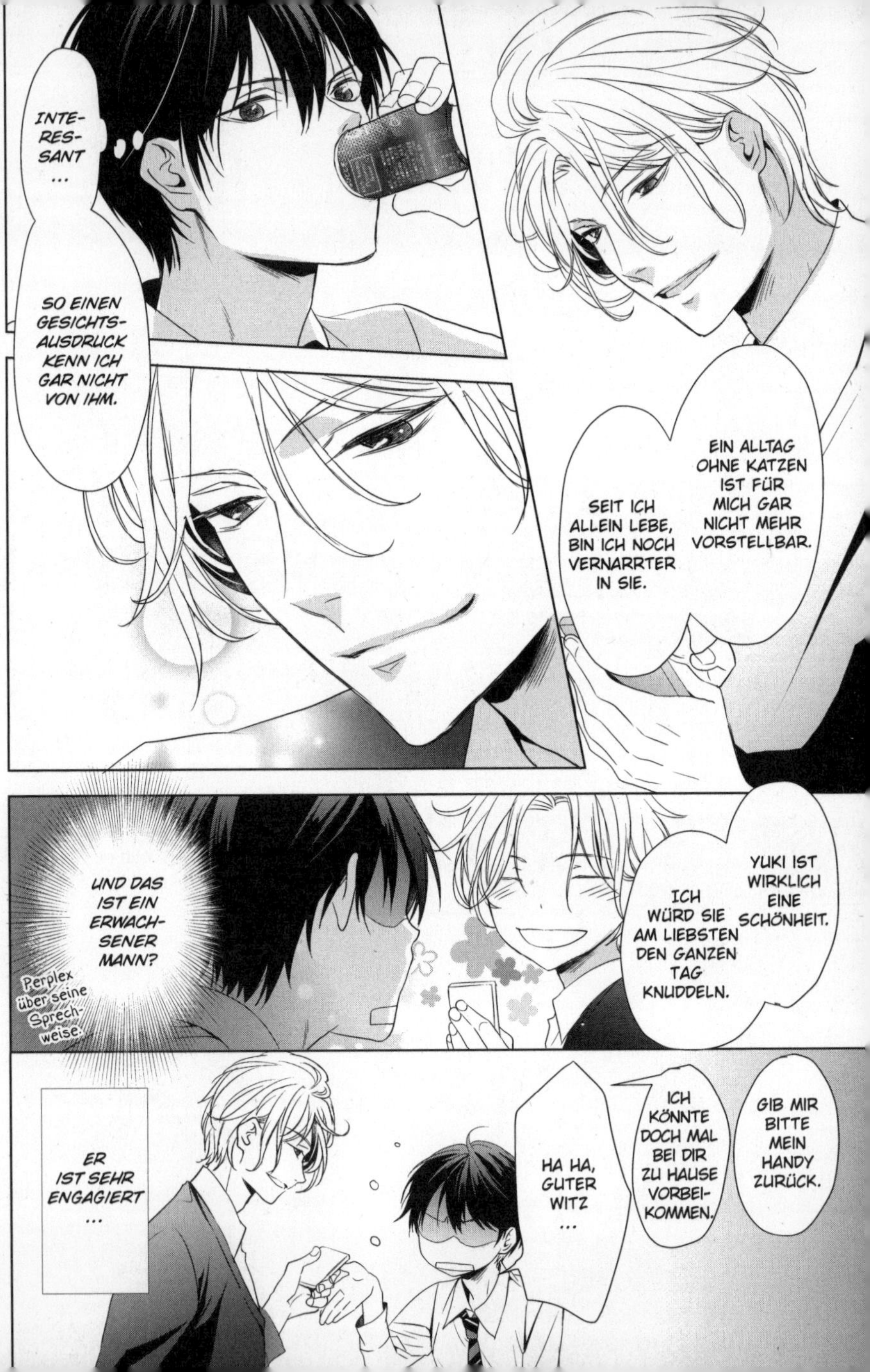
EIN ALLTAG OHNE KATZEN IST FÜR MICH GAR NICHT MEHR VORSTELLBAR.
SEIT ICH ALLEIN LEBE, BIN ICH NOCH VERNARRTER IN SIE.
INTERESSANT …
SO EINEN GESICHTSAUSDRUCK KENN ICH GAR NICHT VON IHM.
YUKI IST WIRKLICH EINE SCHÖNHEIT.
ICH WÜRD SIE AM LIEBSTEN DEN GANZEN TAG KNUDDELN.
UND DAS IST EIN ERWACHSENER MANN?
Perplex über seine Sprechweise.
GIB MIR BITTE MEIN HANDY ZURÜCK.
ICH KÖNNTE DOCH MAL BEI DIR ZU HAUSE VORBEIKOMMEN.
HA HA, GUTER WITZ …
ER IST SEHR ENGAGIERT …

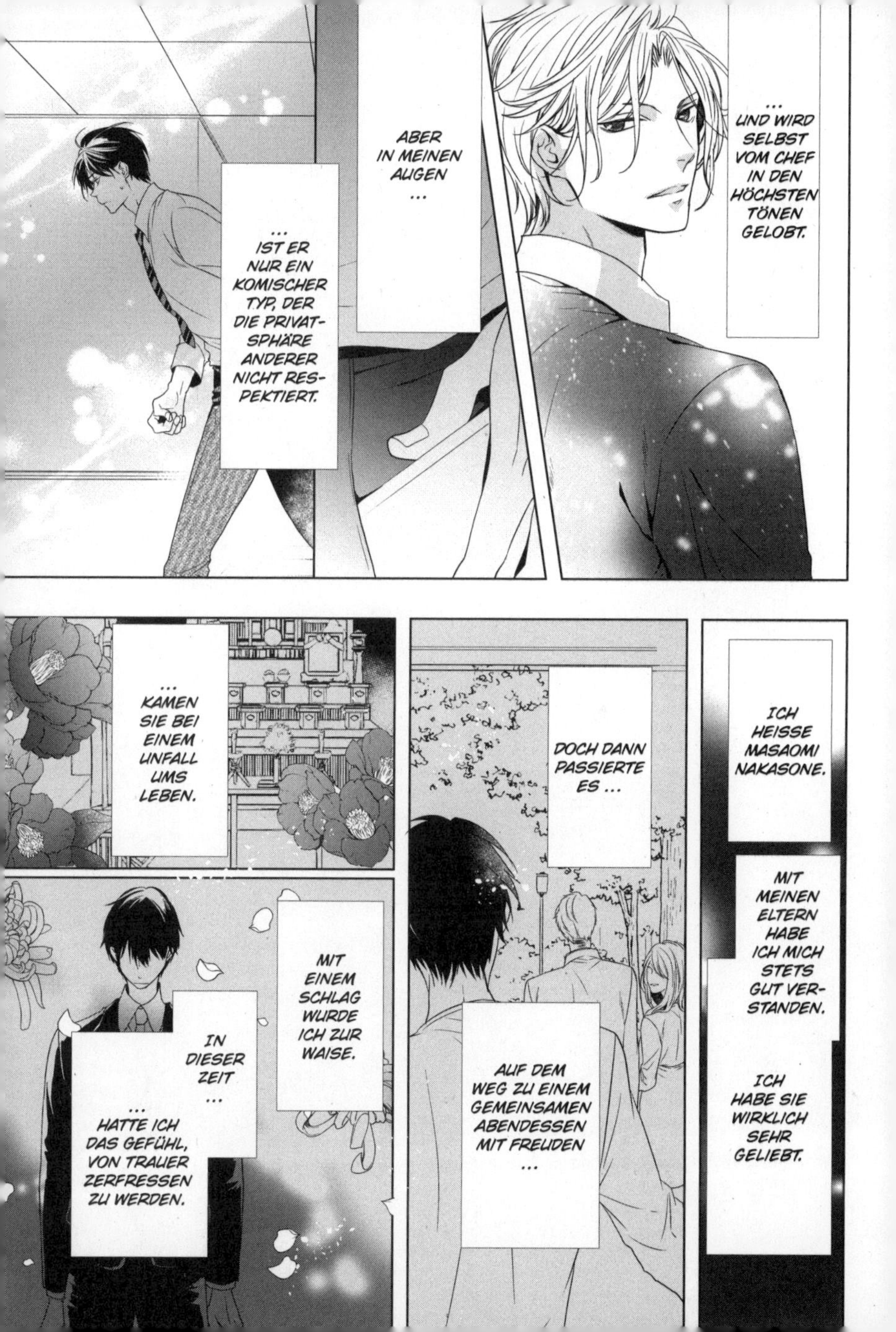
... UND WIRD SELBST VOM CHEF IN DEN HÖCHSTEN TÖNEN GELOBT.
ABER IN MEINEN AUGEN ...
... IST ER NUR EIN KOMISCHER TYP, DER DIE PRIVATSPHÄRE ANDERER NICHT RESPEKTIERT.
ICH HEISSE MASAOMI NAKASONE.
MIT MEINEN ELTERN HABE ICH MICH STETS GUT VERSTANDEN.
ICH HABE SIE WIRKLICH SEHR GELIEBT.
DOCH DANN PASSIERTE ES ...
AUF DEM WEG ZU EINEM GEMEINSAMEN ABENDESSEN MIT FREUDEN ...
... KAMEN SIE BEI EINEM UNFALL UMS LEBEN.
MIT EINEM SCHLAG WURDE ICH ZUR WAISE.
IN DIESER ZEIT ...
... HATTE ICH DAS GEFÜHL, VON TRAUER ZERFRESSEN ZU WERDEN.

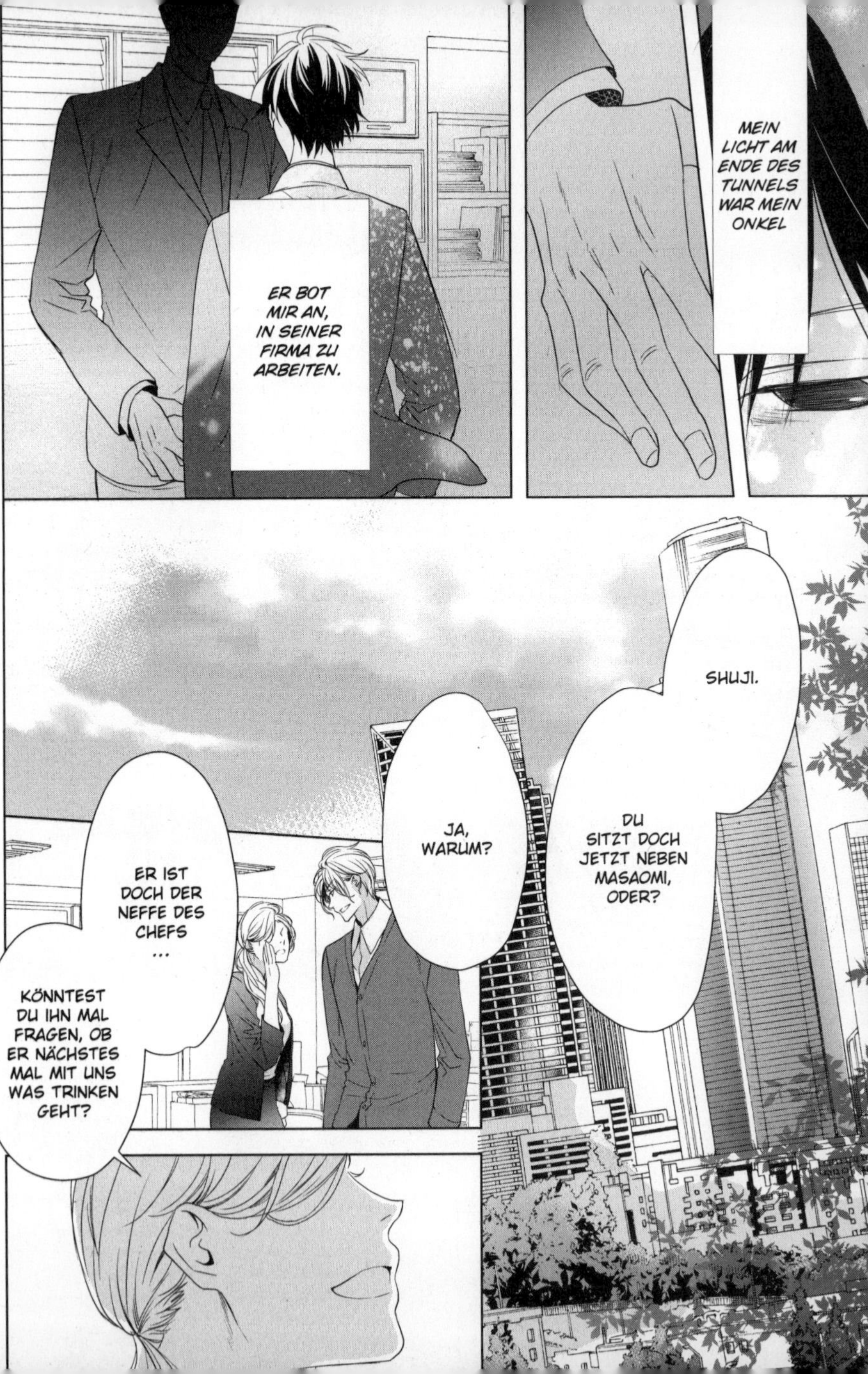
MEIN LICHT AM ENDE DES TUNNELS WAR MEIN ONKEL
ER BOT MIR AN, IN SEINER FIRMA ZU ARBEITEN.
SHUJI.
DU SITZT DOCH JETZT NEBEN MASAOMI, ODER?
JA, WARUM?
ER IST DOCH DER NEFFE DES CHEFS ...
KÖNNTEST DU IHN MAL FRAGEN, OB ER NÄCHSTES MAL MIT UNS WAS TRINKEN GEHT?

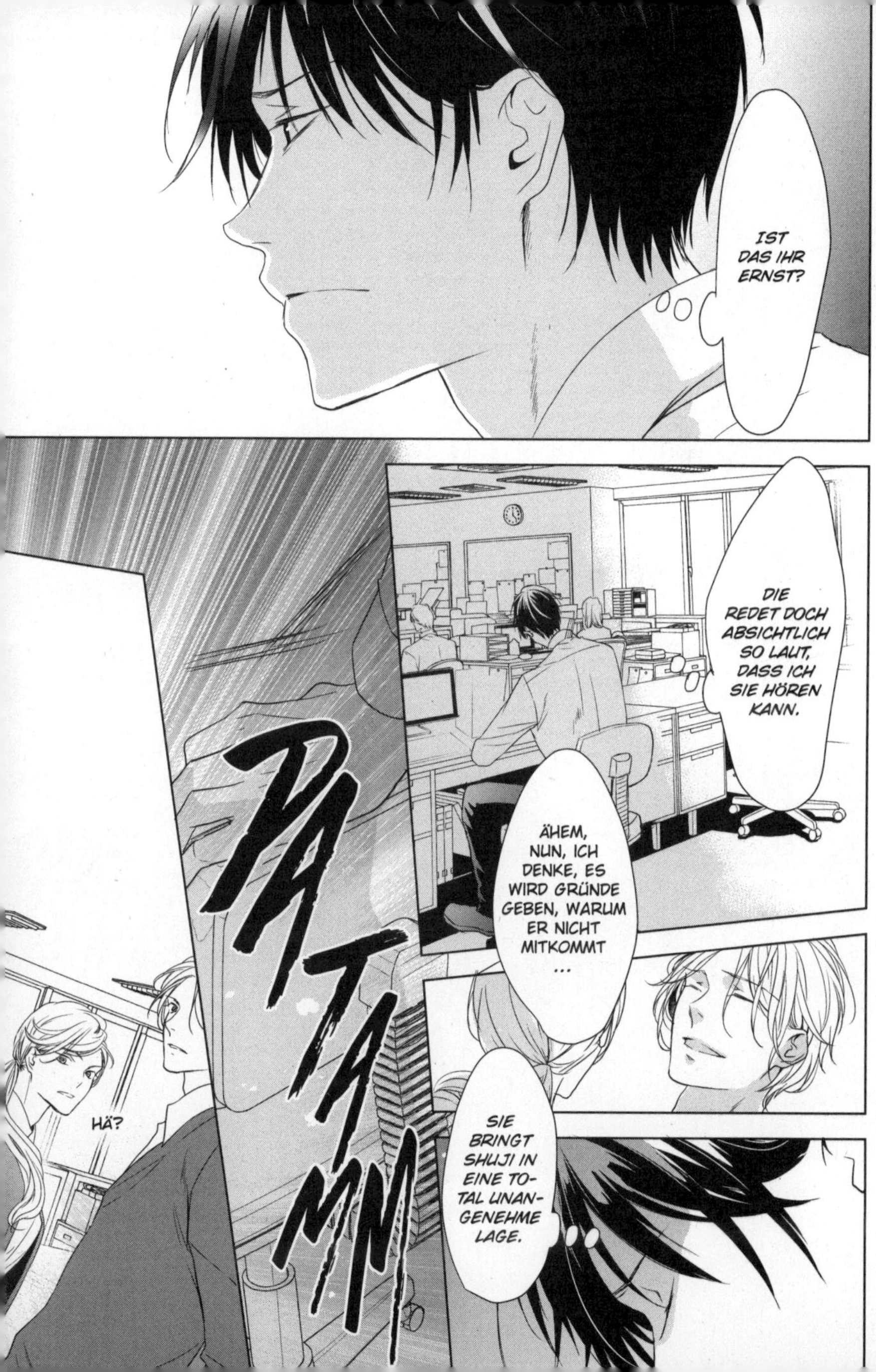
IST DAS IHR ERNST?
DIE REDET DOCH ABSICHTLICH SO LAUT, DASS ICH SIE HÖREN KANN.
ÄHEM, NUN, ICH DENKE, ES WIRD GRÜNDE GEBEN, WARUM ER NICHT MITKOMMT ...
SIE BRINGT SHUJI IN EINE TOTAL UNANGENEHME LAGE.
PATAMM
HÄ?

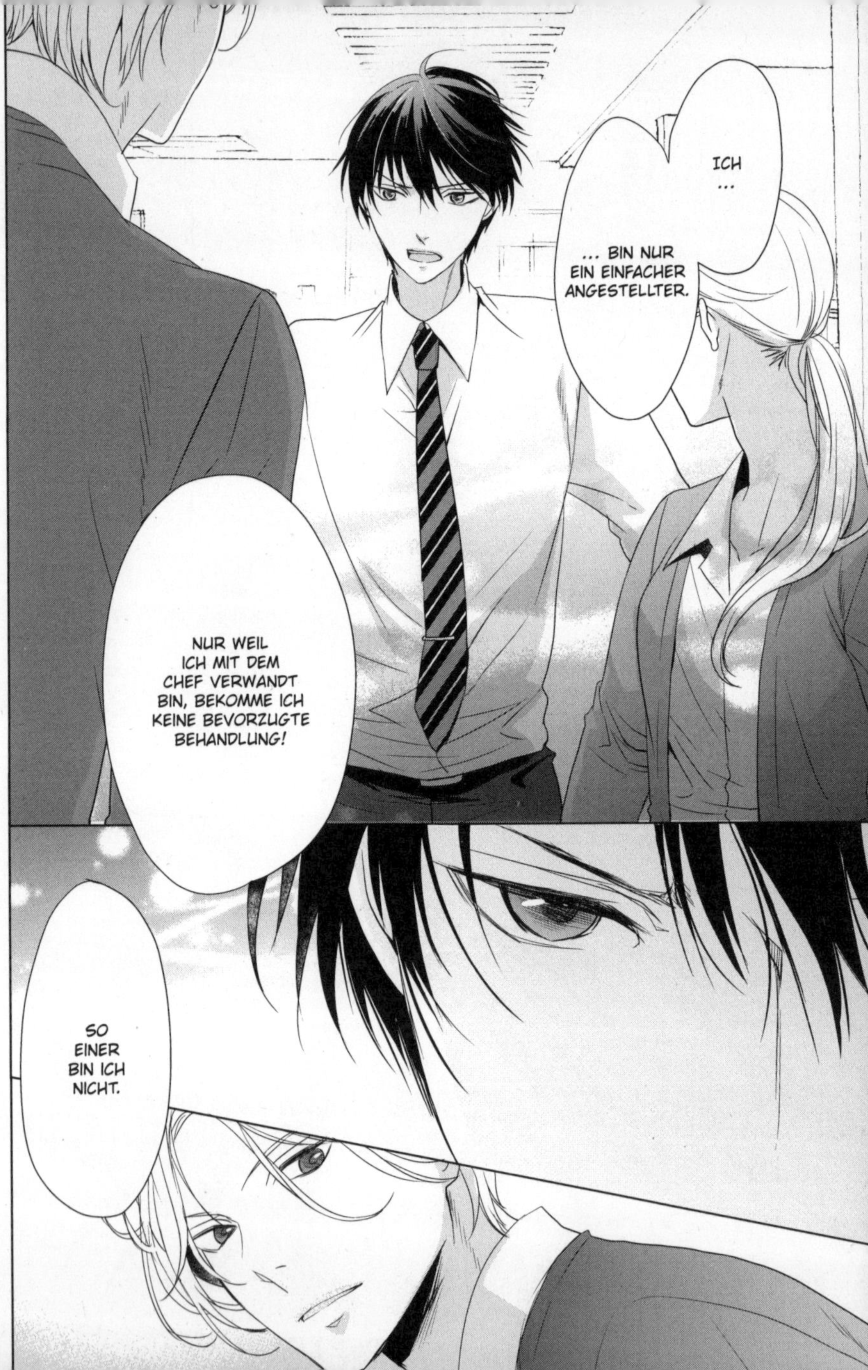
ICH ...
... BIN NUR EIN EINFACHER ANGESTELLTER.
NUR WEIL ICH MIT DEM CHEF VERWANDT BIN, BEKOMME ICH KEINE BEVORZUGTE BEHANDLUNG!
SO EINER BIN ICH NICHT.

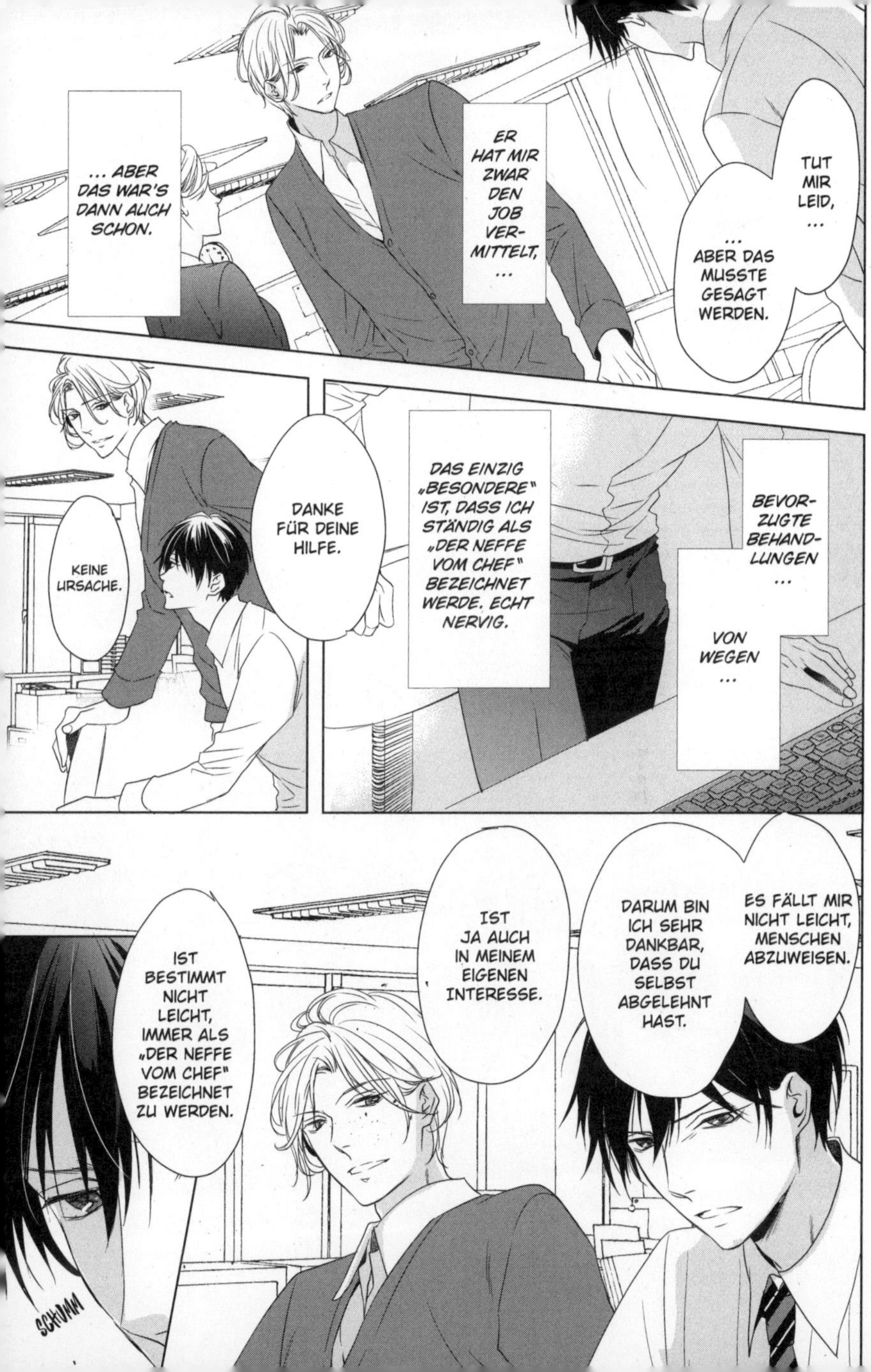
TUT MIR LEID, …
… ABER DAS MUSSTE GESAGT WERDEN.
ER HAT MIR ZWAR DEN JOB VERMITTELT, …
… ABER DAS WAR'S DANN AUCH SCHON.
BEVORZUGTE BEHANDLUNGEN …
VON WEGEN …
DAS EINZIG „BESONDERE" IST, DASS ICH STÄNDIG ALS „DER NEFFE VOM CHEF" BEZEICHNET WERDE. ECHT NERVIG.
DANKE FÜR DEINE HILFE.
KEINE URSACHE.
ES FÄLLT MIR NICHT LEICHT, MENSCHEN ABZUWEISEN.
DARUM BIN ICH SEHR DANKBAR, DASS DU SELBST ABGELEHNT HAST.
IST JA AUCH IN MEINEM EIGENEN INTERESSE.
IST BESTIMMT NICHT LEICHT, IMMER ALS „DER NEFFE VOM CHEF" BEZEICHNET ZU WERDEN.
SCHUMM

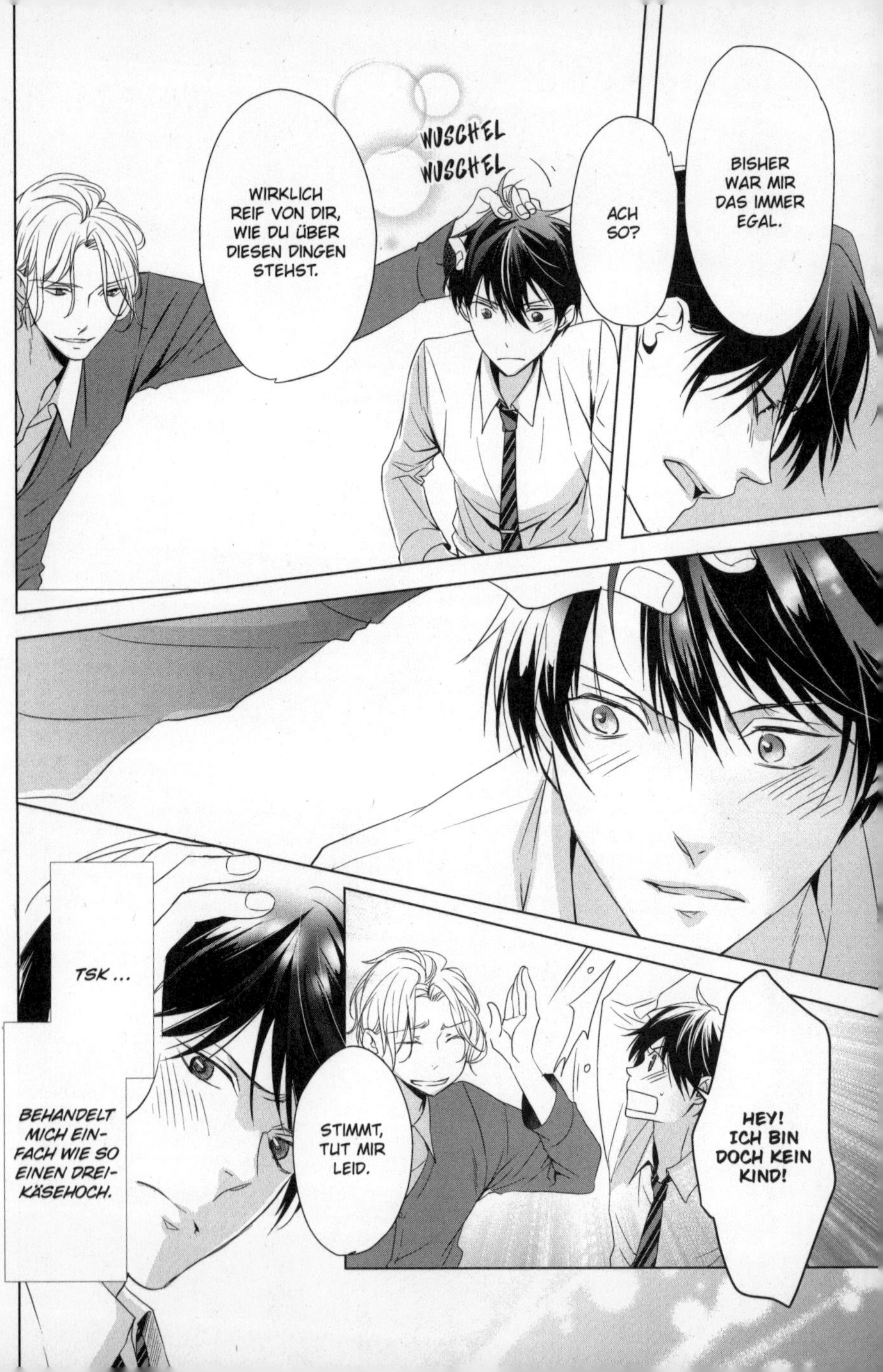
BISHER WAR MIR DAS IMMER EGAL.
ACH SO?
WUSCHEL WUSCHEL
WIRKLICH REIF VON DIR, WIE DU ÜBER DIESEN DINGEN STEHST.
HEY! ICH BIN DOCH KEIN KIND!
STIMMT, TUT MIR LEID.
TSK ...
BEHANDELT MICH EIN-FACH WIE SO EINEN DREI-KÄSEHOCH.

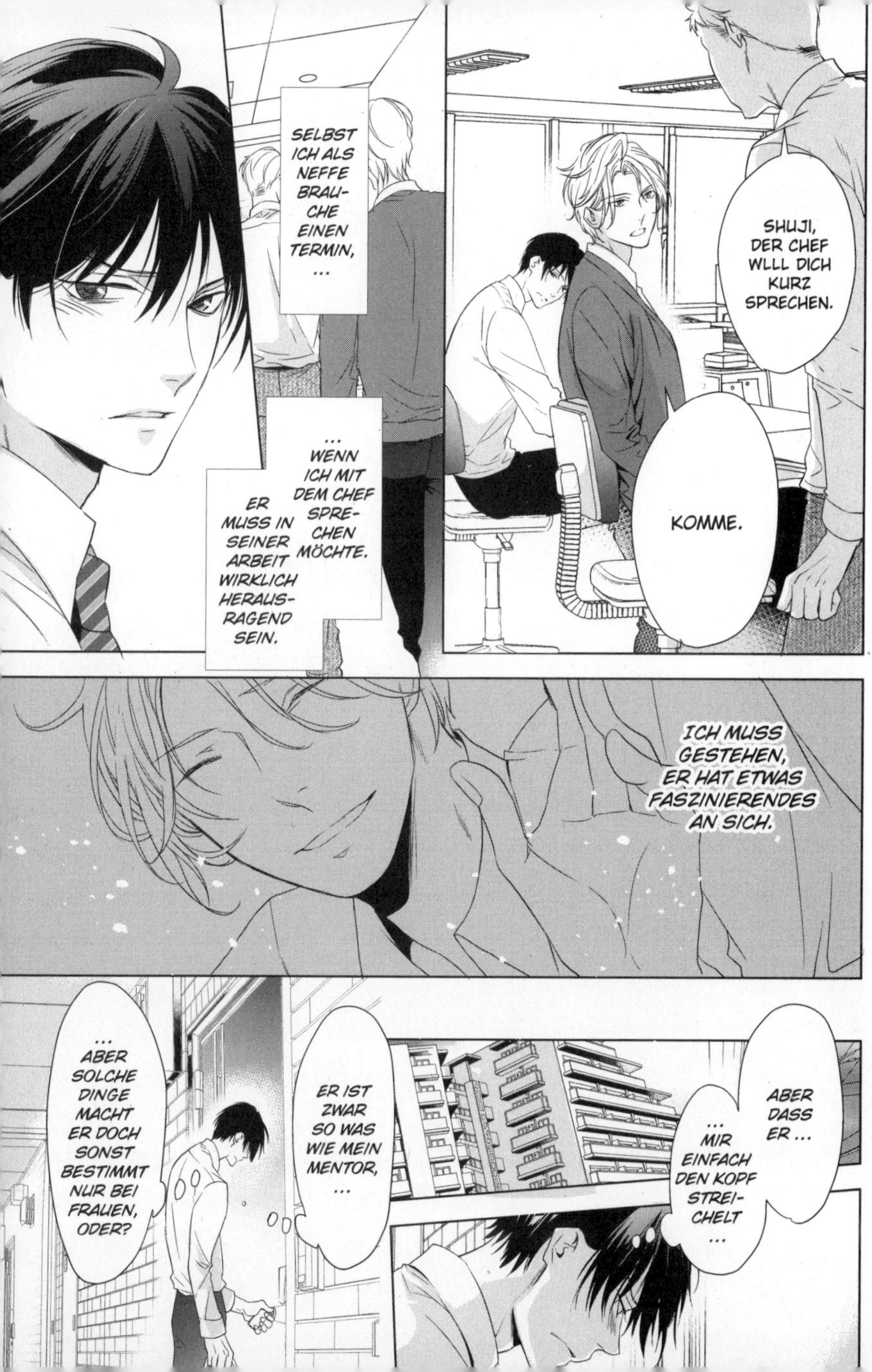
SHUJI, DER CHEF WLLL DICH KURZ SPRECHEN.
KOMME.
SELBST ICH ALS NEFFE BRAUCHE EINEN TERMIN, ...
... WENN ICH MIT DEM CHEF SPRECHEN MÖCHTE.
ER MUSS IN SEINER ARBEIT WIRKLICH HERAUSRAGEND SEIN.
ICH MUSS GESTEHEN, ER HAT ETWAS FASZINIERENDES AN SICH.
ABER DASS ER ...
... MIR EINFACH DEN KOPF STREICHELT ...
ER IST ZWAR SO WAS WIE MEIN MENTOR, ...
... ABER SOLCHE DINGE MACHT ER DOCH SONST BESTIMMT NUR BEI FRAUEN, ODER?

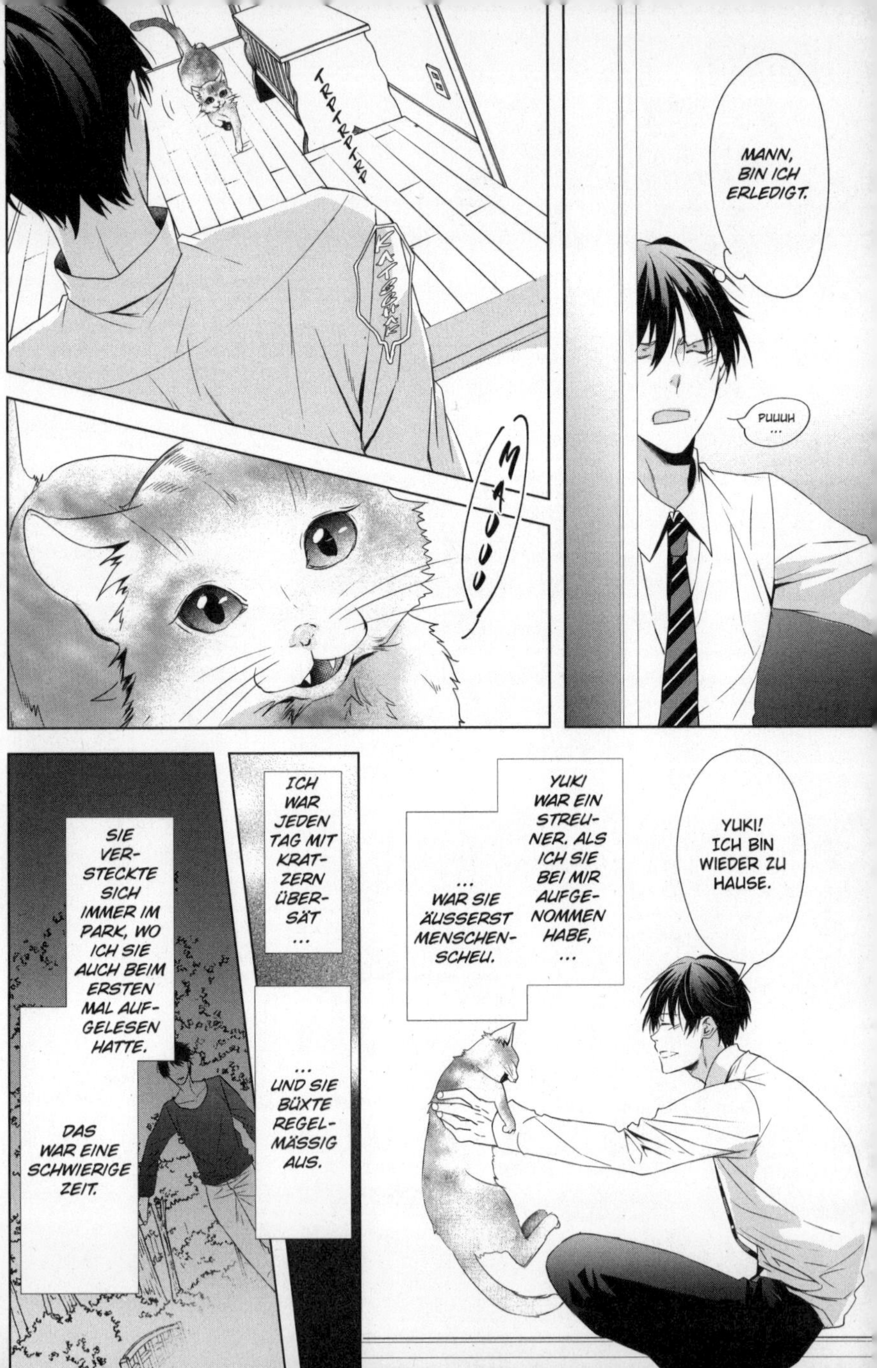
MANN, BIN ICH ERLEDIGT.
PUUUH ...
KATSCHAK
TRPTRPTRP
MAUUU
YUKI! ICH BIN WIEDER ZU HAUSE.
YUKI WAR EIN STREUNER. ALS ICH SIE BEI MIR AUFGENOMMEN HABE, ...
... WAR SIE ÄUSSERST MENSCHENSCHEU.
ICH WAR JEDEN TAG MIT KRATZERN ÜBERSÄT ...
... UND SIE BÜXTE REGELMÄSSIG AUS.
SIE VERSTECKTE SICH IMMER IM PARK, WO ICH SIE AUCH BEIM ERSTEN MAL AUFGELESEN HATTE.
DAS WAR EINE SCHWIERIGE ZEIT.

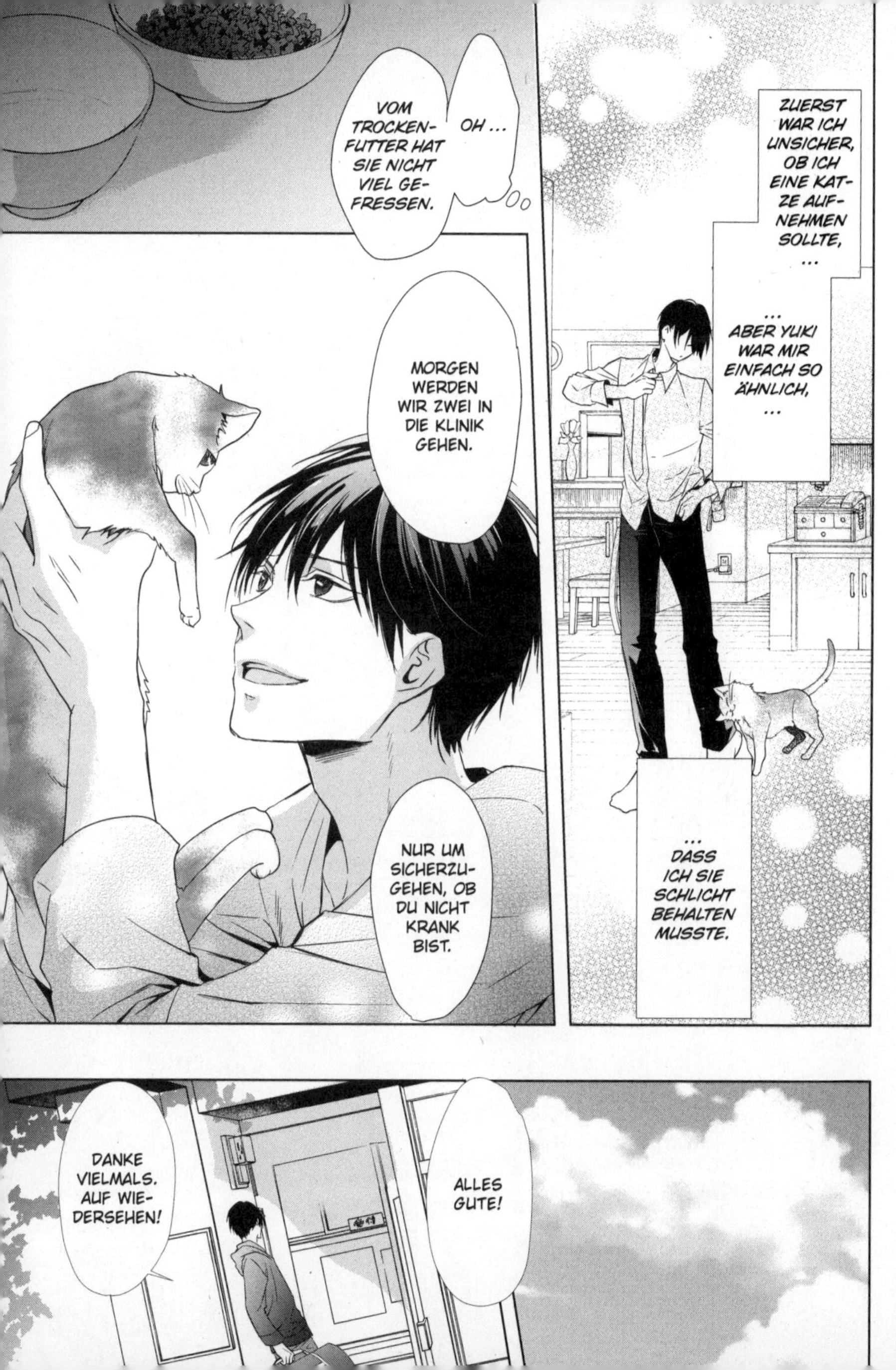
ZUERST WAR ICH UNSICHER, OB ICH EINE KATZE AUFNEHMEN SOLLTE, ...
... ABER YUKI WAR MIR EINFACH SO ÄHNLICH, ...
... DASS ICH SIE SCHLICHT BEHALTEN MUSSTE.
OH ...
VOM TROCKENFUTTER HAT SIE NICHT VIEL GEFRESSEN.
MORGEN WERDEN WIR ZWEI IN DIE KLINIK GEHEN.
NUR UM SICHERZUGEHEN, OB DU NICHT KRANK BIST.
ALLES GUTE!
DANKE VIELMALS. AUF WIEDERSEHEN!

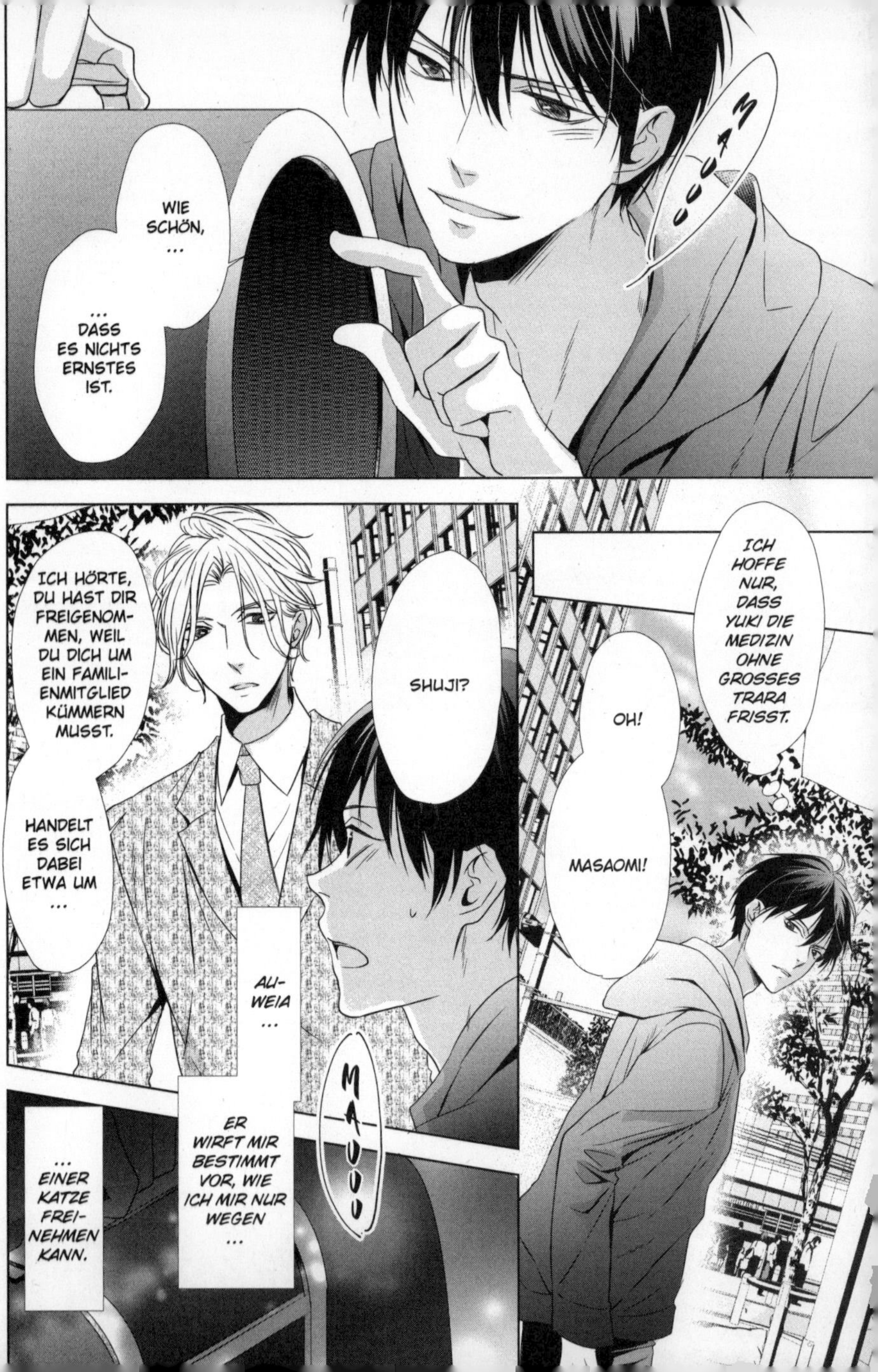
MAUUU
WIE SCHÖN, …
… DASS ES NICHTS ERNSTES IST.
ICH HOFFE NUR, DASS YUKI DIE MEDIZIN OHNE GROSSES TRARA FRISST.
OH!
MASAOMI!
SHUJI?
ICH HÖRTE, DU HAST DIR FREIGENOMMEN, WEIL DU DICH UM EIN FAMILIENMITGLIED KÜMMERN MUSST.
HANDELT ES SICH DABEI ETWA UM …
AU-WEIA …
MAUUU
ER WIRFT MIR BESTIMMT VOR, WIE ICH MIR NUR WEGEN …
… EINER KATZE FREI-NEHMEN KANN.

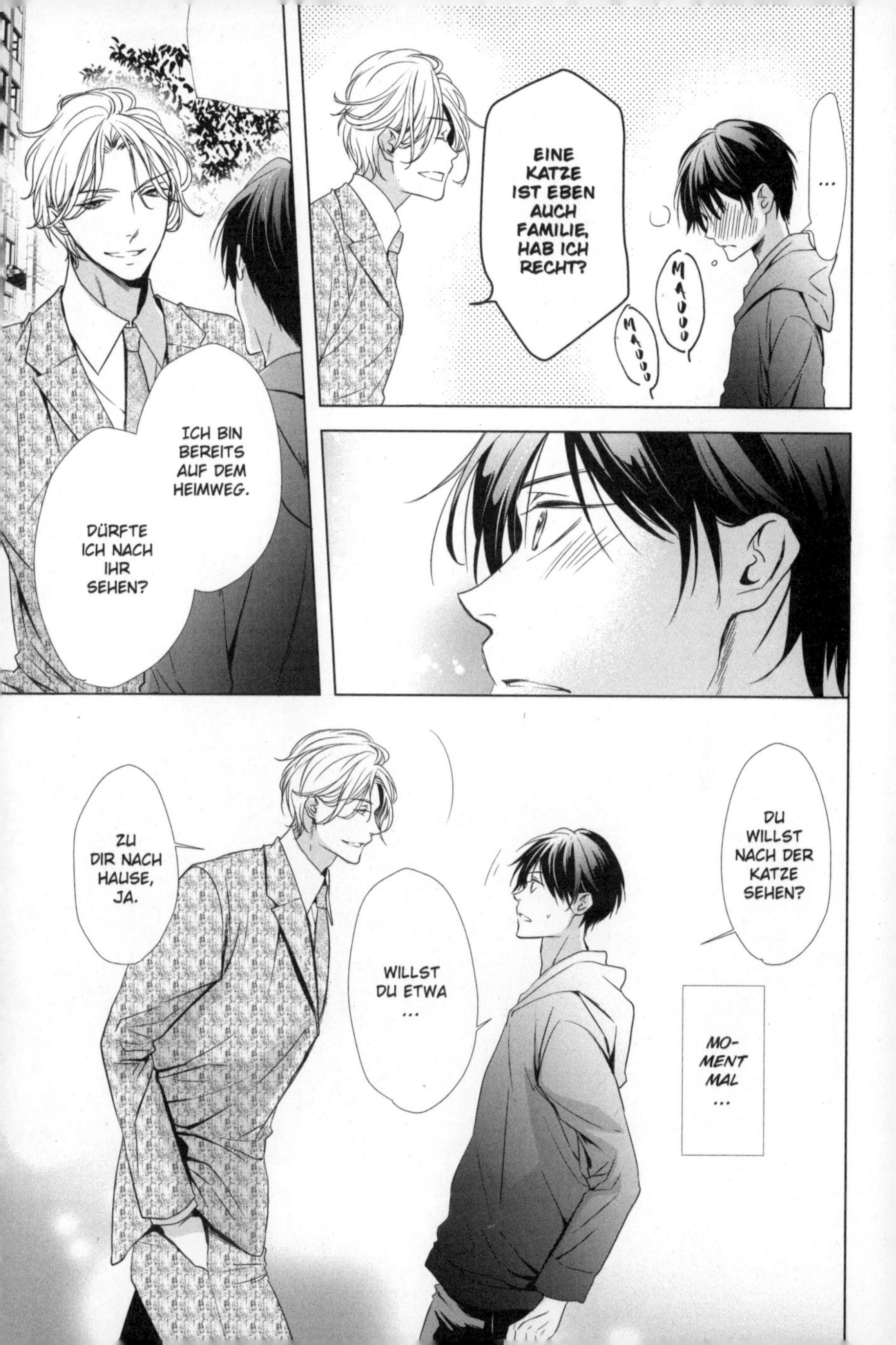
…
MAUUU
MAUUU
EINE KATZE IST EBEN AUCH FAMILIE, HAB ICH RECHT?
ICH BIN BEREITS AUF DEM HEIMWEG.
DÜRFTE ICH NACH IHR SEHEN?
DU WILLST NACH DER KATZE SEHEN?
MO-MENT MAL …
WILLST DU ETWA …
ZU DIR NACH HAUSE, JA.

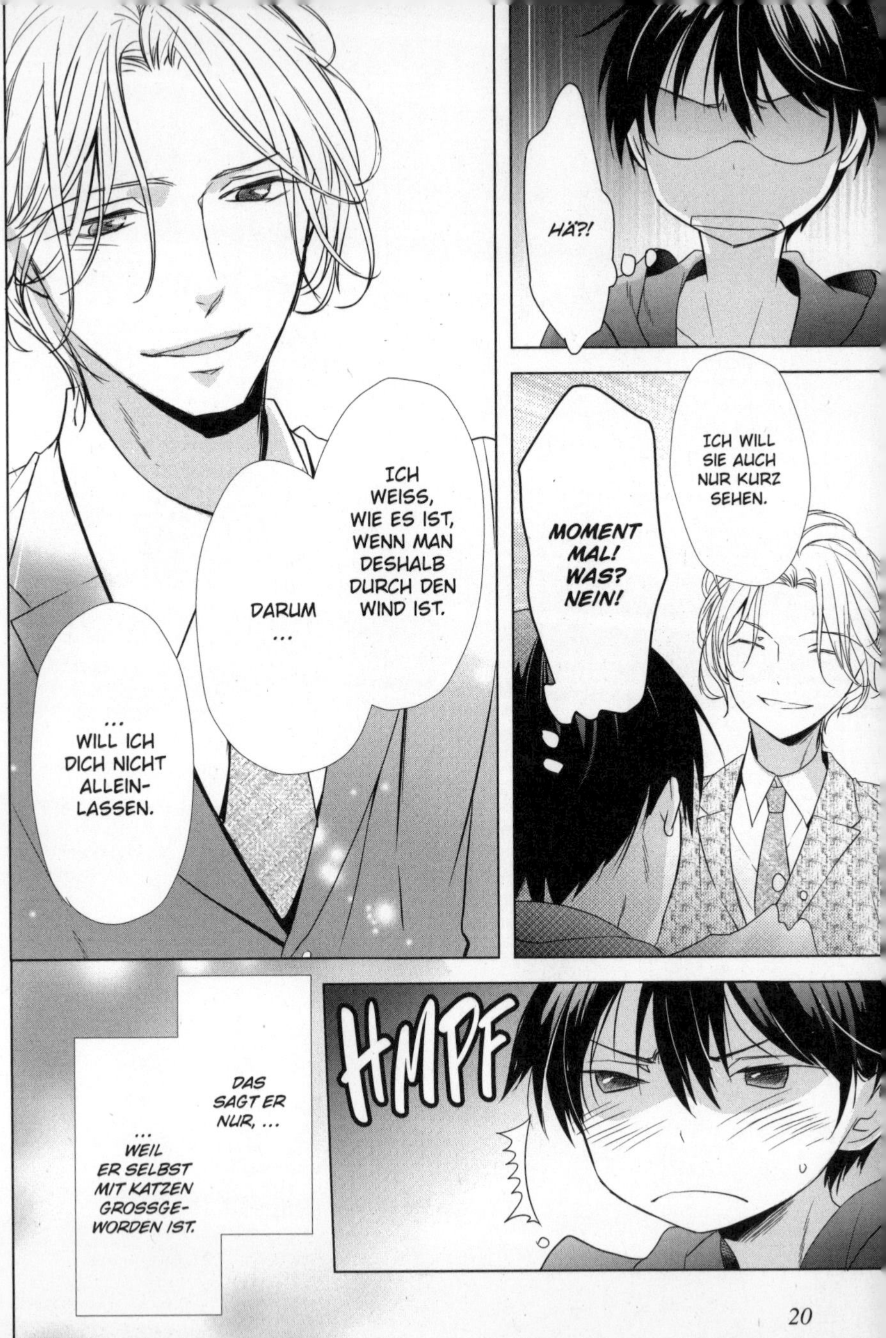
ICH WEISS, WIE ES IST, WENN MAN DESHALB DURCH DEN WIND IST.
DARUM ...
... WILL ICH DICH NICHT ALLEIN-LASSEN.
HÄ?!
ICH WILL SIE AUCH NUR KURZ SEHEN.
MOMENT MAL! WAS? NEIN!
HMPF
DAS SAGT ER NUR, ...
... WEIL ER SELBST MIT KATZEN GROSSGE-WORDEN IST.

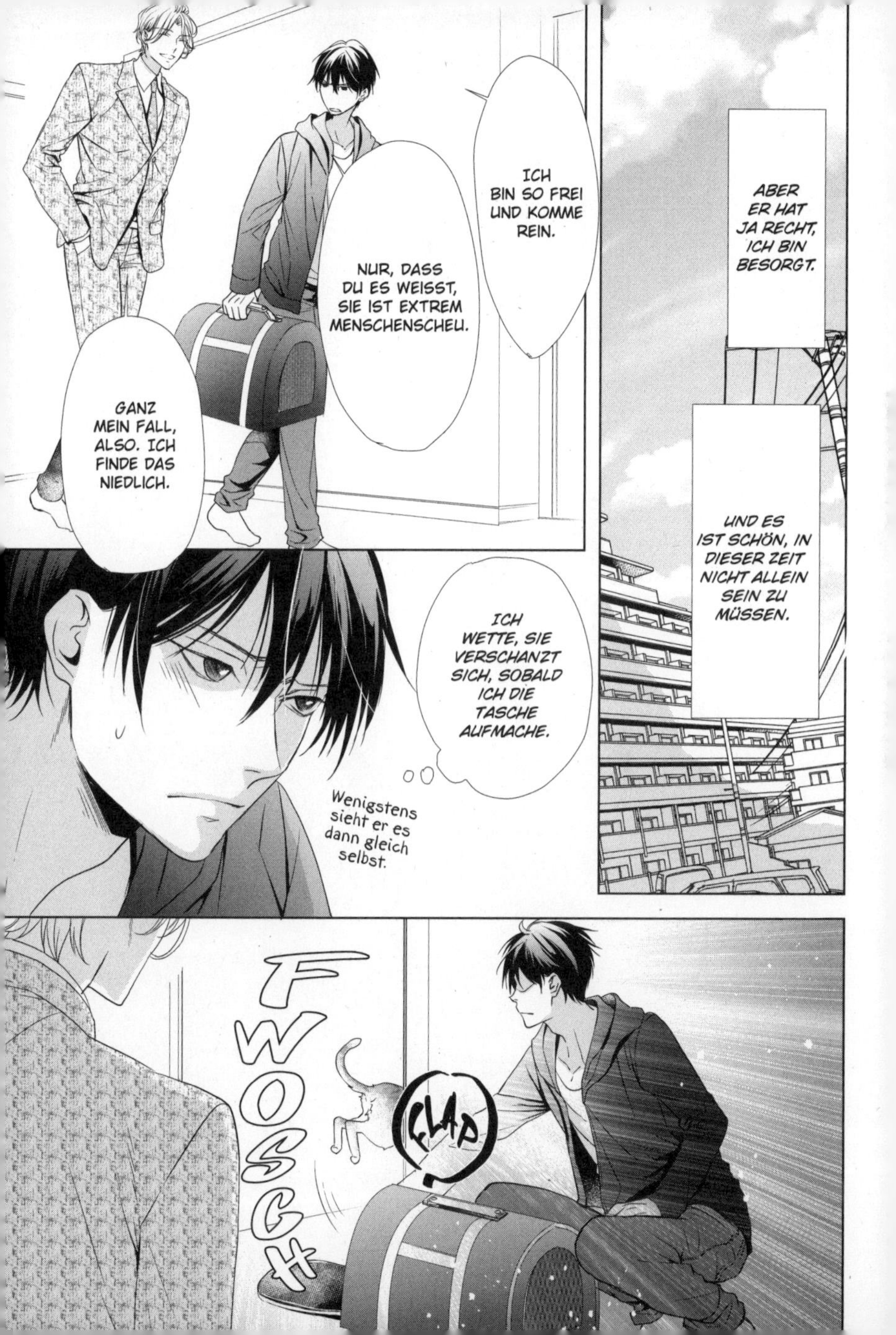
ABER ER HAT JA RECHT, ICH BIN BESORGT.
UND ES IST SCHÖN, IN DIESER ZEIT NICHT ALLEIN SEIN ZU MÜSSEN.
ICH BIN SO FREI UND KOMME REIN.
NUR, DASS DU ES WEISST, SIE IST EXTREM MENSCHENSCHEU.
GANZ MEIN FALL, ALSO. ICH FINDE DAS NIEDLICH.
ICH WETTE, SIE VERSCHANZT SICH, SOBALD ICH DIE TASCHE AUFMACHE.
Wenigstens sieht er es dann gleich selbst.
FWOSCH
CLAP

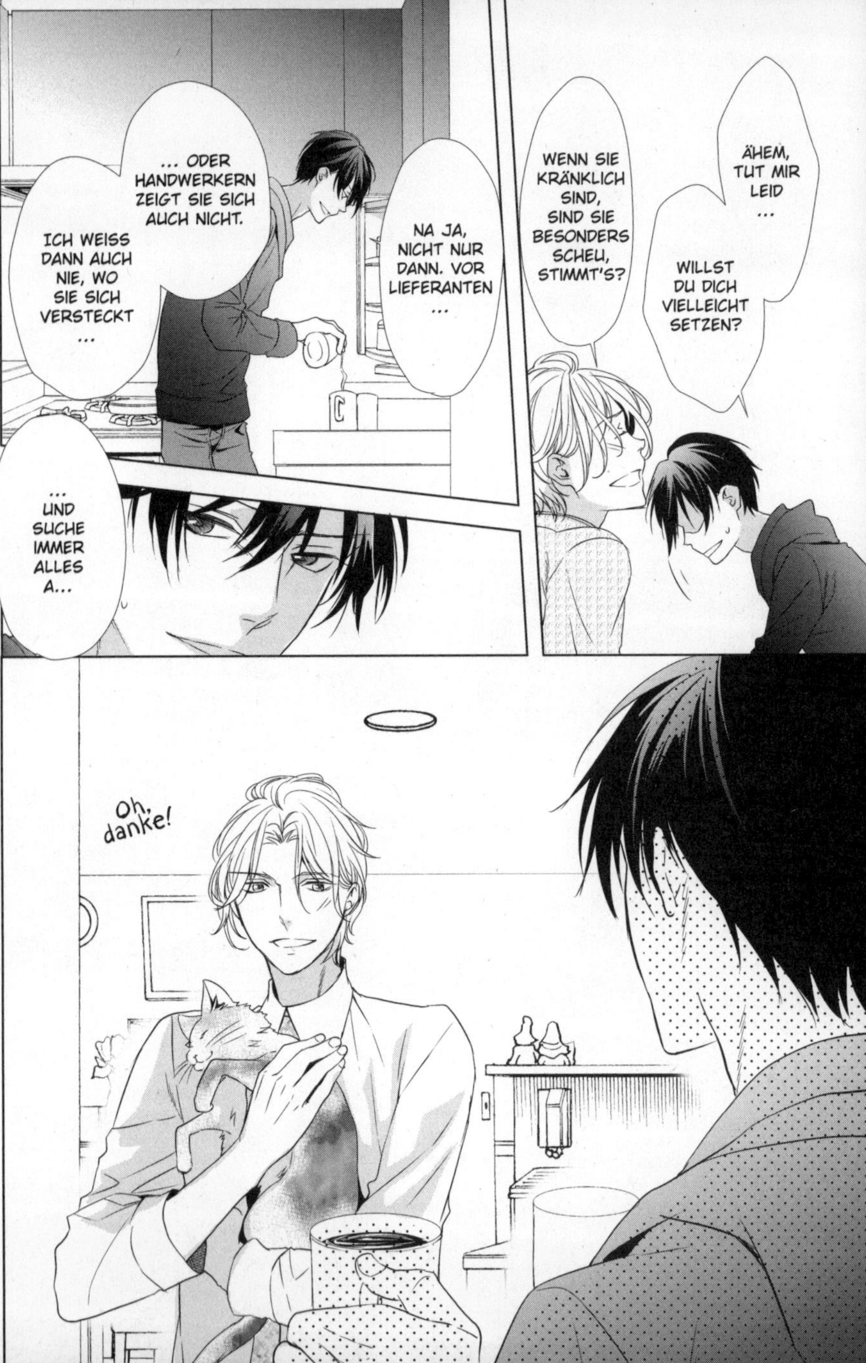
ÄHEM, TUT MIR LEID ...
WILLST DU DICH VIELLEICHT SETZEN?
WENN SIE KRÄNKLICH SIND, SIND SIE BESONDERS SCHEU, STIMMT'S?
NA JA, NICHT NUR DANN. VOR LIEFERANTEN ...
... ODER HANDWERKERN ZEIGT SIE SICH AUCH NICHT.
ICH WEISS DANN AUCH NIE, WO SIE SICH VERSTECKT ...
... UND SUCHE IMMER ALLES A...
Oh, danke!

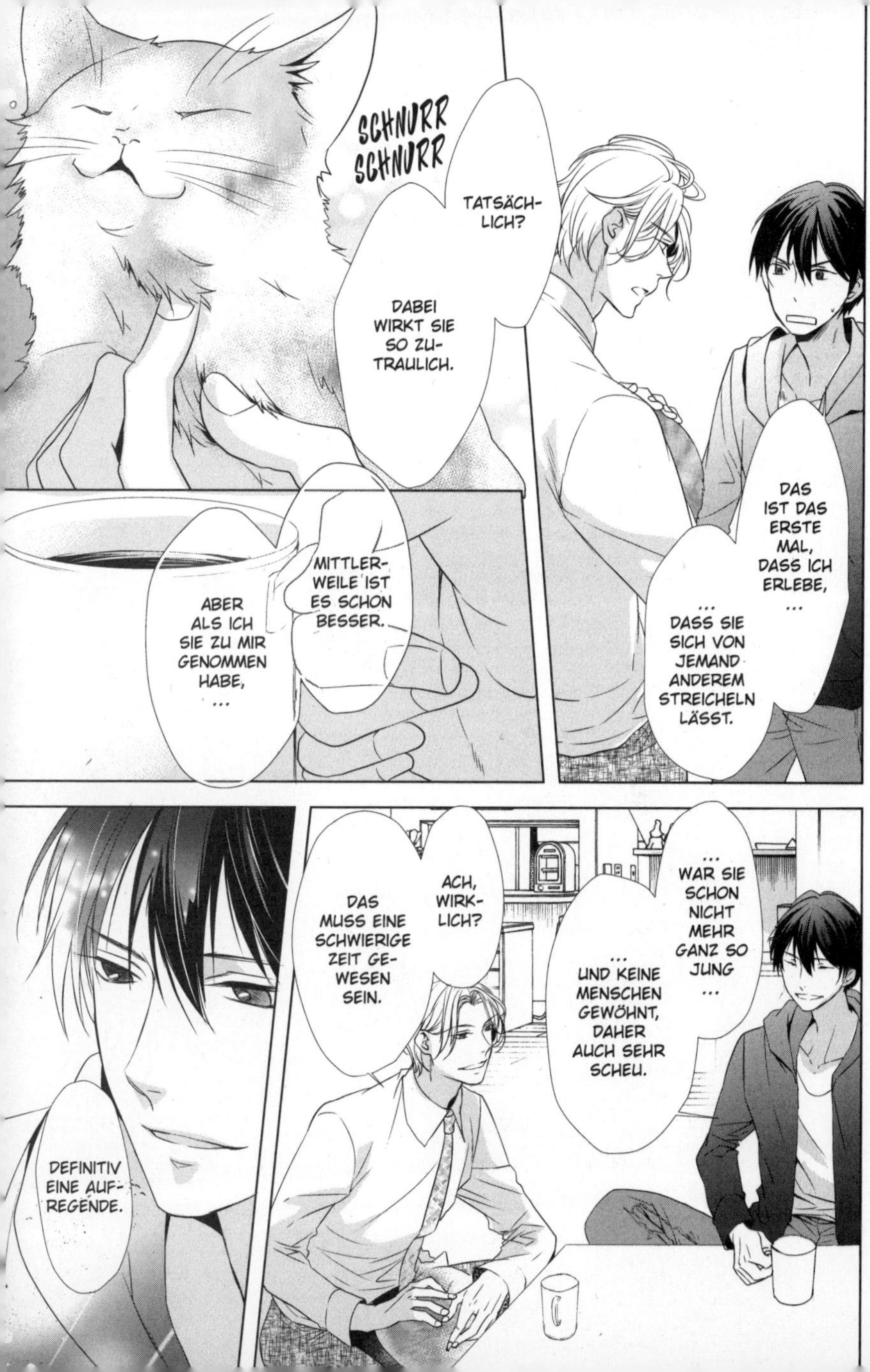
SCHNURR SCHNURR
DAS IST DAS ERSTE MAL, DASS ICH ERLEBE, ...
... DASS SIE SICH VON JEMAND ANDEREM STREICHELN LÄSST.
TATSÄCHLICH?
DABEI WIRKT SIE SO ZUTRAULICH.
MITTLERWEILE IST ES SCHON BESSER.
ABER ALS ICH SIE ZU MIR GENOMMEN HABE, ...
... WAR SIE SCHON NICHT MEHR GANZ SO JUNG ...
... UND KEINE MENSCHEN GEWÖHNT, DAHER AUCH SEHR SCHEU.
ACH, WIRKLICH?
DAS MUSS EINE SCHWIERIGE ZEIT GEWESEN SEIN.
DEFINITIV EINE AUFREGENDE.

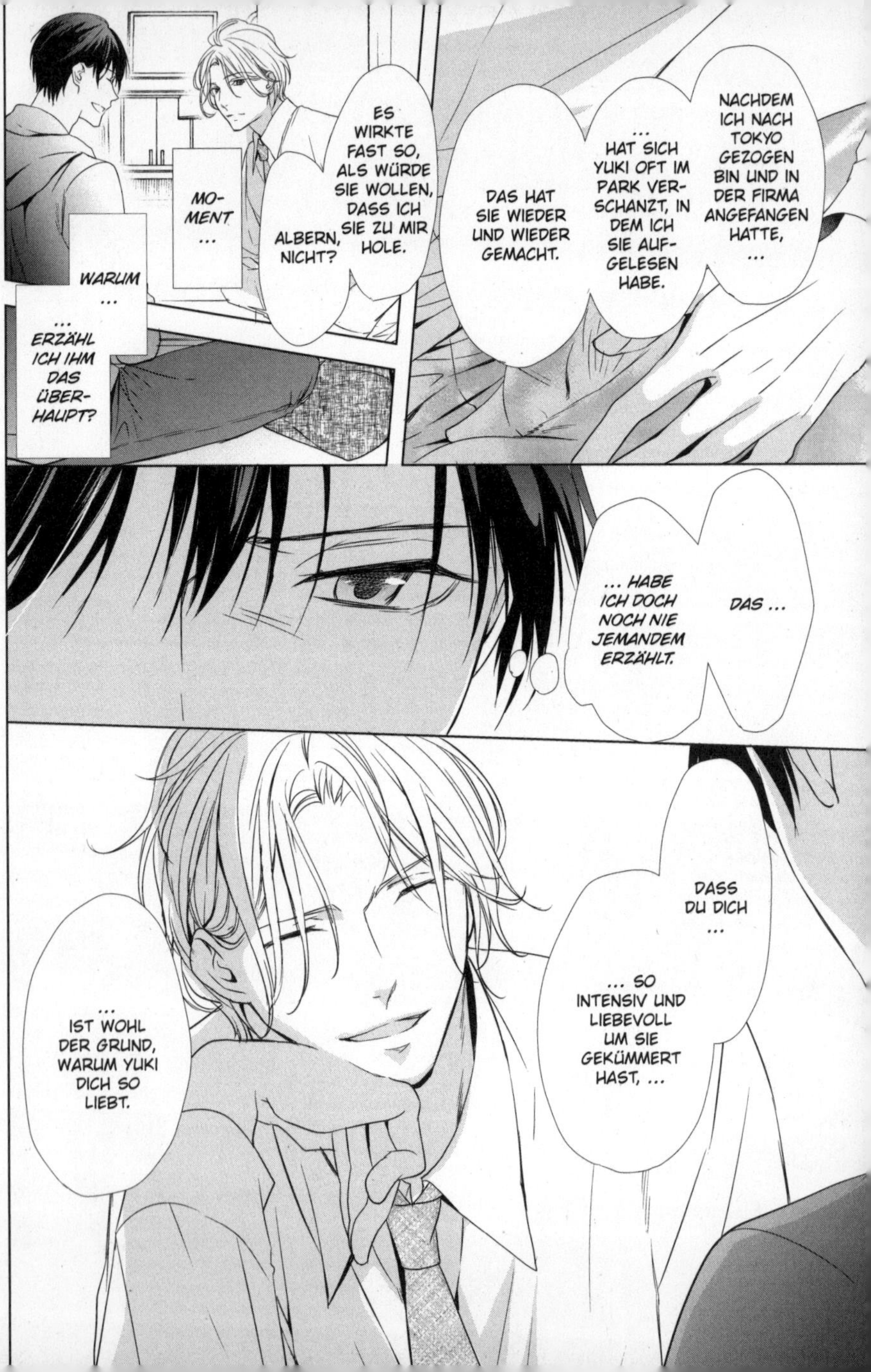
NACHDEM ICH NACH TOKYO GEZOGEN BIN UND IN DER FIRMA ANGEFANGEN HATTE, …
… HAT SICH YUKI OFT IM PARK VER-SCHANZT, IN DEM ICH SIE AUF-GELESEN HABE.
DAS HAT SIE WIEDER UND WIEDER GEMACHT.
ES WIRKTE FAST SO, ALS WÜRDE SIE WOLLEN, DASS ICH SIE ZU MIR HOLE.
ALBERN, NICHT?
MO-MENT …
WARUM …
… ERZÄHL ICH IHM DAS ÜBER-HAUPT?
DAS …
… HABE ICH DOCH NOCH NIE JEMANDEM ERZÄHLT.
DASS DU DICH …
… SO INTENSIV UND LIEBEVOLL UM SIE GEKÜMMERT HAST, …
… IST WOHL DER GRUND, WARUM YUKI DICH SO LIEBT.

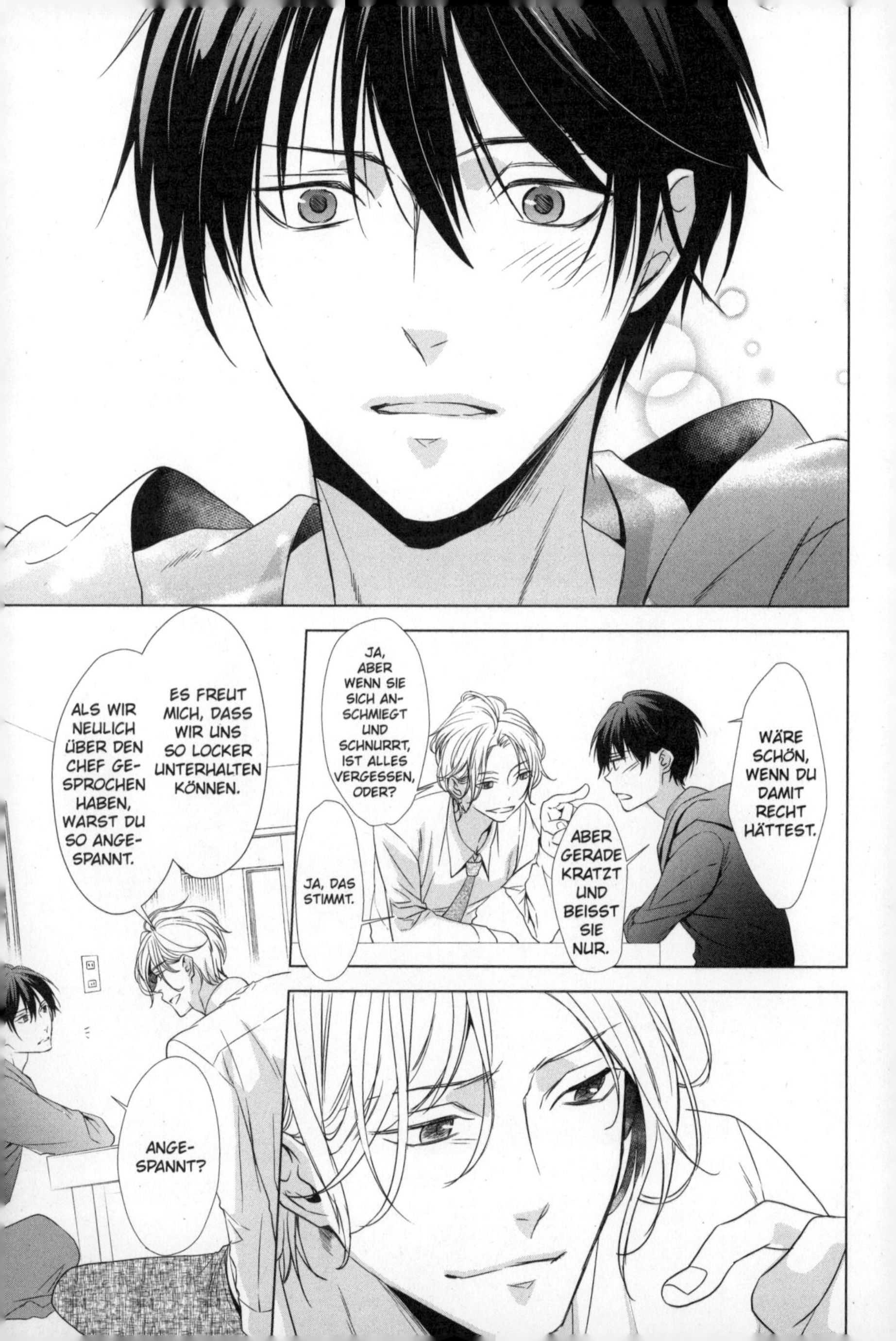
WÄRE SCHÖN, WENN DU DAMIT RECHT HÄTTEST.
JA, ABER WENN SIE SICH AN-SCHMIEGT UND SCHNURRT, IST ALLES VERGESSEN, ODER?
ABER GERADE KRATZT UND BEISST SIE NUR.
JA, DAS STIMMT.
ES FREUT MICH, DASS WIR UNS SO LOCKER UNTERHALTEN KÖNNEN.
ALS WIR NEULICH ÜBER DEN CHEF GE-SPROCHEN HABEN, WARST DU SO ANGE-SPANNT.
ANGE-SPANNT?

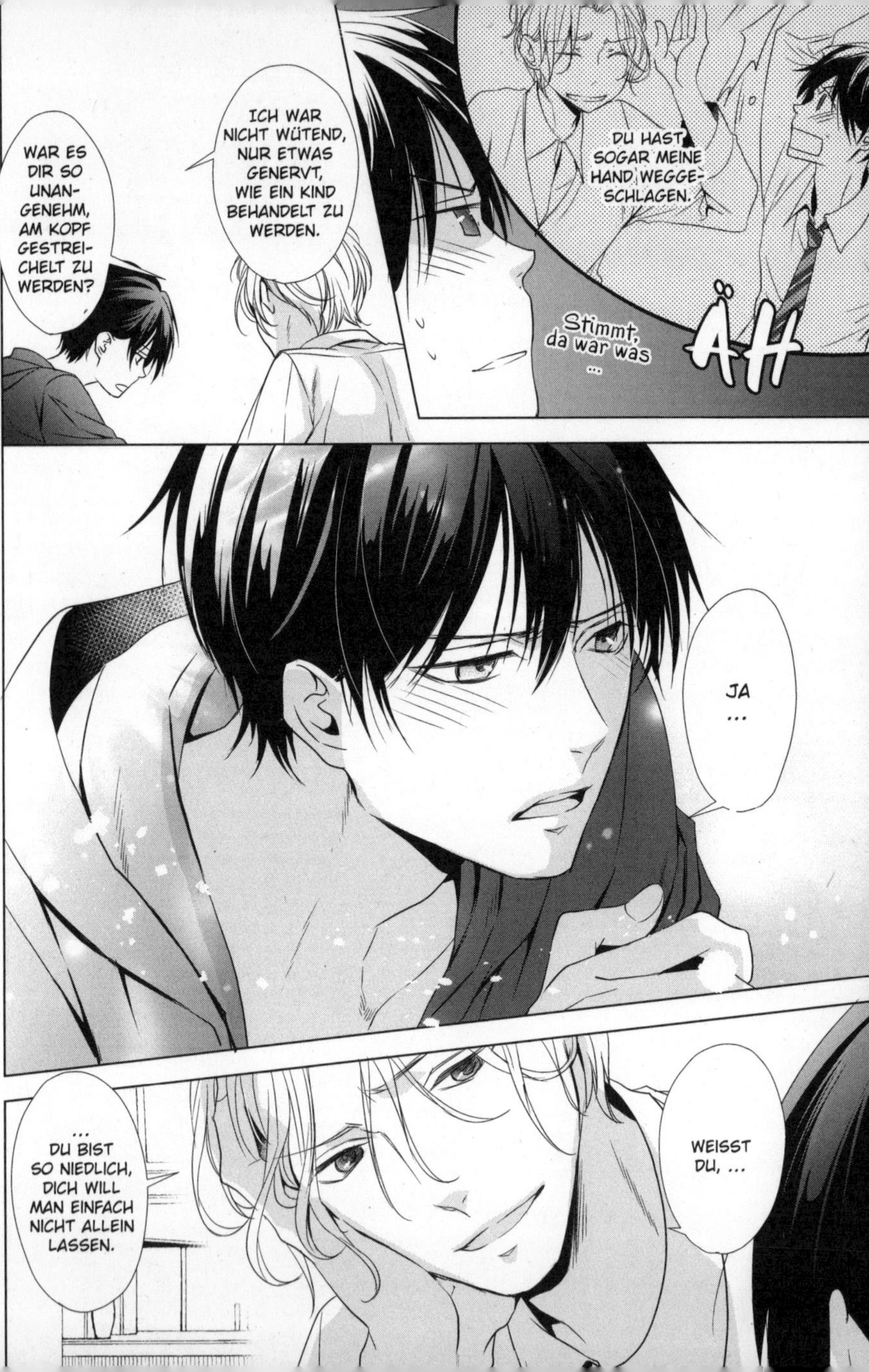
DU HAST SOGAR MEINE HAND WEGGE-SCHLAGEN.
ÄH
Stimmt, da war was ...
ICH WAR NICHT WÜTEND, NUR ETWAS GENERVT, WIE EIN KIND BEHANDELT ZU WERDEN.
WAR ES DIR SO UNAN-GENEHM, AM KOPF GESTREI-CHELT ZU WERDEN?
JA ...
WEISST DU, ...
... DU BIST SO NIEDLICH, DICH WILL MAN EINFACH NICHT ALLEIN LASSEN.

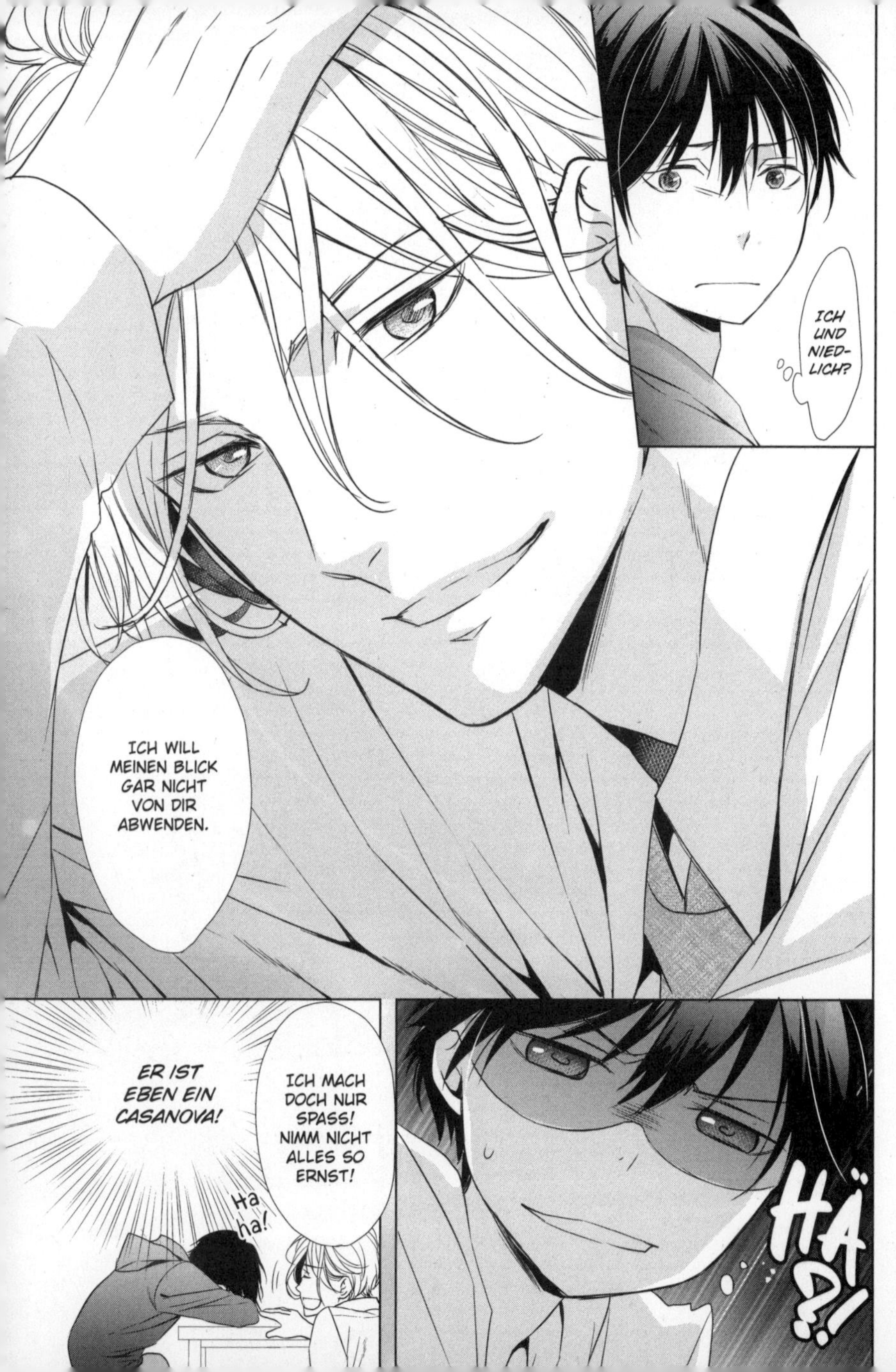
ICH UND NIEDLICH?
ICH WILL MEINEN BLICK GAR NICHT VON DIR ABWENDEN.
HÄ?!
ICH MACH DOCH NUR SPASS! NIMM NICHT ALLES SO ERNST!
Ha ha!
ER IST EBEN EIN CASANOVA!

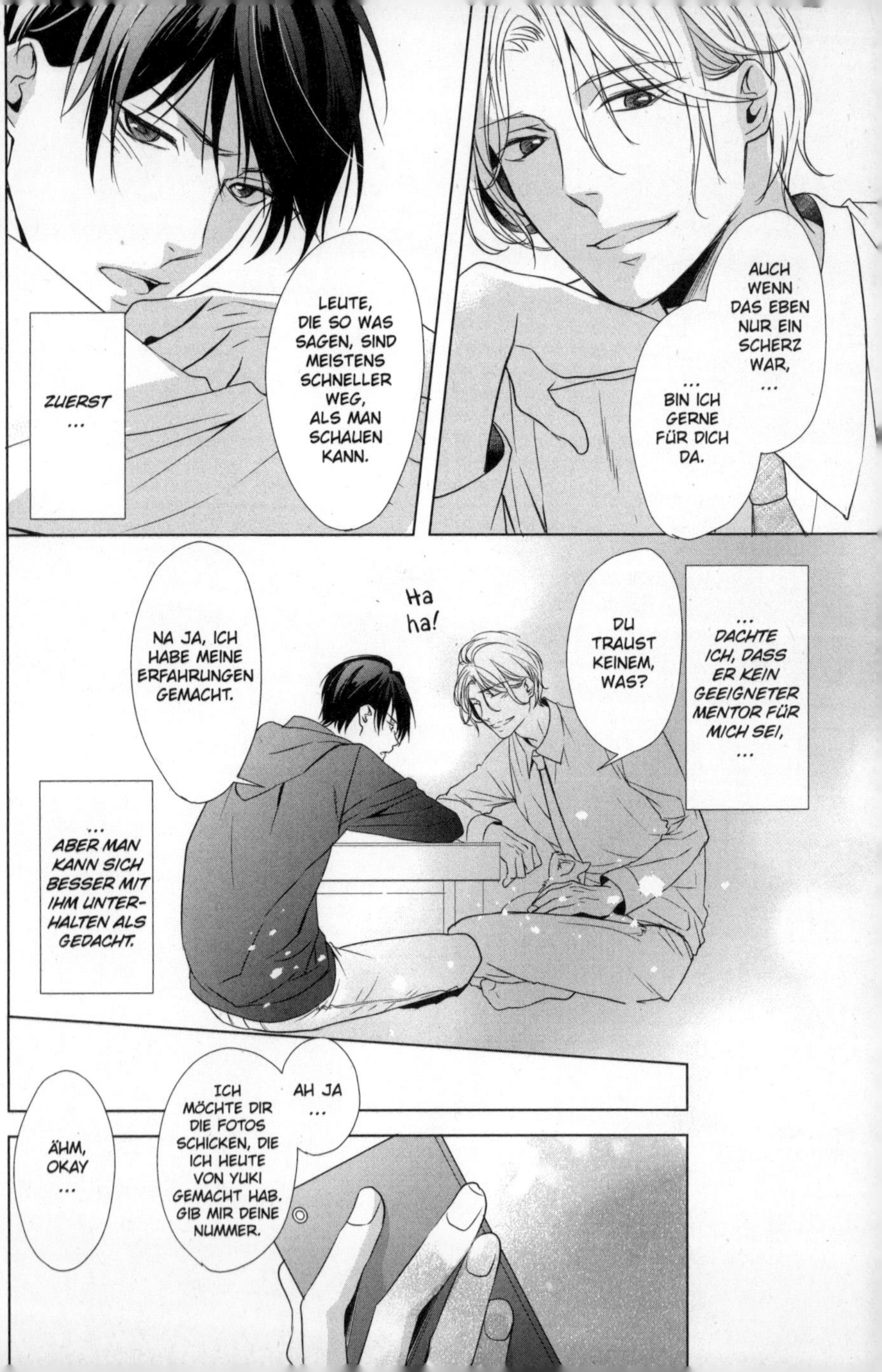
AUCH WENN DAS EBEN NUR EIN SCHERZ WAR, ...
... BIN ICH GERNE FÜR DICH DA.
LEUTE, DIE SO WAS SAGEN, SIND MEISTENS SCHNELLER WEG, ALS MAN SCHAUEN KANN.
ZUERST ...
... DACHTE ICH, DASS ER KEIN GEEIGNETER MENTOR FÜR MICH SEI, ...
DU TRAUST KEINEM, WAS?
Ha ha!
NA JA, ICH HABE MEINE ERFAHRUNGEN GEMACHT.
... ABER MAN KANN SICH BESSER MIT IHM UNTER-HALTEN ALS GEDACHT.
AH JA ...
ICH MÖCHTE DIR DIE FOTOS SCHICKEN, DIE ICH HEUTE VON YUKI GEMACHT HAB. GIB MIR DEINE NUMMER.
ÄHM, OKAY ...

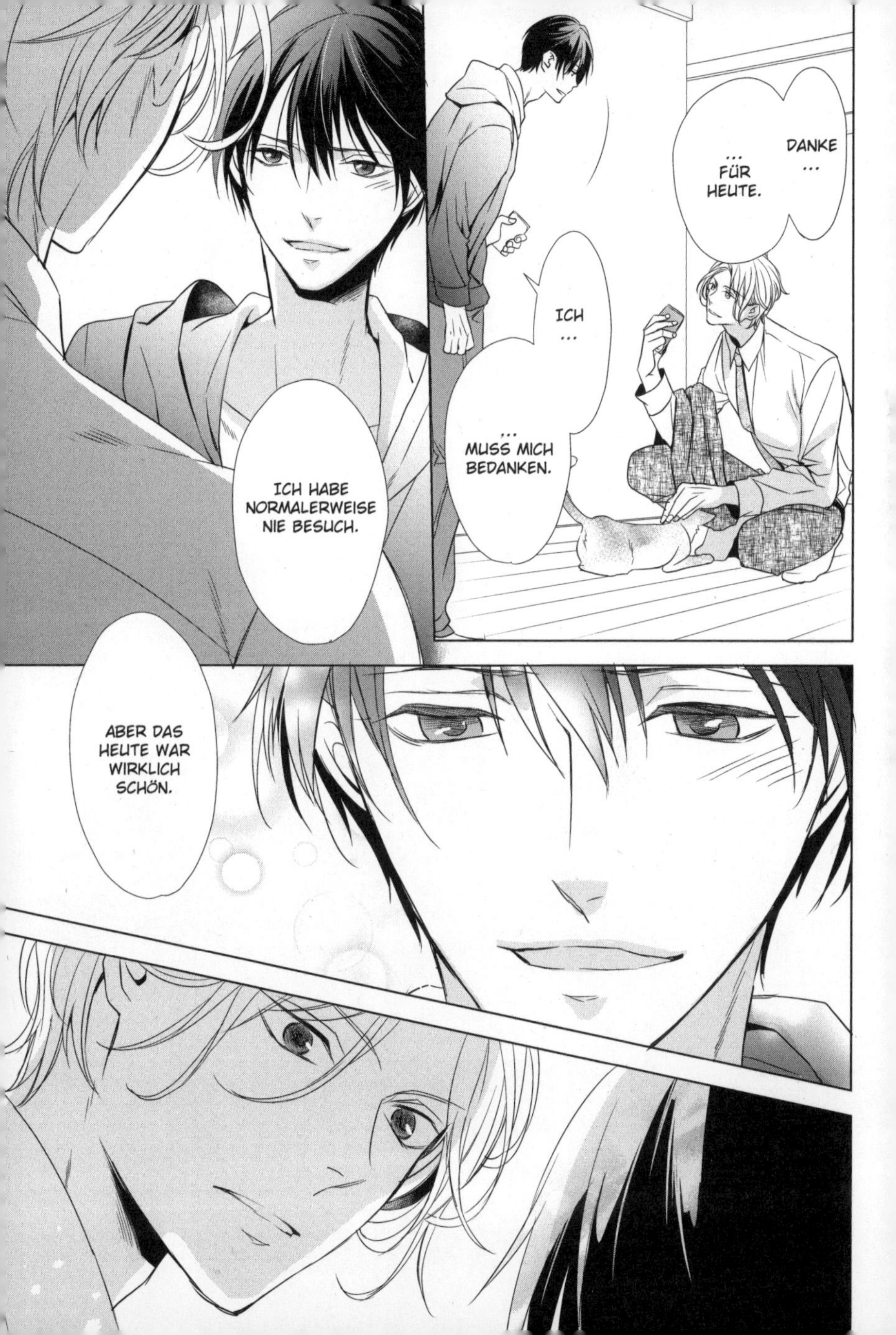
DANKE ... ... FÜR HEUTE.
ICH ...
... MUSS MICH BEDANKEN.
ICH HABE NORMALERWEISE NIE BESUCH.
ABER DAS HEUTE WAR WIRKLICH SCHÖN.

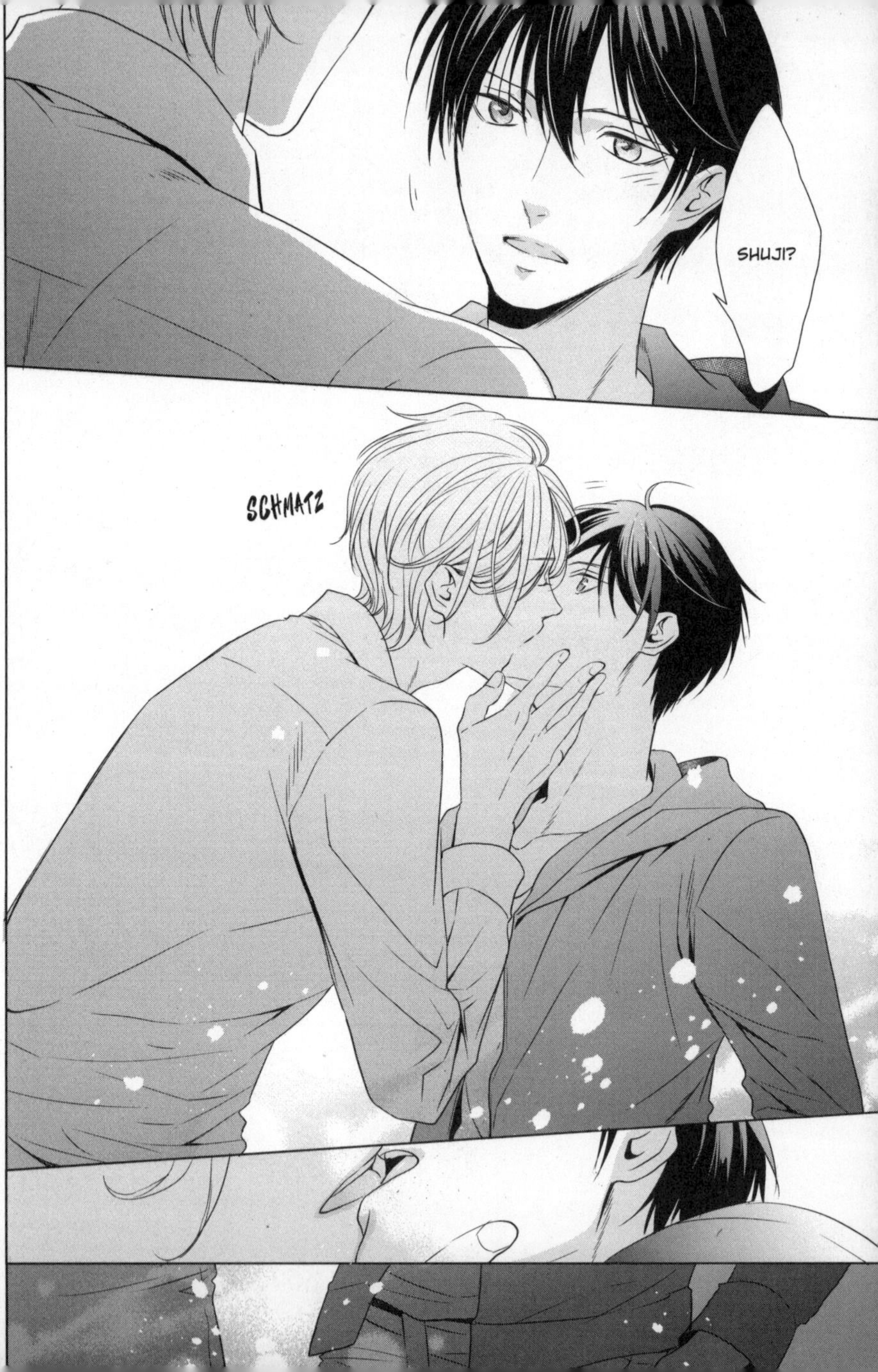
SHUJI?
SCHMATZ

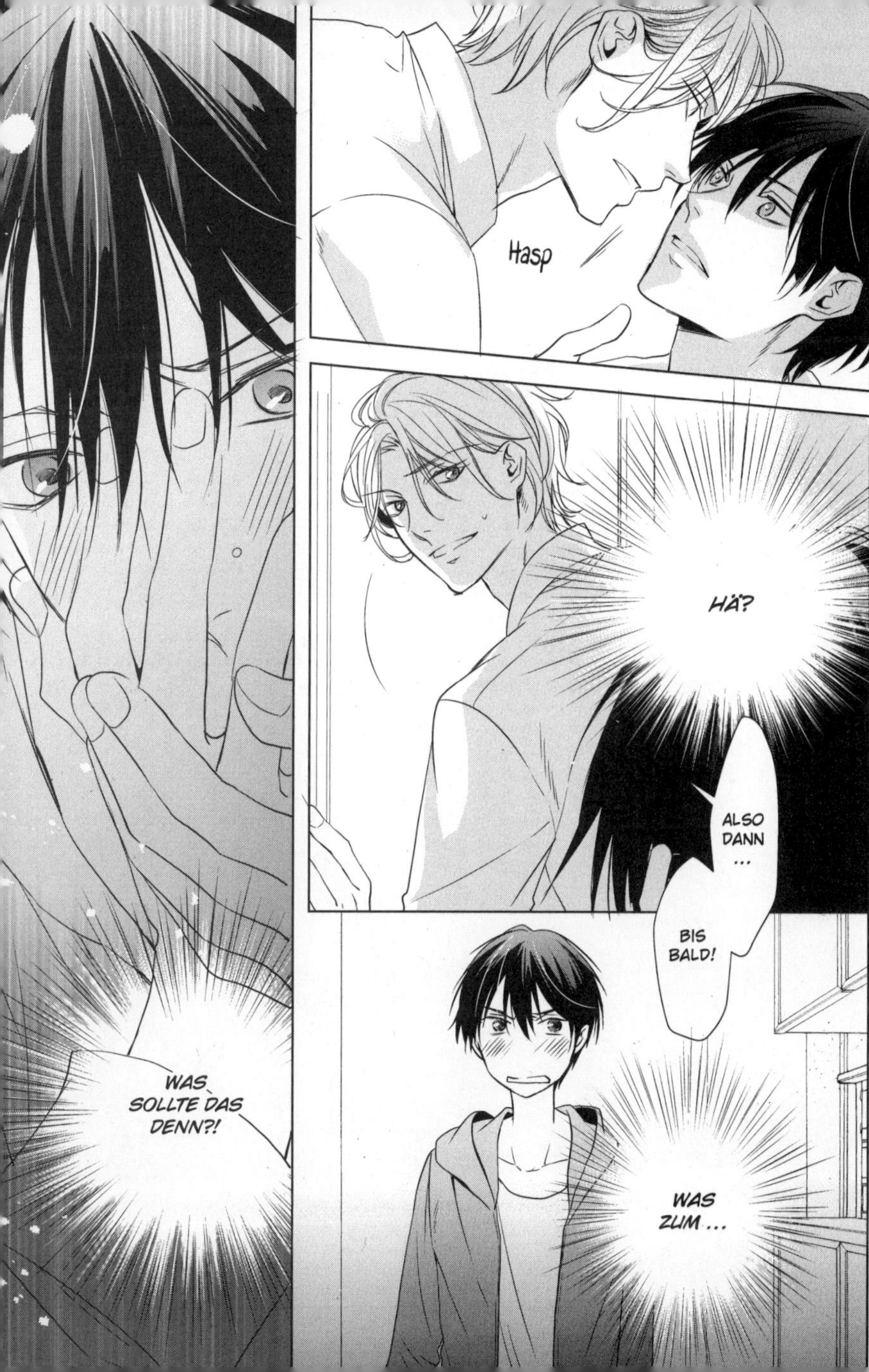
Hasp
HÄ?
ALSO DANN …
BIS BALD!
WAS ZUM …
WAS SOLLTE DAS DENN?!

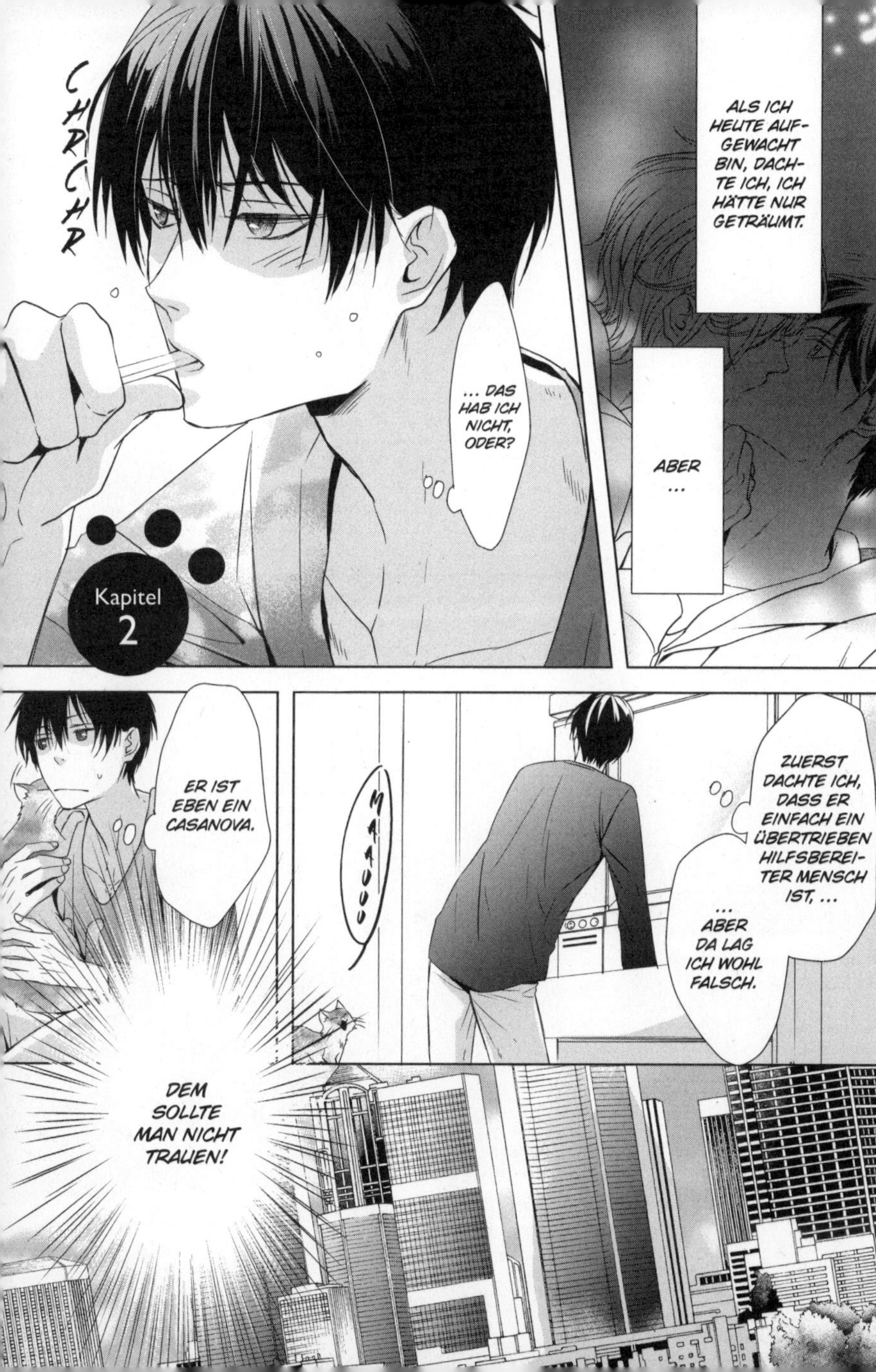
ALS ICH HEUTE AUFGEWACHT BIN, DACHTE ICH, ICH HÄTTE NUR GETRÄUMT.
ABER ...
CHRCHR
... DAS HAB ICH NICHT, ODER?
Kapitel 2
ZUERST DACHTE ICH, DASS ER EINFACH EIN ÜBERTRIEBEN HILFSBEREITER MENSCH IST, ...
... ABER DA LAG ICH WOHL FALSCH.
MAAUUU
ER IST EBEN EIN CASANOVA.
DEM SOLLTE MAN NICHT TRAUEN!

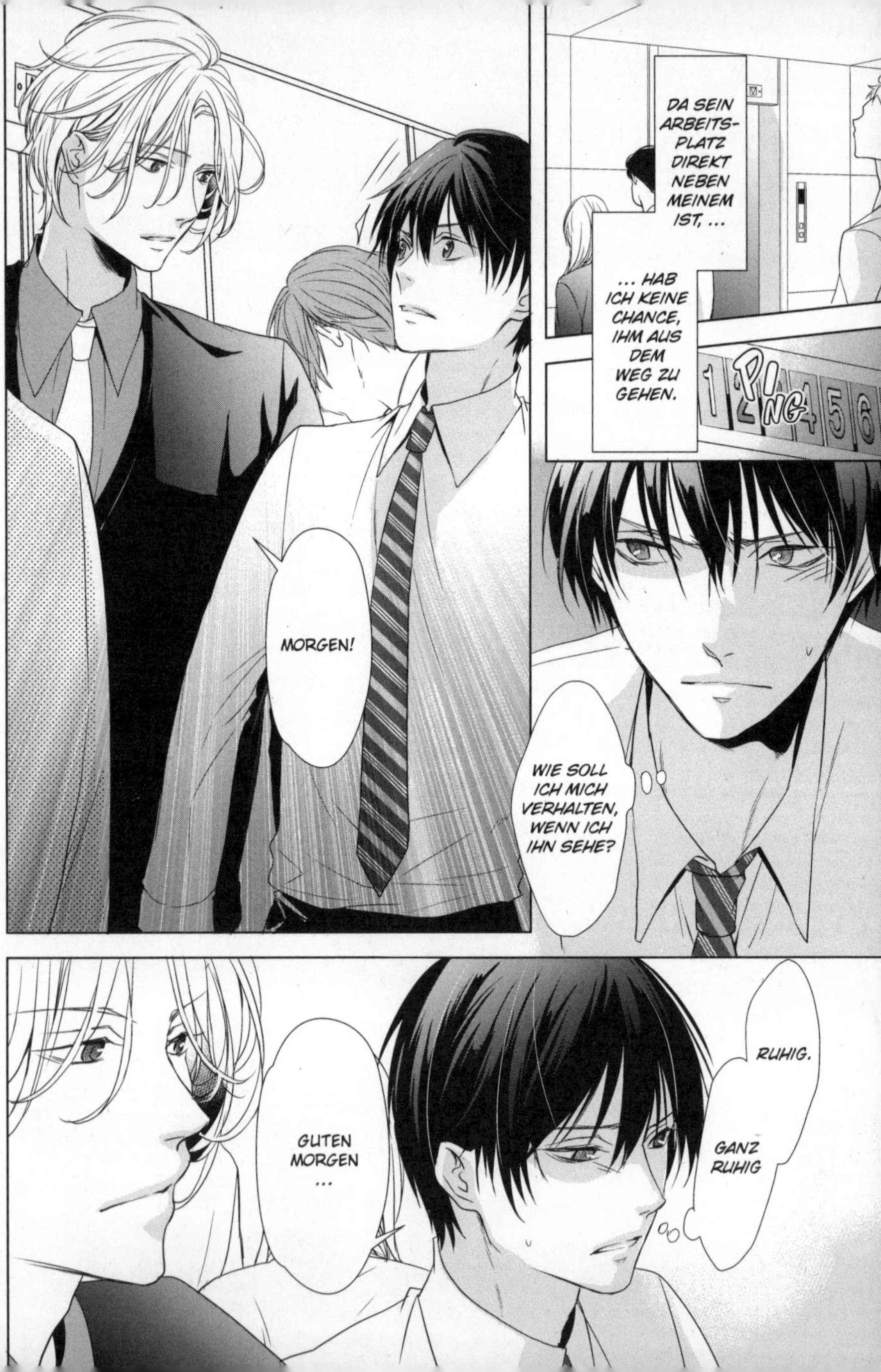
DA SEIN ARBEITSPLATZ DIREKT NEBEN MEINEM IST, …
… HAB ICH KEINE CHANCE, IHM AUS DEM WEG ZU GEHEN.
PING
WIE SOLL ICH MICH VERHALTEN, WENN ICH IHN SEHE?
MORGEN!
RUHIG.
GANZ RUHIG
GUTEN MORGEN …

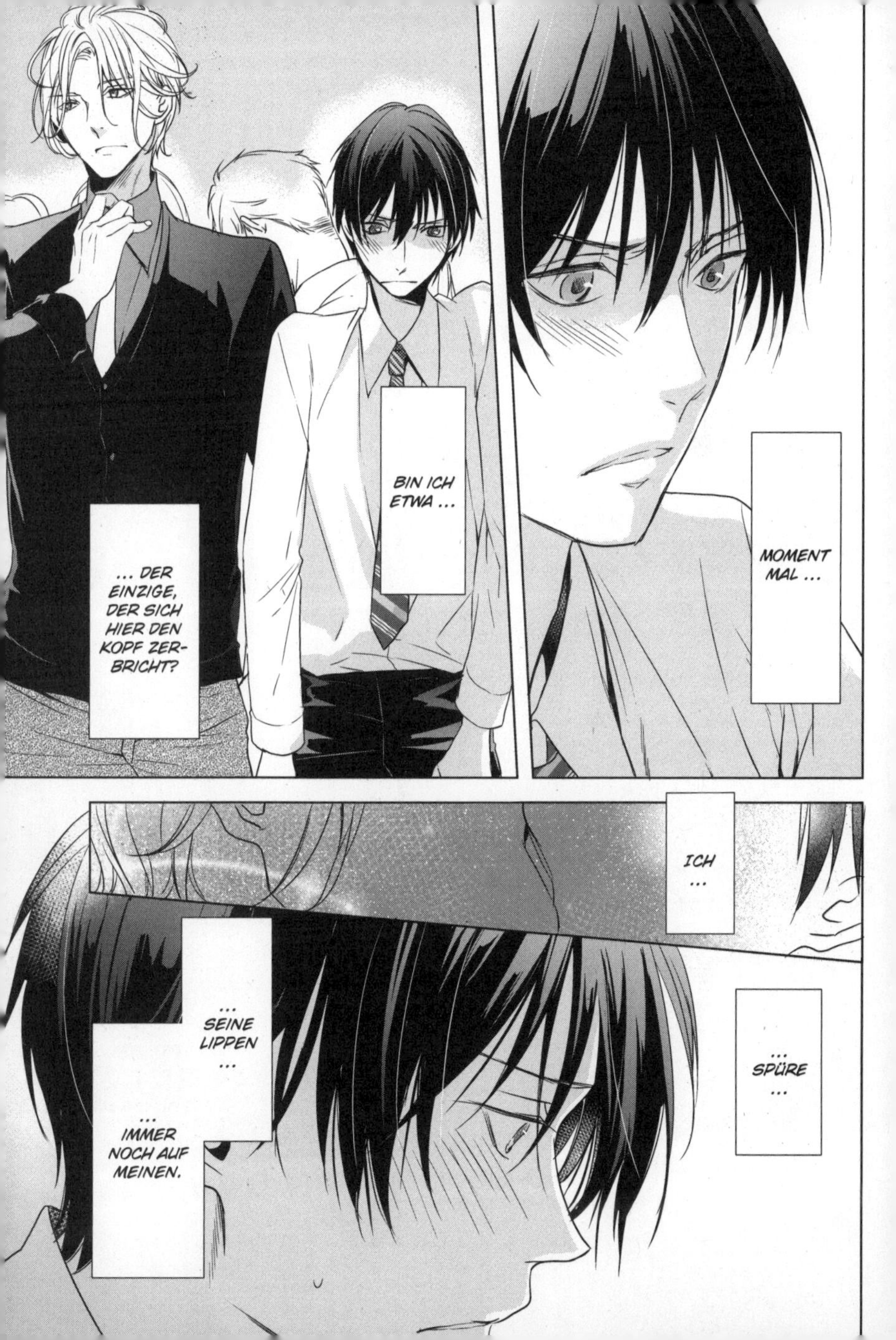
MOMENT MAL ...
BIN ICH ETWA ...
... DER EINZIGE, DER SICH HIER DEN KOPF ZER-BRICHT?
ICH ...
... SPÜRE ...
... SEINE LIPPEN ...
... IMMER NOCH AUF MEINEN.

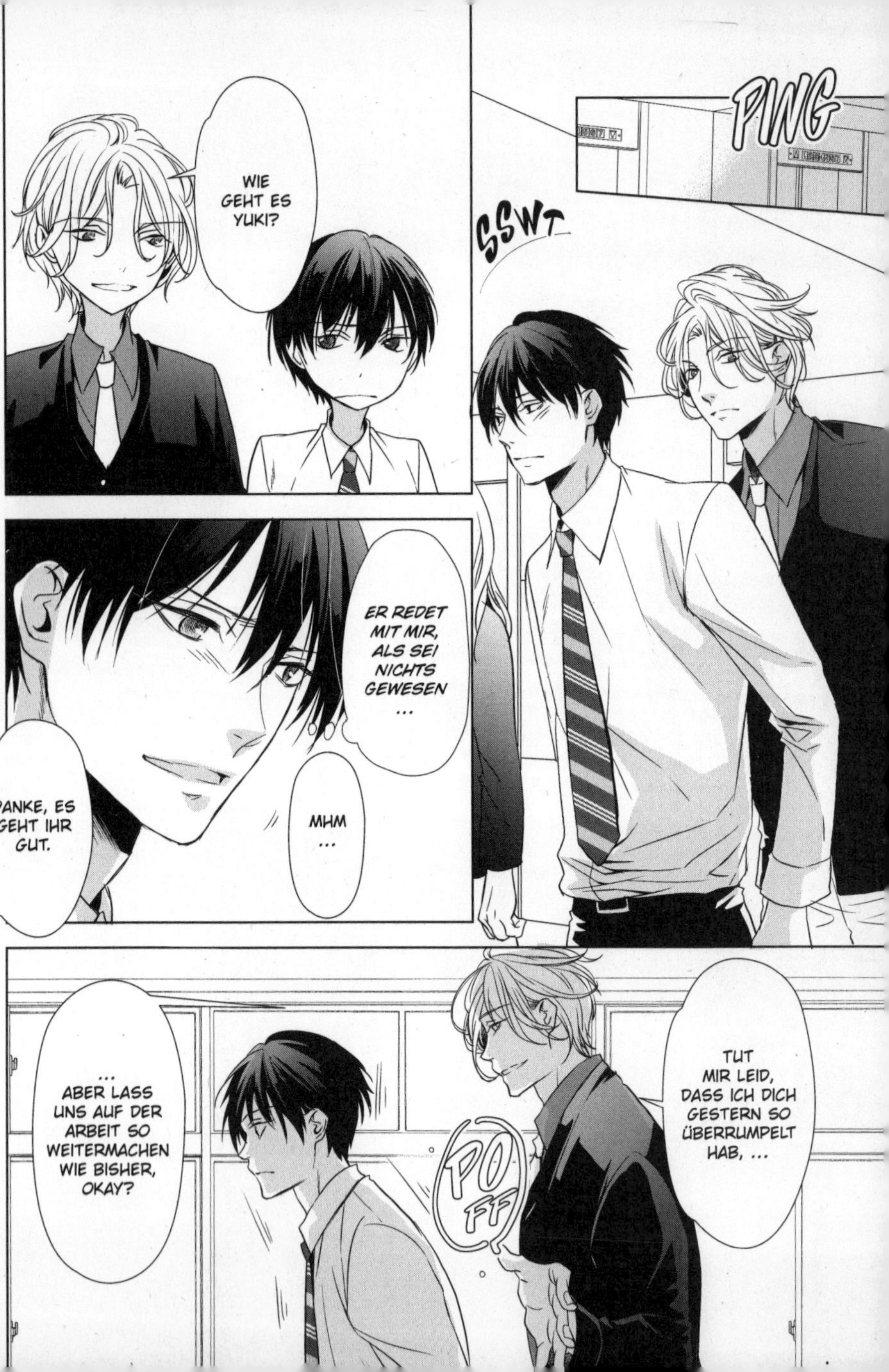
PING
SSWT
WIE GEHT ES YUKI?
ER REDET MIT MIR, ALS SEI NICHTS GEWESEN …
MHM …
DANKE, ES GEHT IHR GUT.
TUT MIR LEID, DASS ICH DICH GESTERN SO ÜBERRUMPELT HAB, …
POFF
… ABER LASS UNS AUF DER ARBEIT SO WEITERMACHEN WIE BISHER, OKAY?

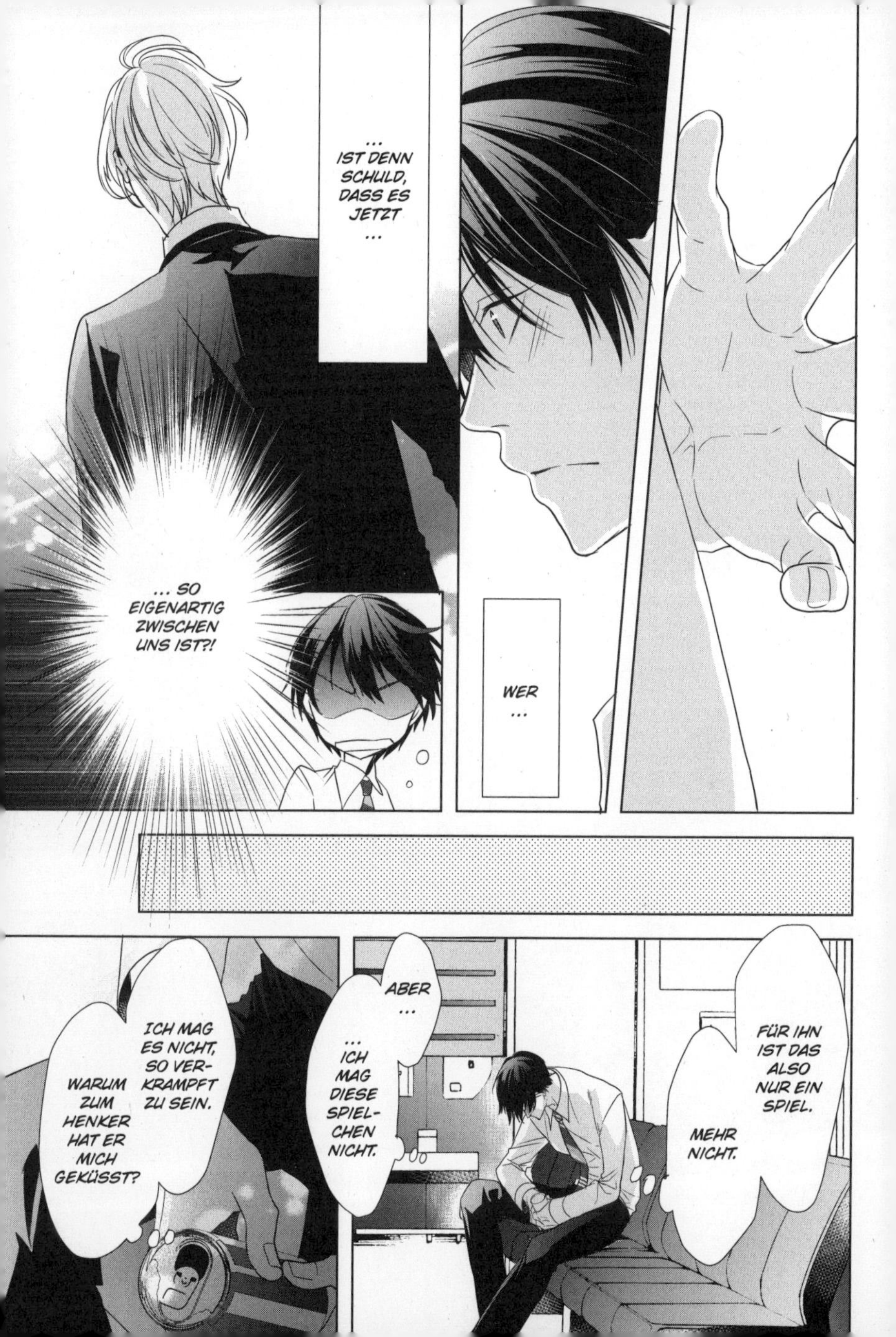
WER ...
... IST DENN SCHULD, DASS ES JETZT ...
... SO EIGENARTIG ZWISCHEN UNS IST?!
FÜR IHN IST DAS ALSO NUR EIN SPIEL.
MEHR NICHT.
ABER ...
... ICH MAG DIESE SPIELCHEN NICHT.
ICH MAG ES NICHT, SO VERKRAMPFT ZU SEIN.
WARUM ZUM HENKER HAT ER MICH GEKÜSST?

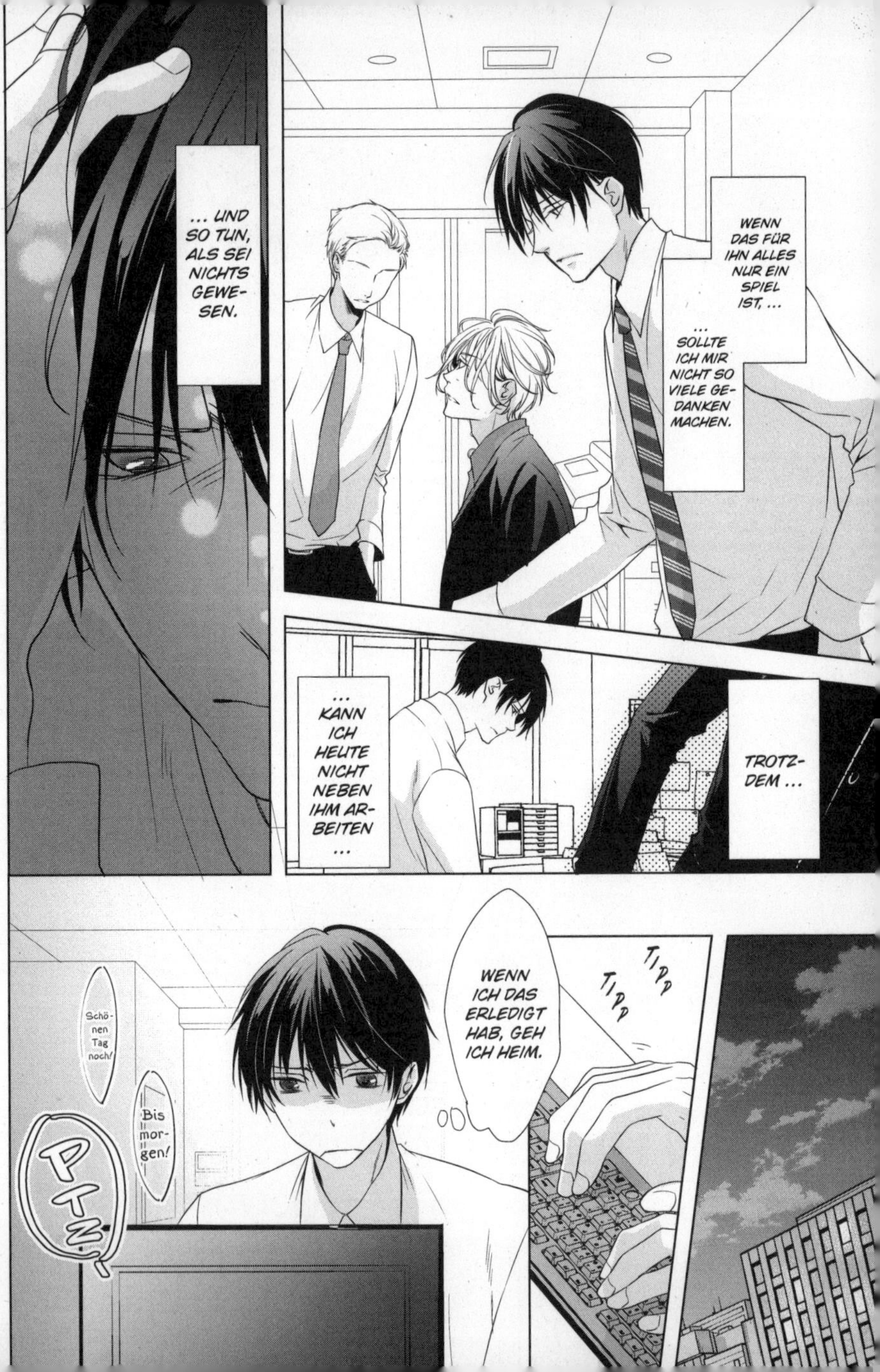
WENN DAS FÜR IHN ALLES NUR EIN SPIEL IST, …
… SOLLTE ICH MIR NICHT SO VIELE GEDANKEN MACHEN.
TROTZDEM …
… KANN ICH HEUTE NICHT NEBEN IHM ARBEITEN …
… UND SO TUN, ALS SEI NICHTS GEWESEN.
TIPP
TIPP
WENN ICH DAS ERLEDIGT HAB, GEH ICH HEIM.
Schönen Tag noch!
Bis morgen!
PTZ

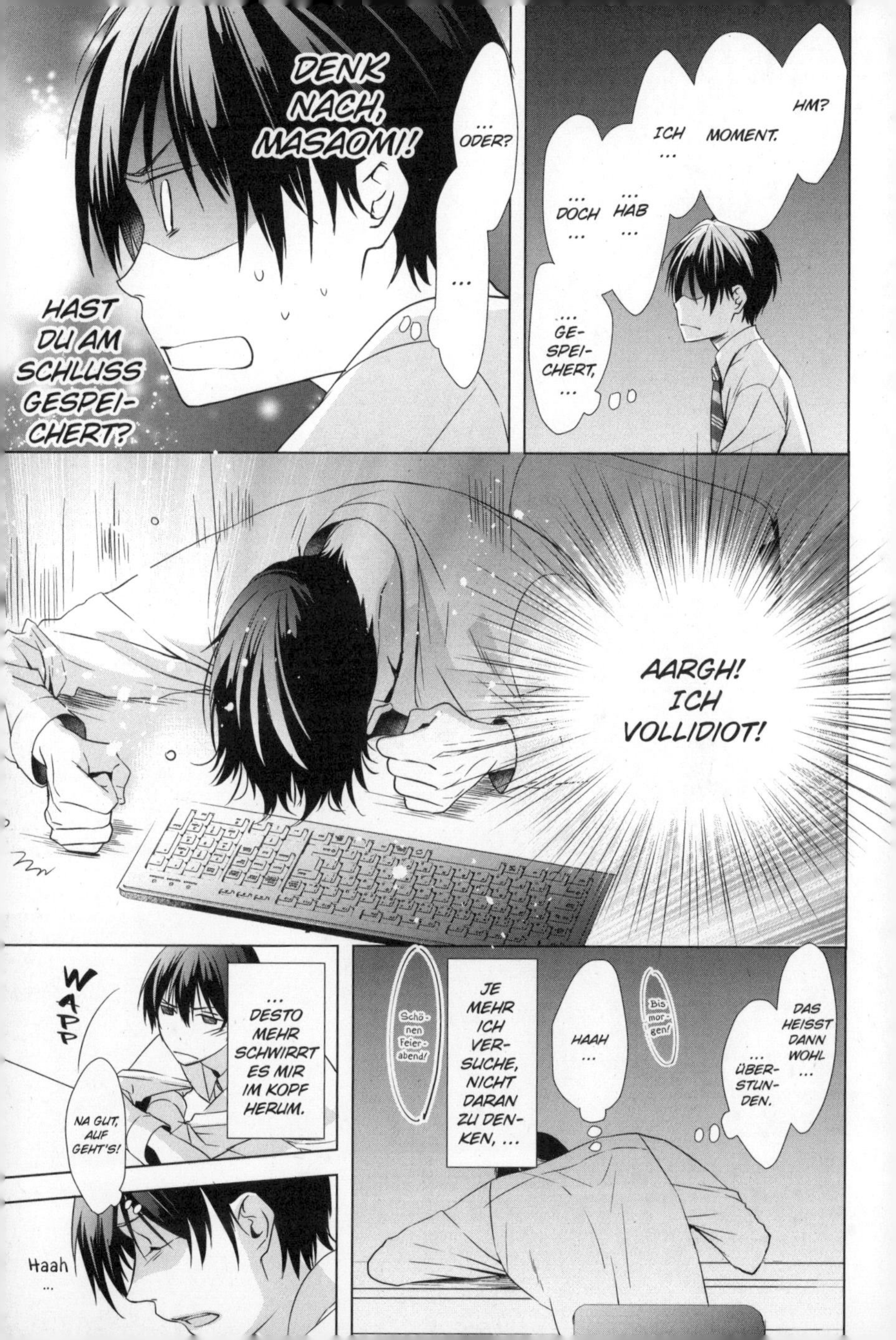
HM?
MOMENT.
ICH ...
... HAB ...
... DOCH ...
... GESPEICHERT, ...
... ODER?
...
DENK NACH, MASAOMI!
HAST DU AM SCHLUSS GESPEICHERT?
AARGH! ICH VOLLIDIOT!
DAS HEISST DANN WOHL ...
... ÜBERSTUNDEN.
Bis morgen!
HAAH ...
JE MEHR ICH VERSUCHE, NICHT DARAN ZU DENKEN, ...
Schönen Feierabend!
... DESTO MEHR SCHWIRRT ES MIR IM KOPF HERUM.
WAPP
NA GUT, AUF GEHT'S!
Haah ...

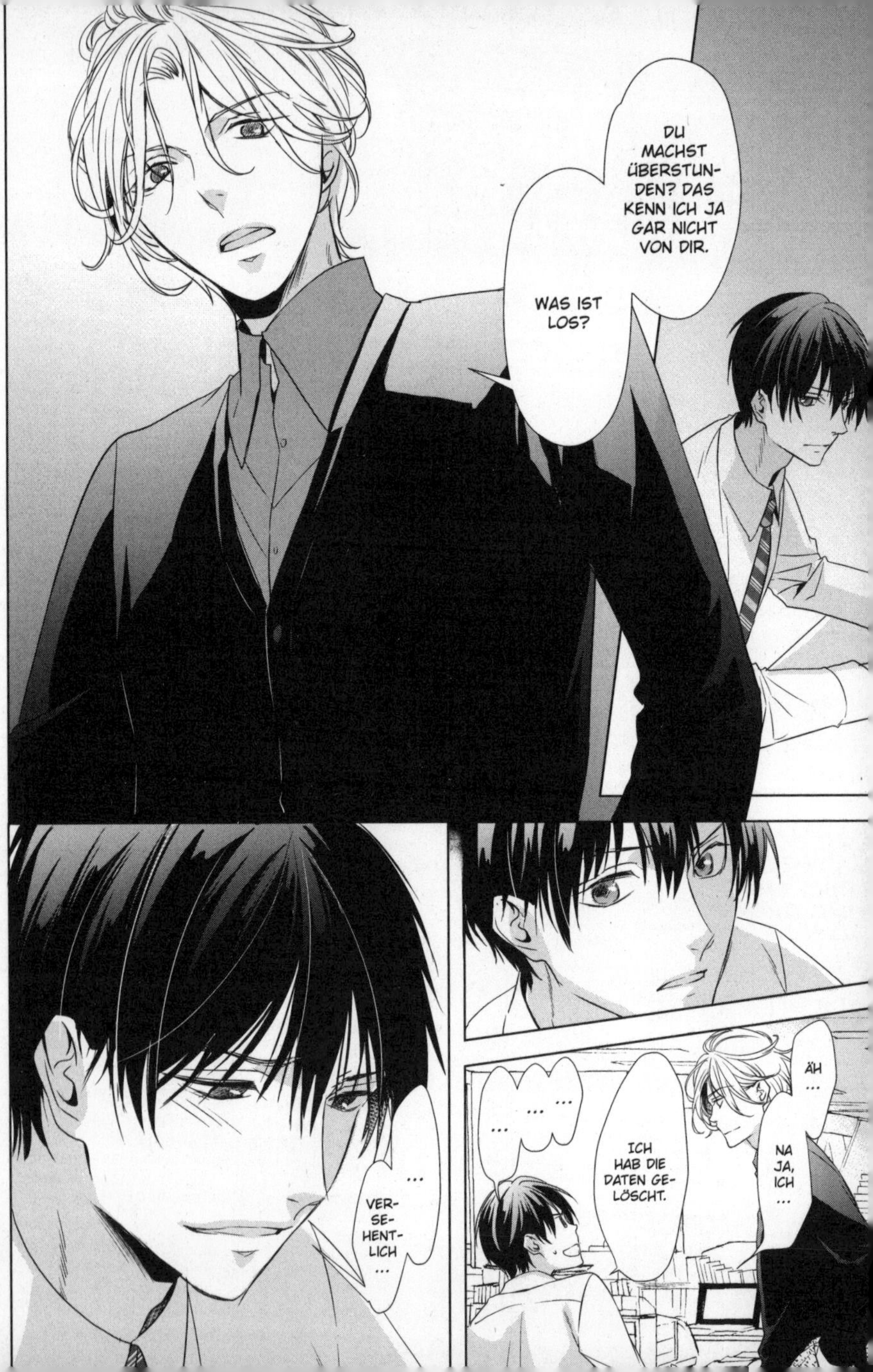
DU MACHST ÜBERSTUN-DEN? DAS KENN ICH JA GAR NICHT VON DIR.
WAS IST LOS?
ÄH ...
NA JA, ICH ...
ICH HAB DIE DATEN GE-LÖSCHT.
... ...
... VER-SE-HENT-LICH ...

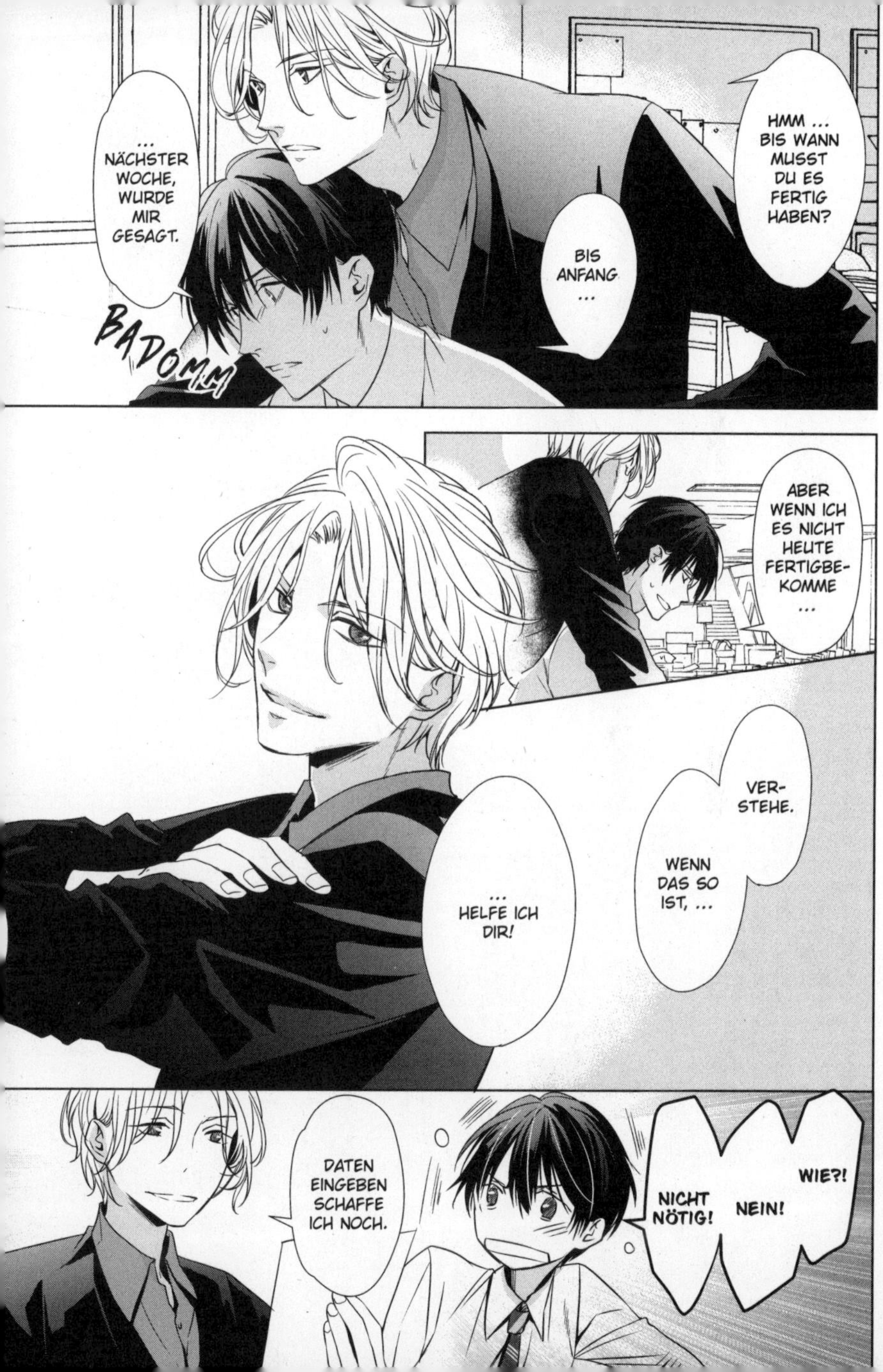
HMM ... BIS WANN MUSST DU ES FERTIG HABEN?
BIS ANFANG ...
... NÄCHSTER WOCHE, WURDE MIR GESAGT.
BADOMM
ABER WENN ICH ES NICHT HEUTE FERTIGBE-KOMME ...
VER-STEHE.
WENN DAS SO IST, ...
... HELFE ICH DIR!
WIE?!
NEIN!
NICHT NÖTIG!
DATEN EINGEBEN SCHAFFE ICH NOCH.

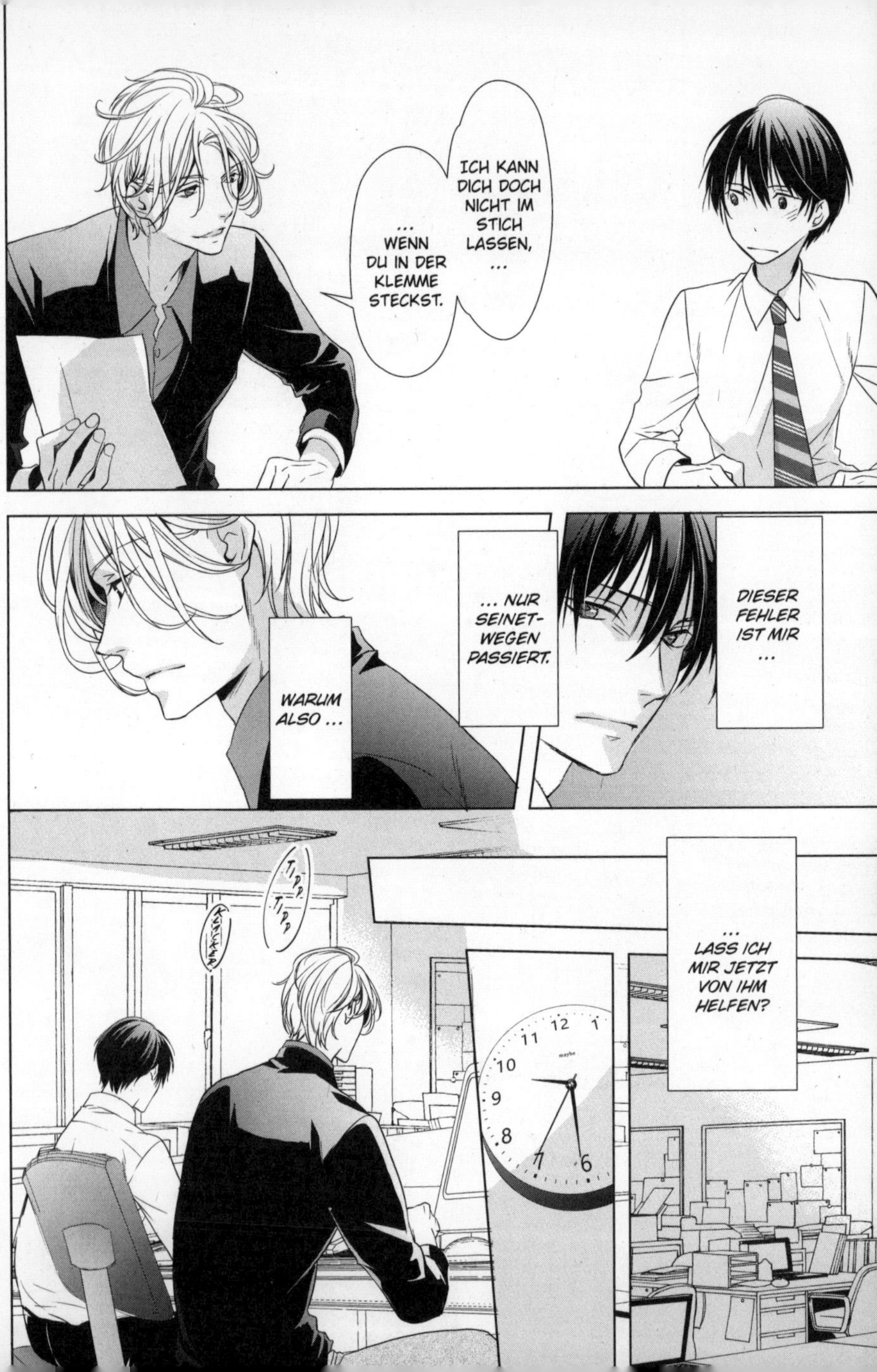
ICH KANN DICH DOCH NICHT IM STICH LASSEN, ...
... WENN DU IN DER KLEMME STECKST.
DIESER FEHLER IST MIR ...
... NUR SEINETWEGEN PASSIERT.
WARUM ALSO ...
... LASS ICH MIR JETZT VON IHM HELFEN?
TIPP TIPP
KLACKER

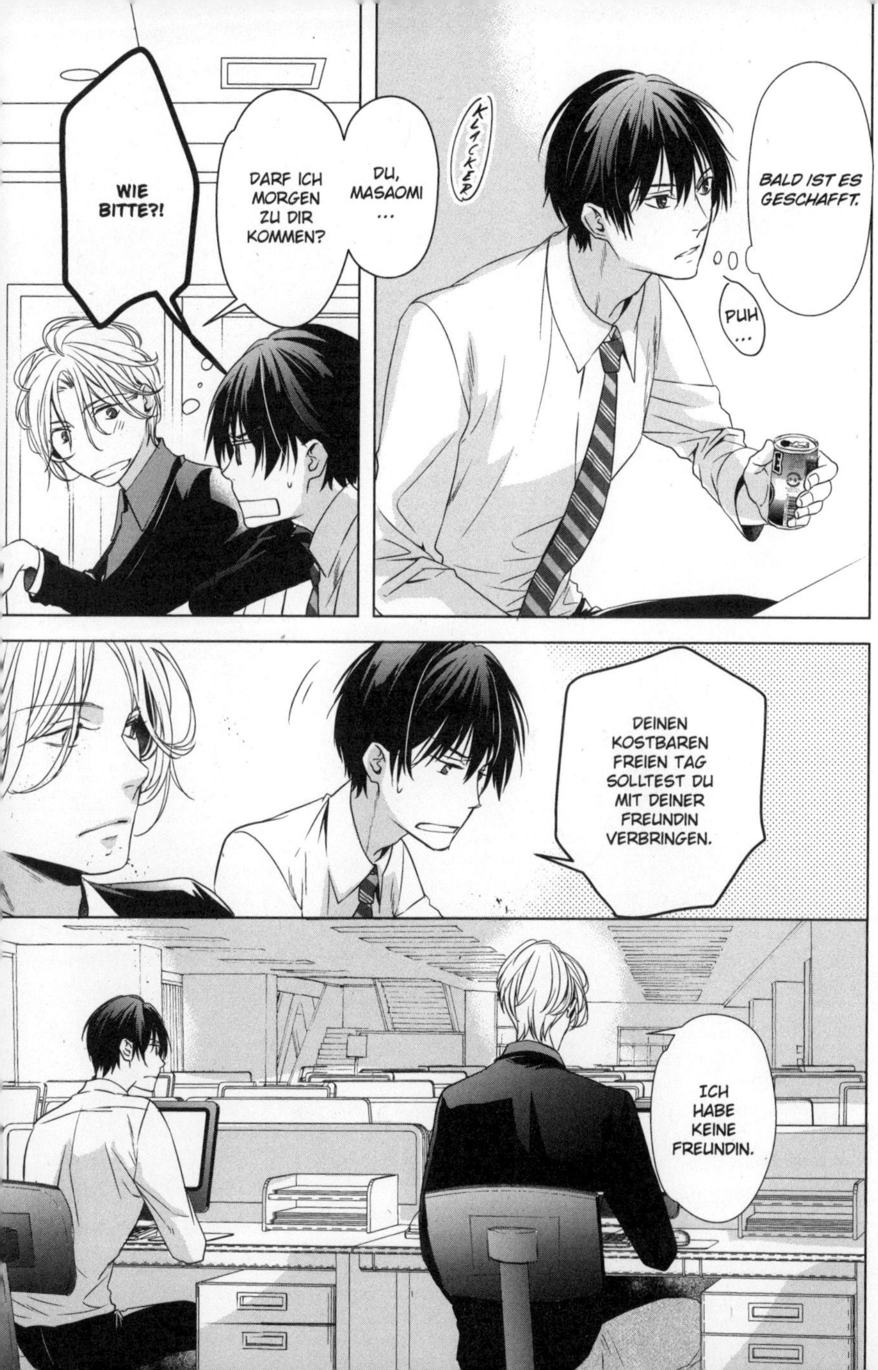
BALD IST ES GESCHAFFT.
PUH ...
KLACKER
DU, MASAOMI ...
DARF ICH MORGEN ZU DIR KOMMEN?
WIE BITTE?!
DEINEN KOSTBAREN FREIEN TAG SOLLTEST DU MIT DEINER FREUNDIN VERBRINGEN.
ICH HABE KEINE FREUNDIN.

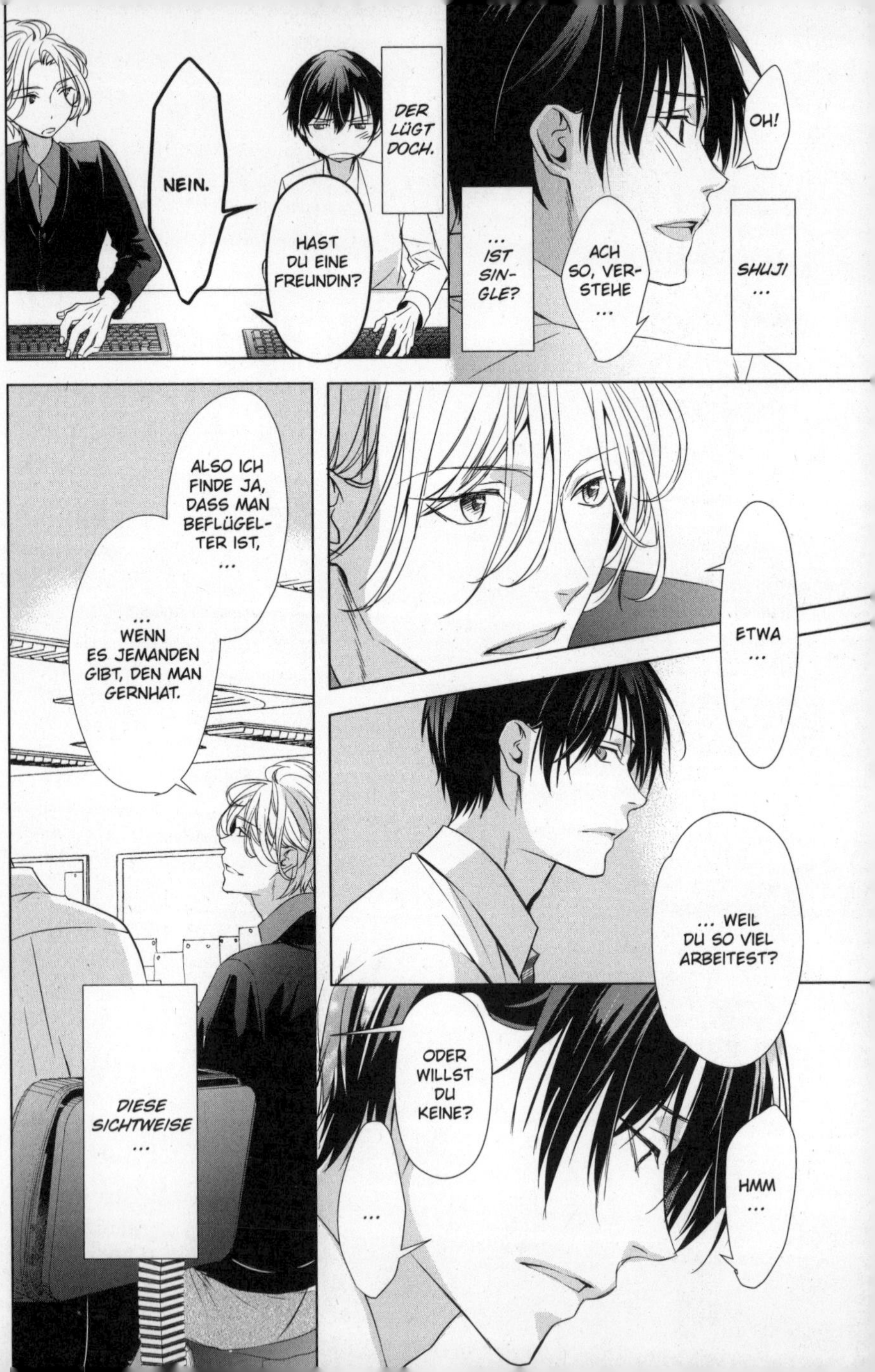
OH!
SHUJI ...
ACH SO, VERSTEHE ...
... IST SINGLE?
DER LÜGT DOCH.
HAST DU EINE FREUNDIN?
NEIN.
ETWA ...
... WEIL DU SO VIEL ARBEITEST?
ODER WILLST DU KEINE?
HMM ...
...
ALSO ICH FINDE JA, DASS MAN BEFLÜGELTER IST, ...
... WENN ES JEMANDEN GIBT, DEN MAN GERNHAT.
DIESE SICHTWEISE ...

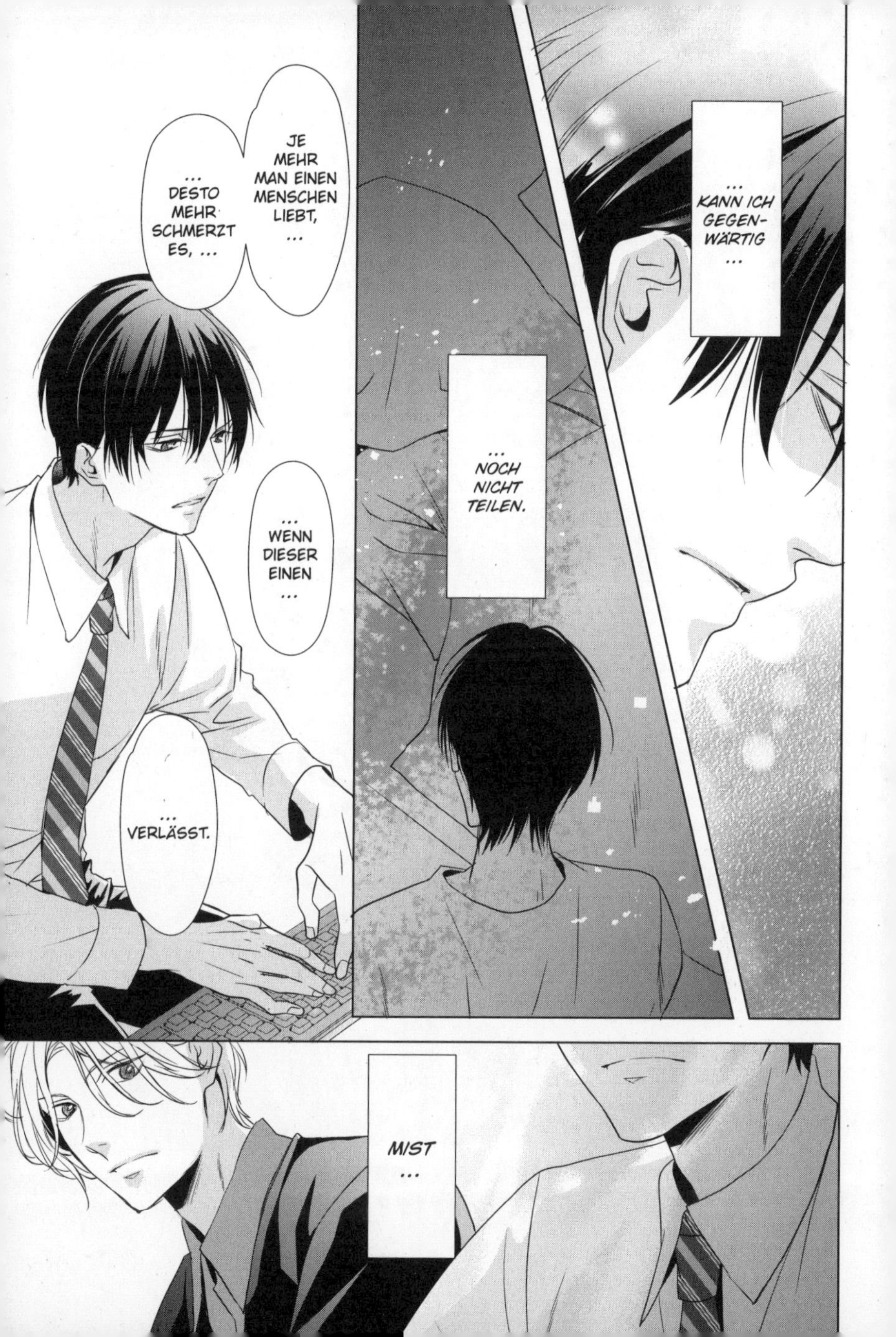
... KANN ICH GEGENWÄRTIG ...
... NOCH NICHT TEILEN.
JE MEHR MAN EINEN MENSCHEN LIEBT, ...
... DESTO MEHR SCHMERZT ES, ...
... WENN DIESER EINEN ...
... VERLÄSST.
MIST ...

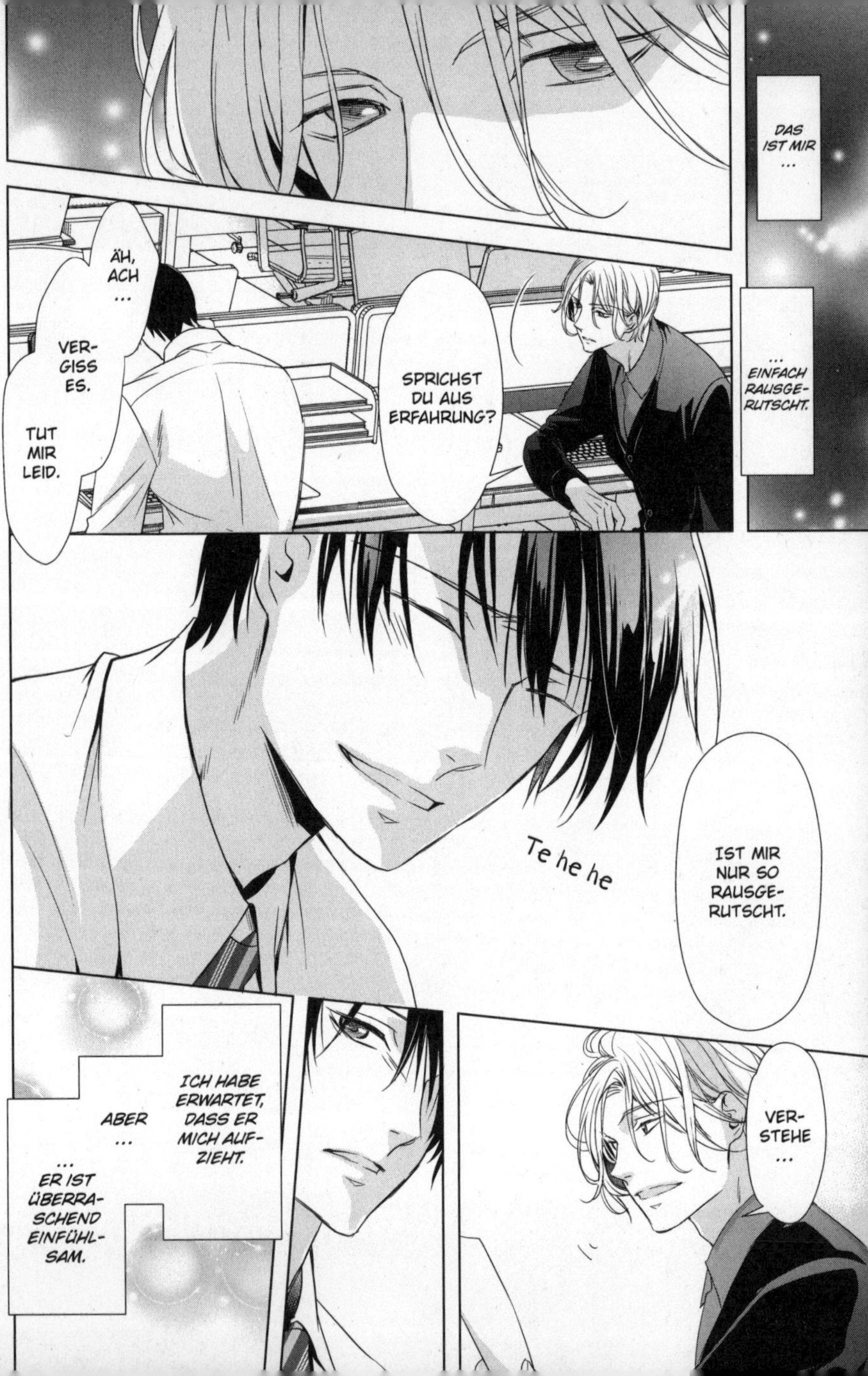
DAS IST MIR …
… EINFACH RAUSGE-RUTSCHT.
SPRICHST DU AUS ERFAHRUNG?
ÄH, ACH …
VER-GISS ES.
TUT MIR LEID.
IST MIR NUR SO RAUSGE-RUTSCHT.
Te he he
VER-STEHE …
ICH HABE ERWARTET, DASS ER MICH AUF-ZIEHT.
ABER …
… ER IST ÜBERRA-SCHEND EINFÜHL-SAM.

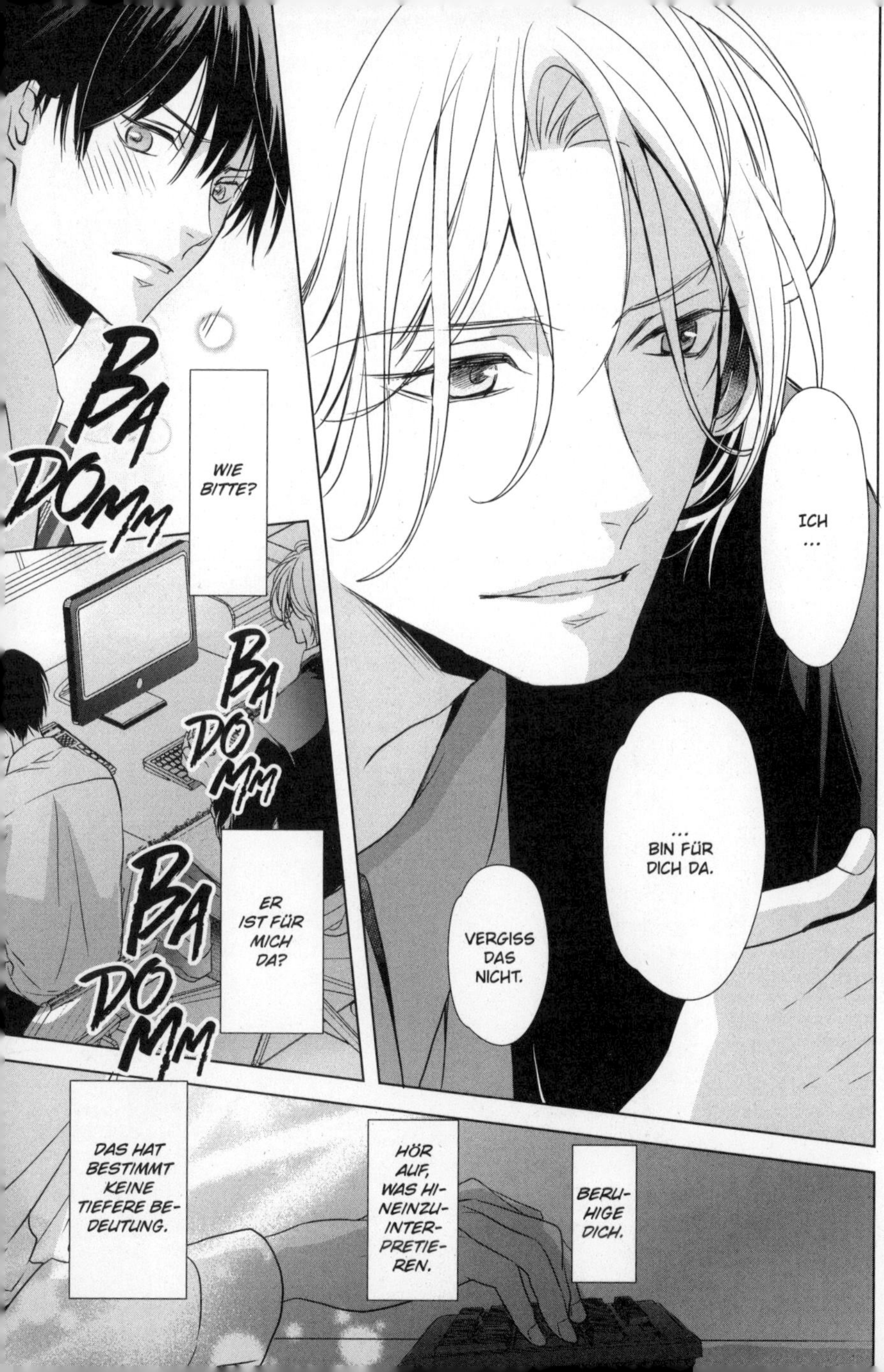
ICH ...
... BIN FÜR DICH DA.
VERGISS DAS NICHT.
BA DOMM
WIE BITTE?
BA DO MM
ER IST FÜR MICH DA?
BA DO MM
BERUHIGE DICH.
HÖR AUF, WAS HINEINZUINTERPRETIEREN.
DAS HAT BESTIMMT KEINE TIEFERE BEDEUTUNG.

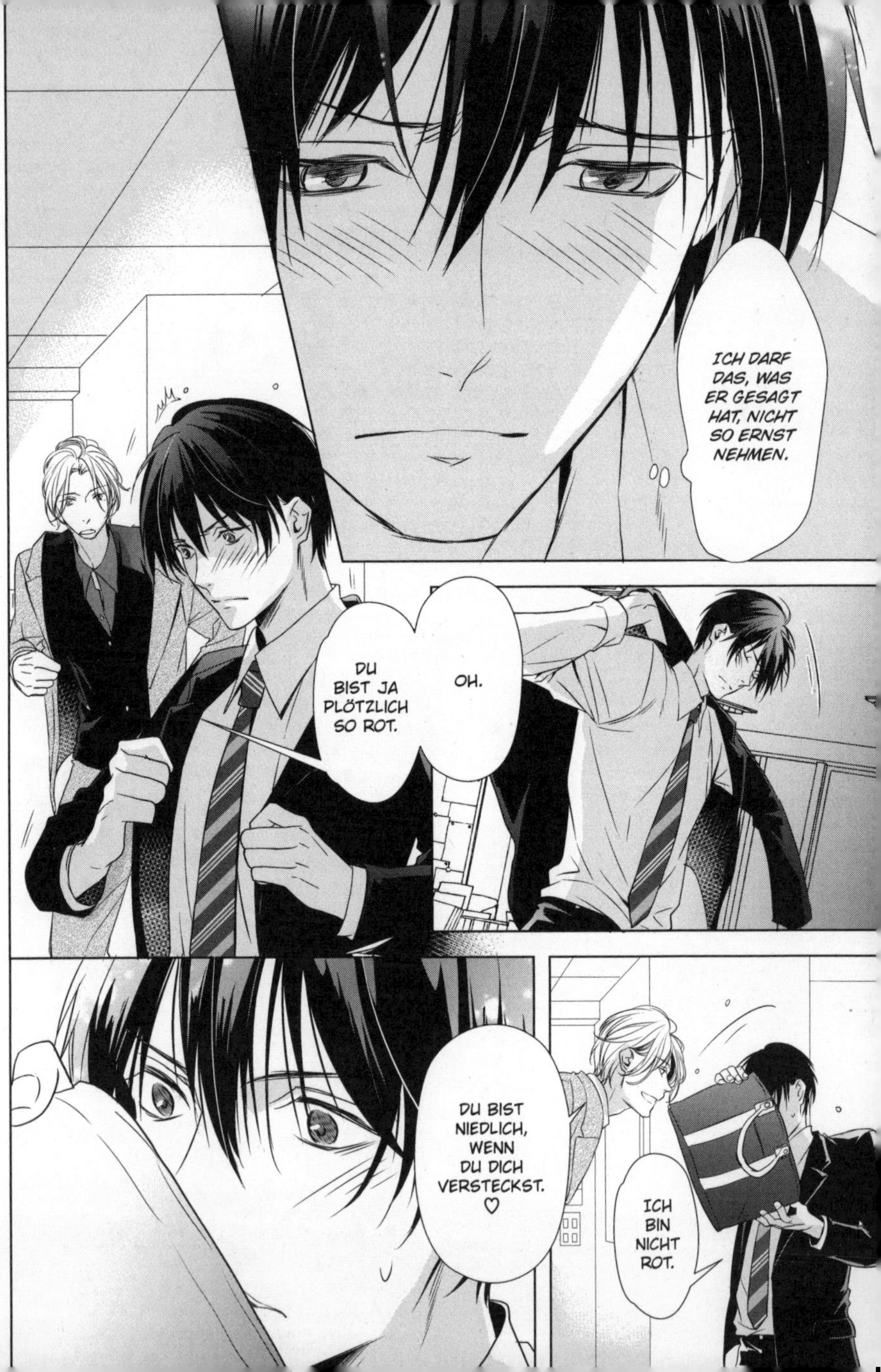
ICH DARF DAS, WAS ER GESAGT HAT, NICHT SO ERNST NEHMEN.
OH.
DU BIST JA PLÖTZLICH SO ROT.
ICH BIN NICHT ROT.
DU BIST NIEDLICH, WENN DU DICH VERSTECKST. ♡

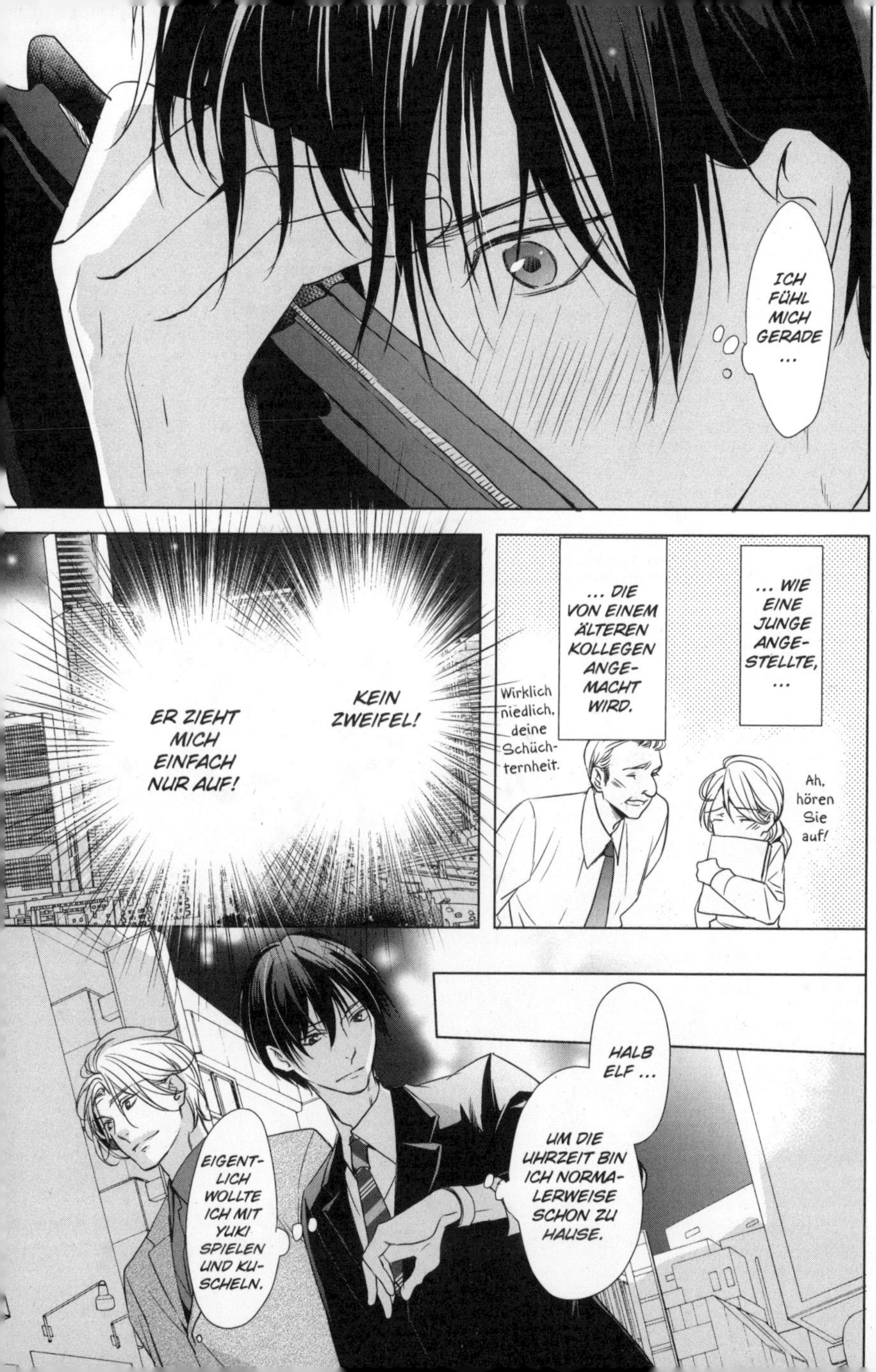
ICH FÜHL MICH GERADE ...
... WIE EINE JUNGE ANGESTELLTE, ...
... DIE VON EINEM ÄLTEREN KOLLEGEN ANGEMACHT WIRD.
Ah, hören Sie auf!
Wirklich niedlich, deine Schüchternheit.
KEIN ZWEIFEL!
ER ZIEHT MICH EINFACH NUR AUF!
HALB ELF ...
UM DIE UHRZEIT BIN ICH NORMALERWEISE SCHON ZU HAUSE.
EIGENTLICH WOLLTE ICH MIT YUKI SPIELEN UND KUSCHELN.

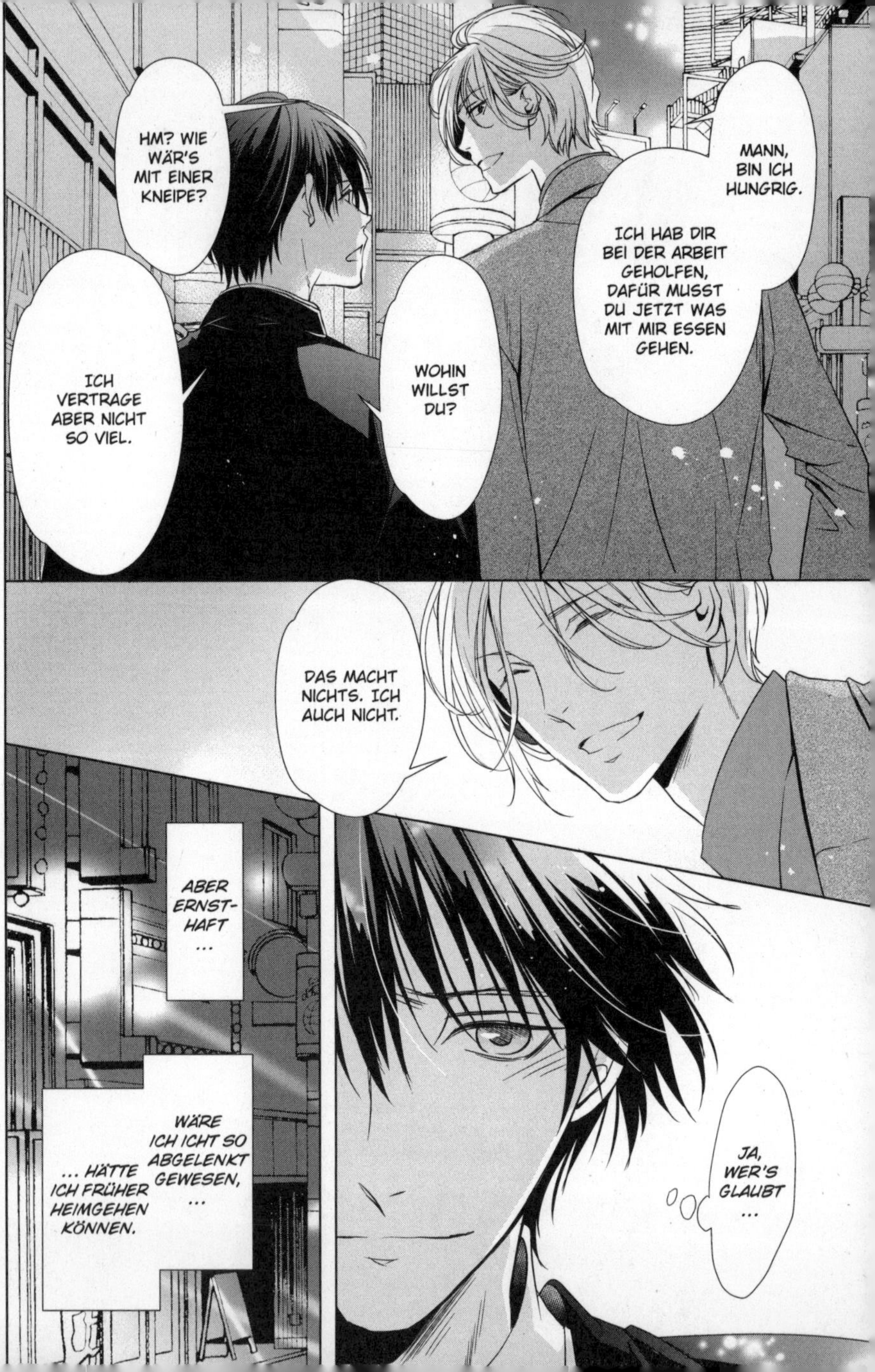
MANN, BIN ICH HUNGRIG.
ICH HAB DIR BEI DER ARBEIT GEHOLFEN, DAFÜR MUSST DU JETZT WAS MIT MIR ESSEN GEHEN.
WOHIN WILLST DU?
HM? WIE WÄR'S MIT EINER KNEIPE?
ICH VERTRAGE ABER NICHT SO VIEL.
DAS MACHT NICHTS. ICH AUCH NICHT.
JA, WER'S GLAUBT ...
ABER ERNST-HAFT ...
WÄRE ICH ICHT SO ABGELENKT GEWESEN, ...
... HÄTTE ICH FRÜHER HEIMGEHEN KÖNNEN.

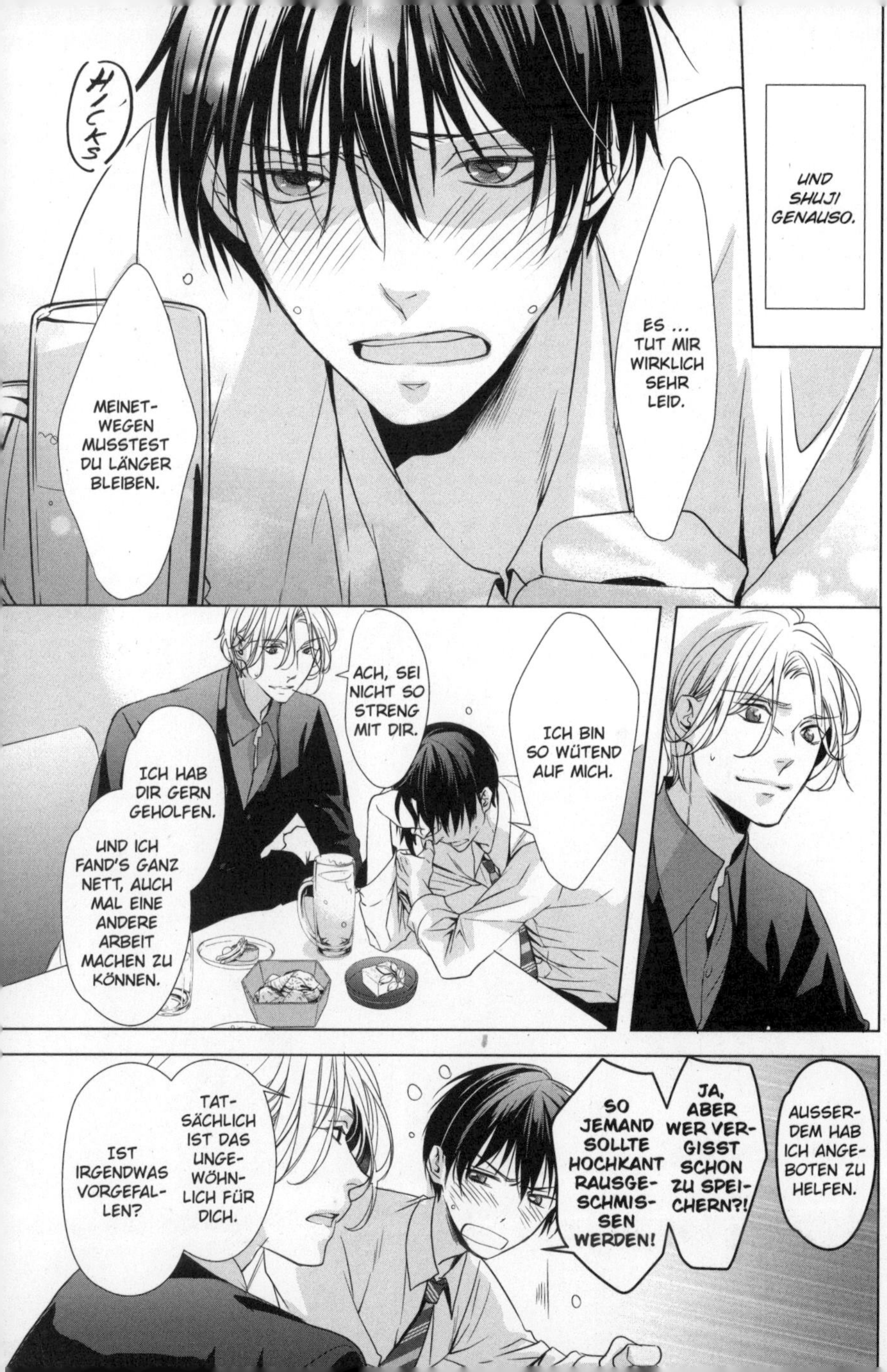
UND SHUJI GENAUSO.
ES ... TUT MIR WIRKLICH SEHR LEID.
MEINETWEGEN MUSSTEST DU LÄNGER BLEIBEN.
HICKS
ICH BIN SO WÜTEND AUF MICH.
ACH, SEI NICHT SO STRENG MIT DIR.
ICH HAB DIR GERN GEHOLFEN.
UND ICH FAND'S GANZ NETT, AUCH MAL EINE ANDERE ARBEIT MACHEN ZU KÖNNEN.
AUSSERDEM HAB ICH ANGEBOTEN ZU HELFEN.
JA, ABER WER VERGISST SCHON ZU SPEICHERN?!
SO JEMAND SOLLTE HOCHKANT RAUSGESCHMISSEN WERDEN!
TATSÄCHLICH IST DAS UNGEWÖHNLICH FÜR DICH.
IST IRGENDWAS VORGEFALLEN?

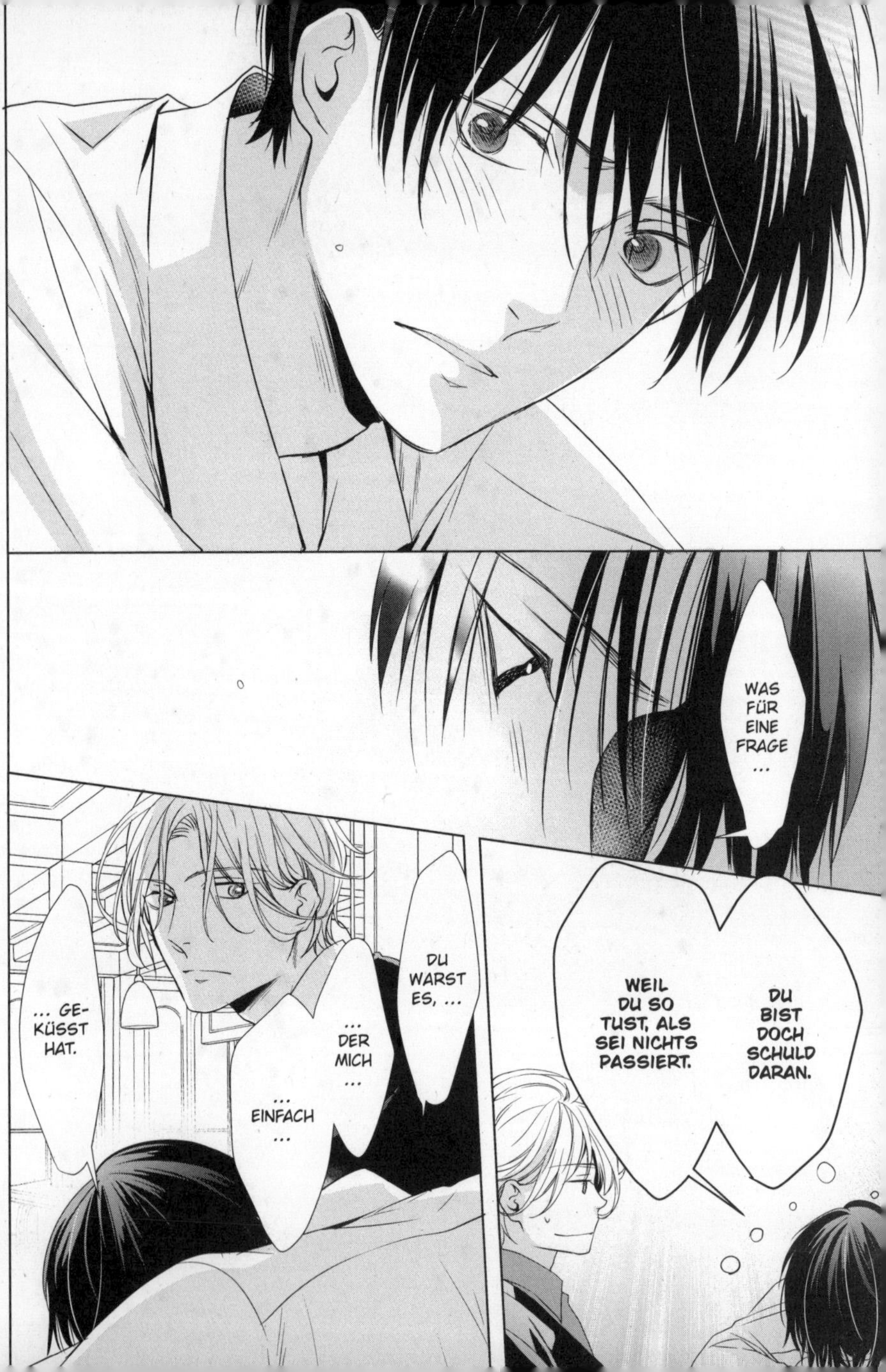
WAS FÜR EINE FRAGE ...
DU BIST DOCH SCHULD DARAN.
WEIL DU SO TUST, ALS SEI NICHTS PASSIERT.
DU WARST ES, ...
... DER MICH ...
... EINFACH ...
... GE-KÜSST HAT.

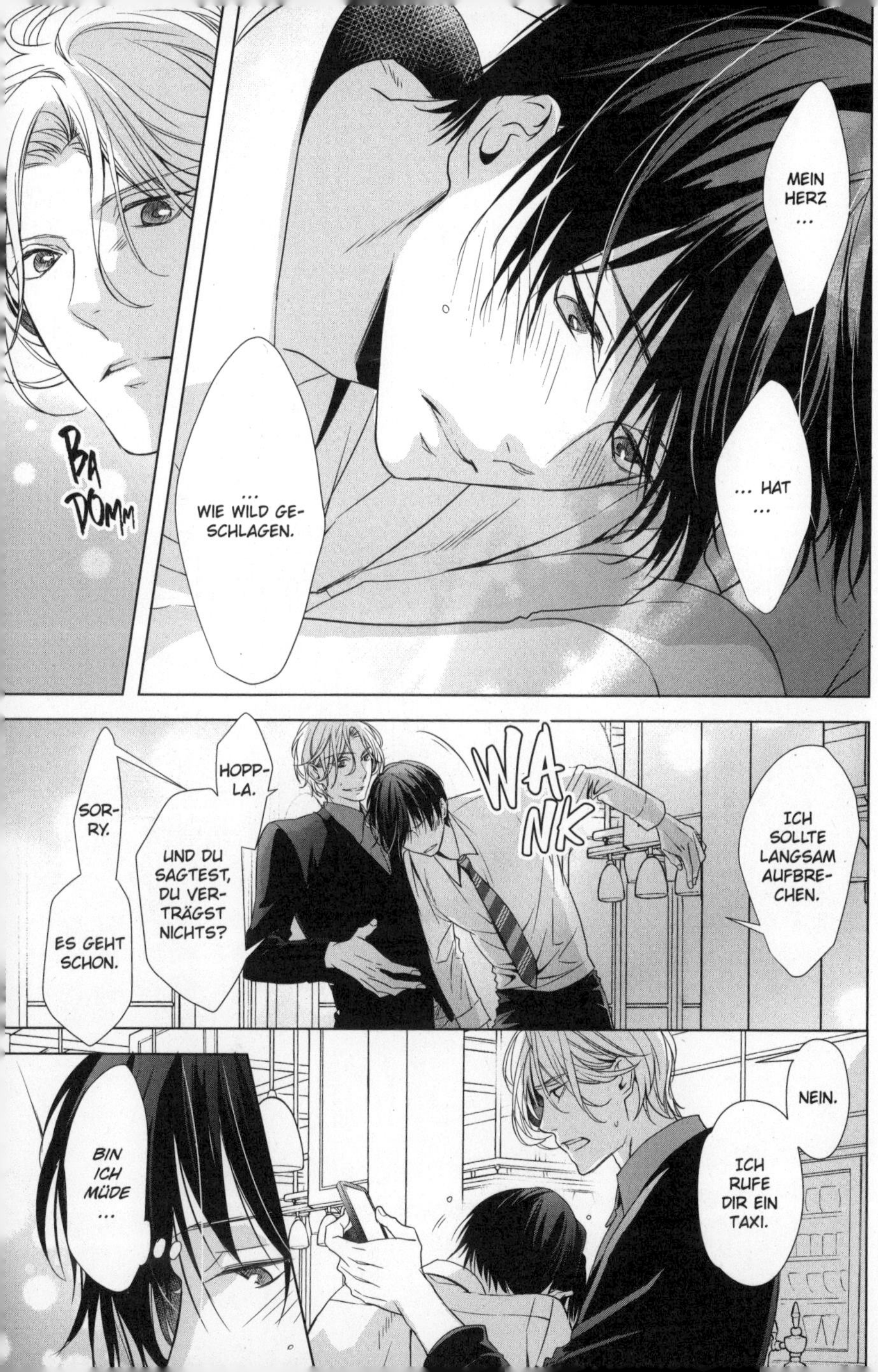
MEIN HERZ …
… HAT …
… WIE WILD GE-SCHLAGEN.
BA DOMM
ICH SOLLTE LANGSAM AUFBRE-CHEN.
WANK
HOPP-LA.
UND DU SAGTEST, DU VER-TRÄGST NICHTS?
SOR-RY.
ES GEHT SCHON.
NEIN.
ICH RUFE DIR EIN TAXI.
BIN ICH MÜDE …

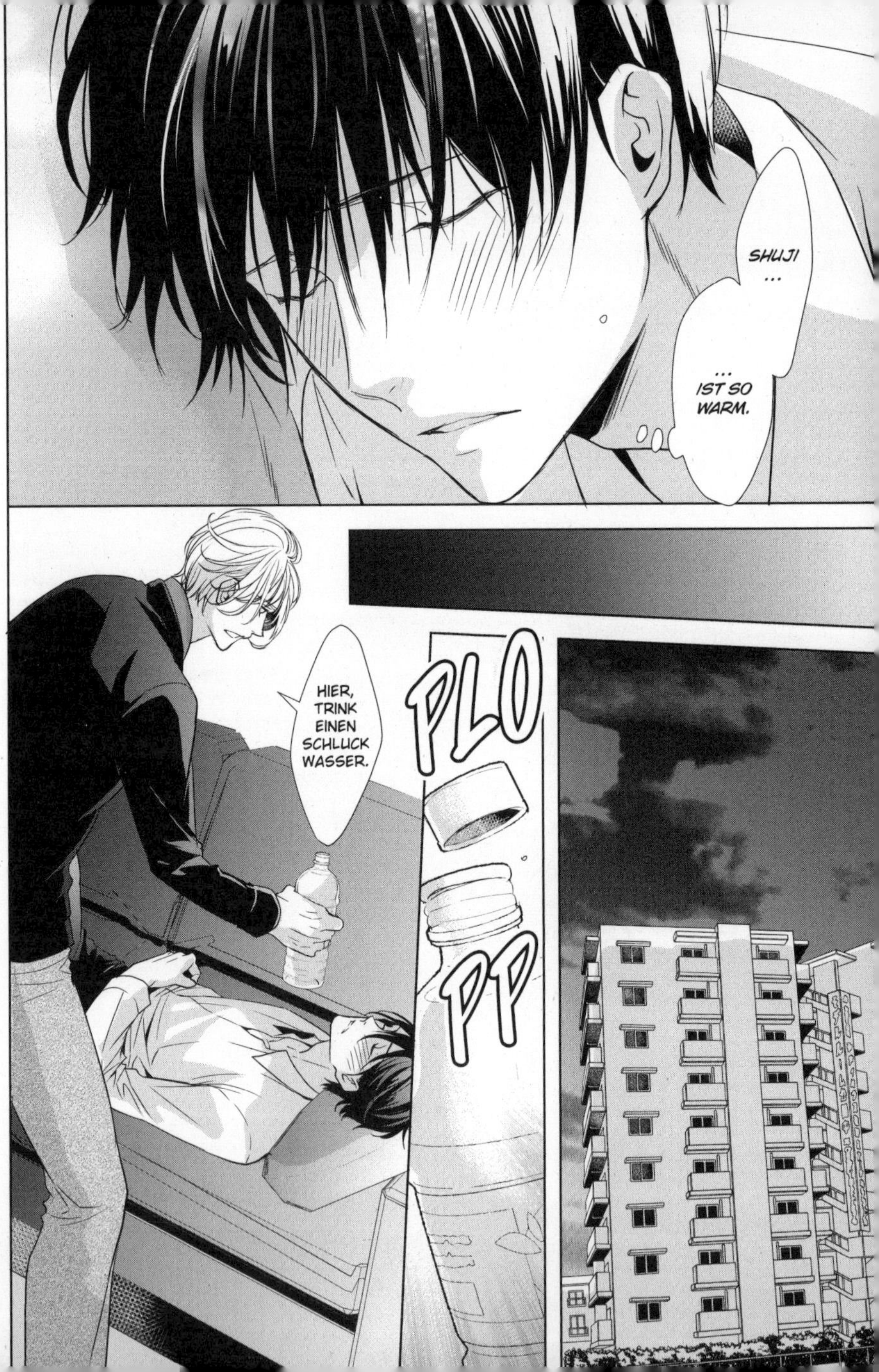
SHUJI ...
... IST SO WARM.
HIER, TRINK EINEN SCHLUCK WASSER.
PLOPP

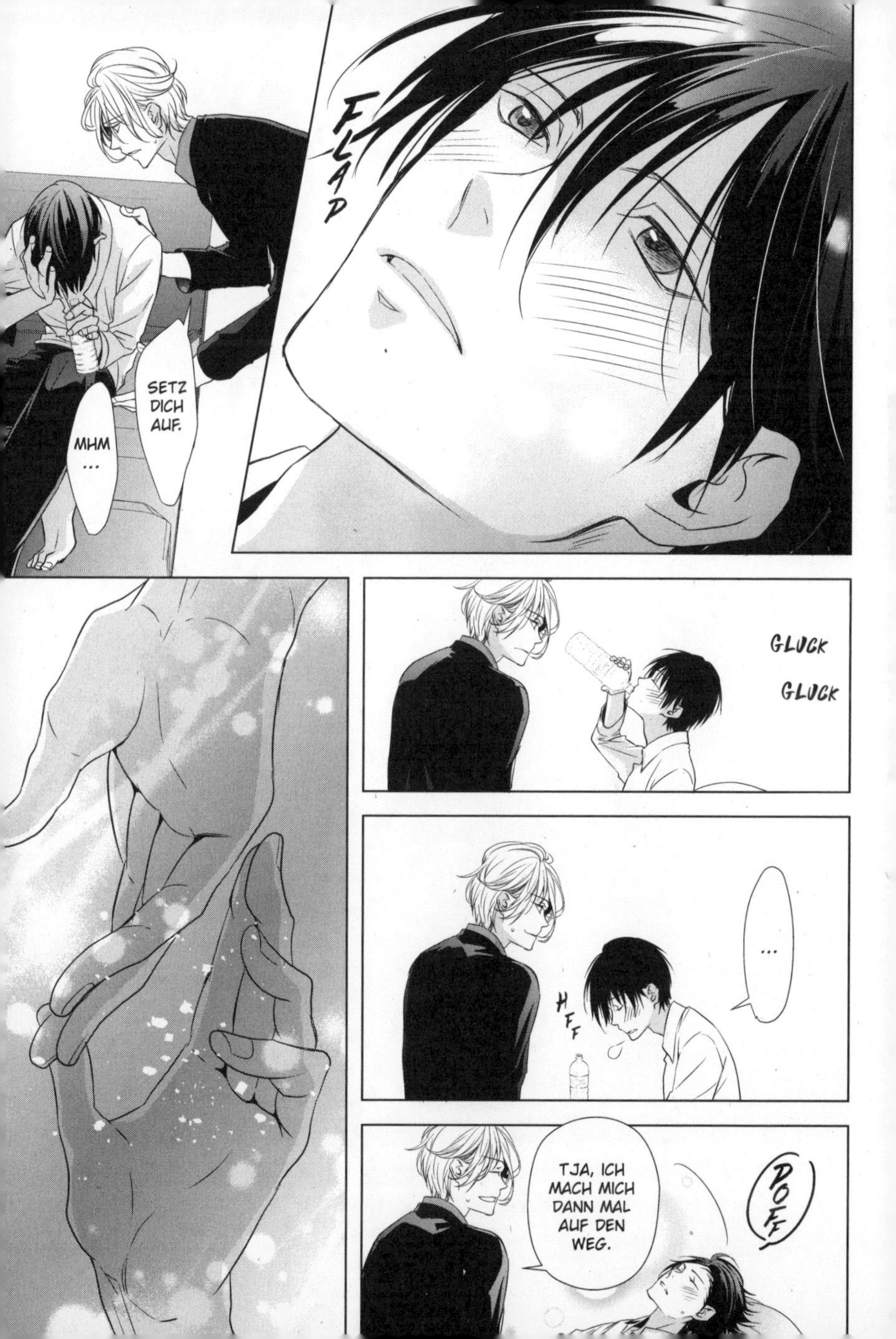
FLAP
SETZ DICH AUF.
MHM ...
GLUCK
GLUCK
...
HFF
TJA, ICH MACH MICH DANN MAL AUF DEN WEG.
POFF

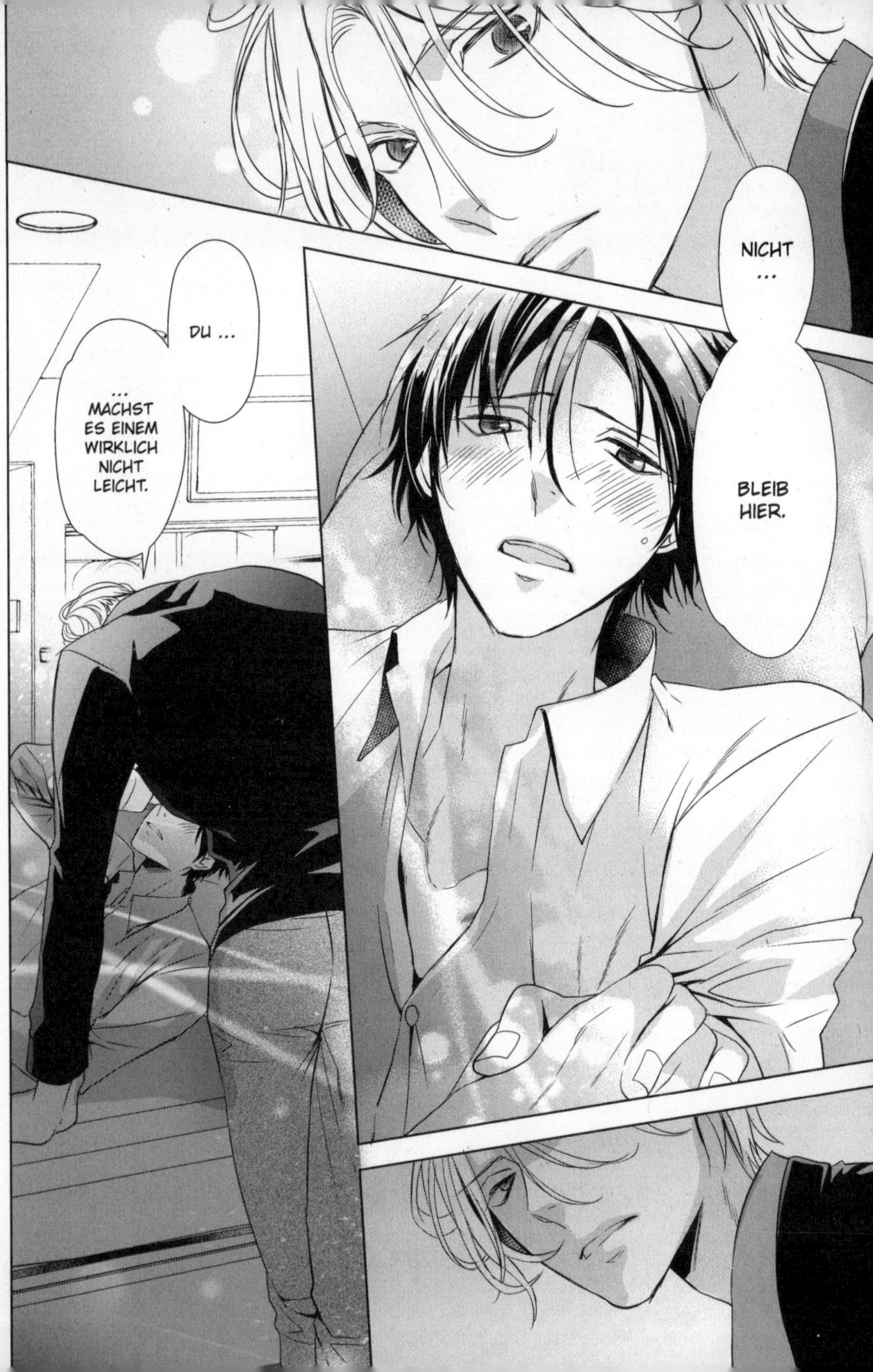
NICHT …
BLEIB HIER.
DU …
… MACHST ES EINEM WIRKLICH NICHT LEICHT.

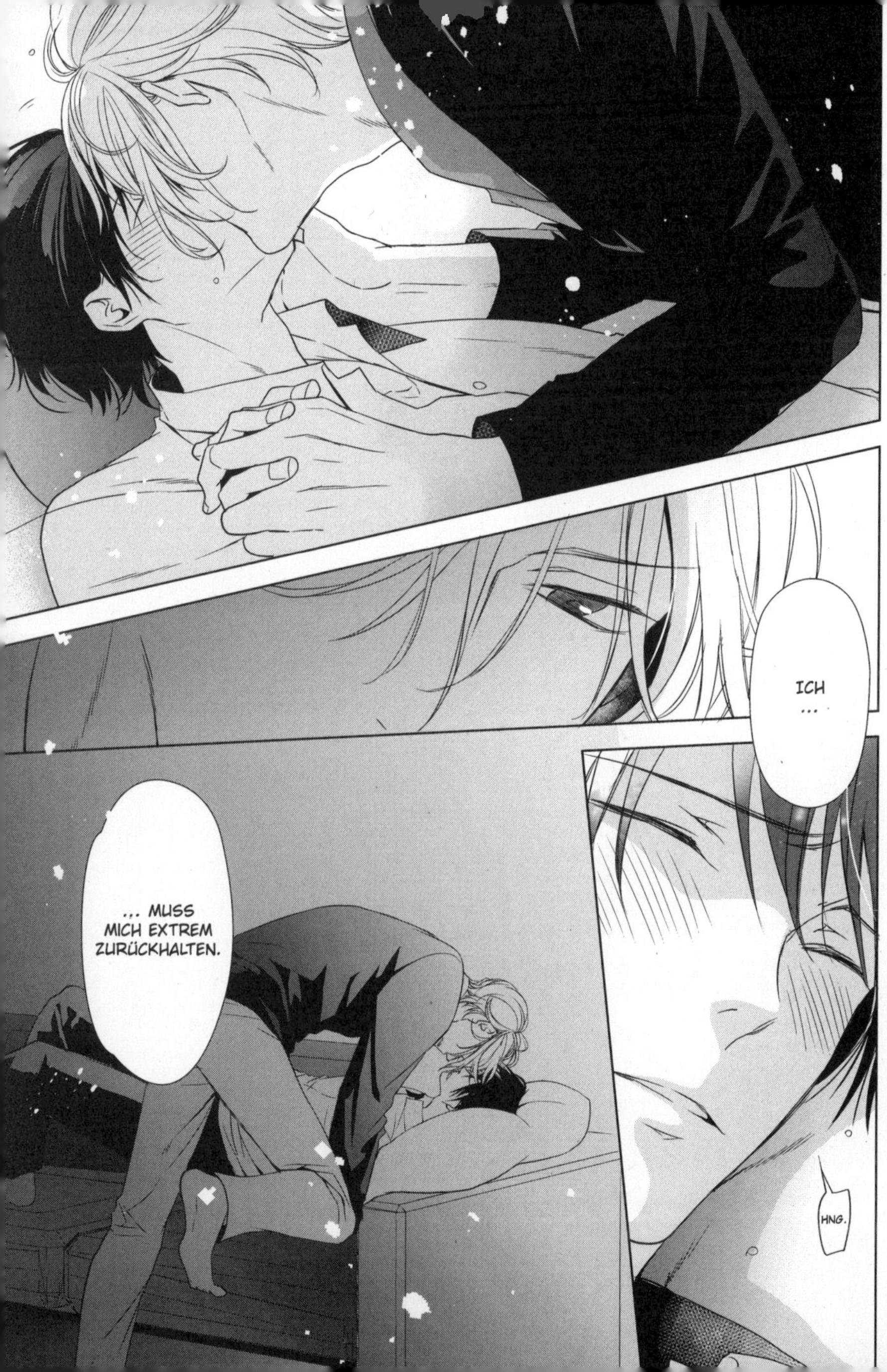
ICH ...
... MUSS MICH EXTREM ZURÜCKHALTEN.
HNG.

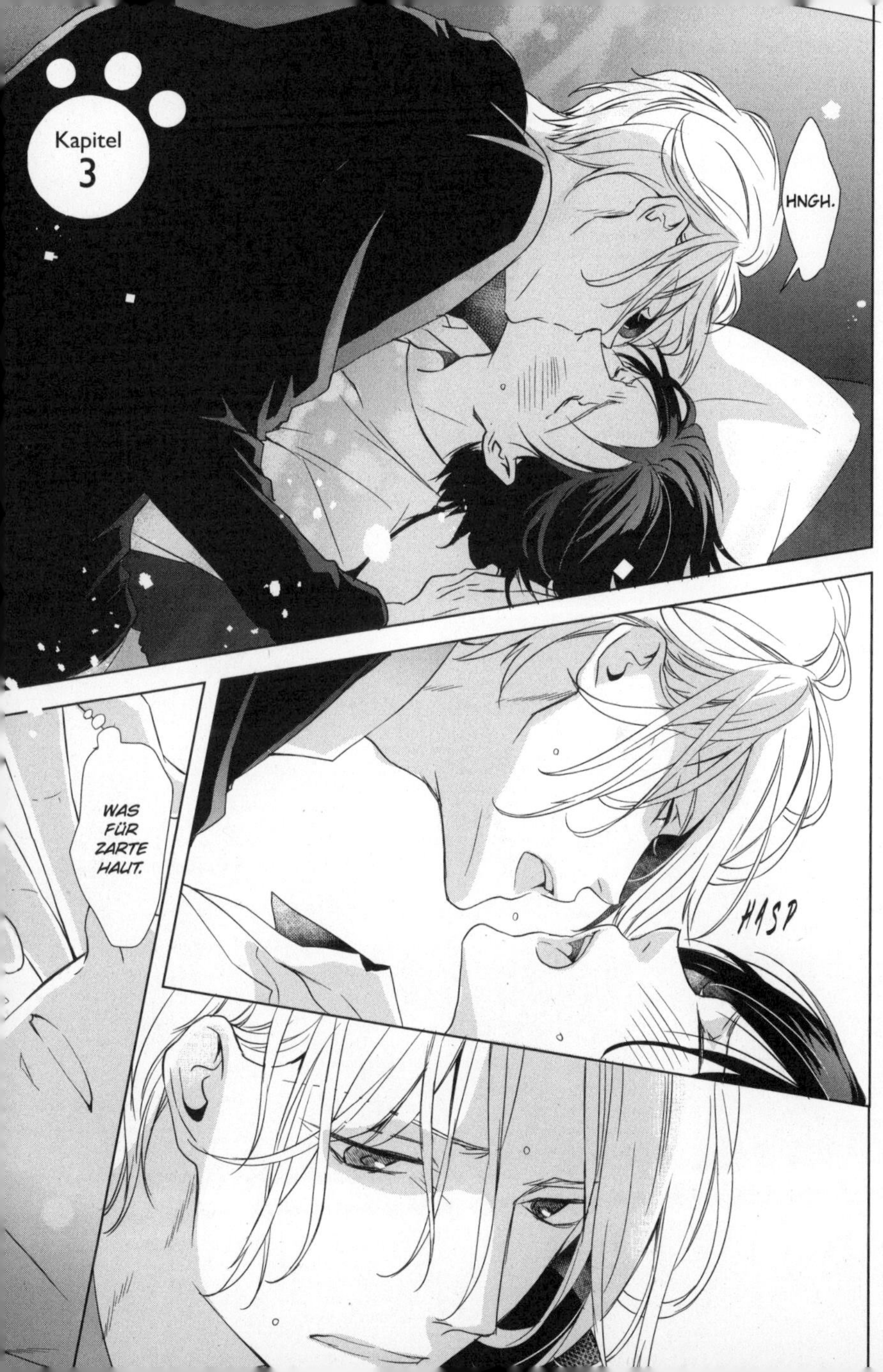
Kapitel
3
HNGH.
WAS FÜR ZARTE HAUT.
HASP

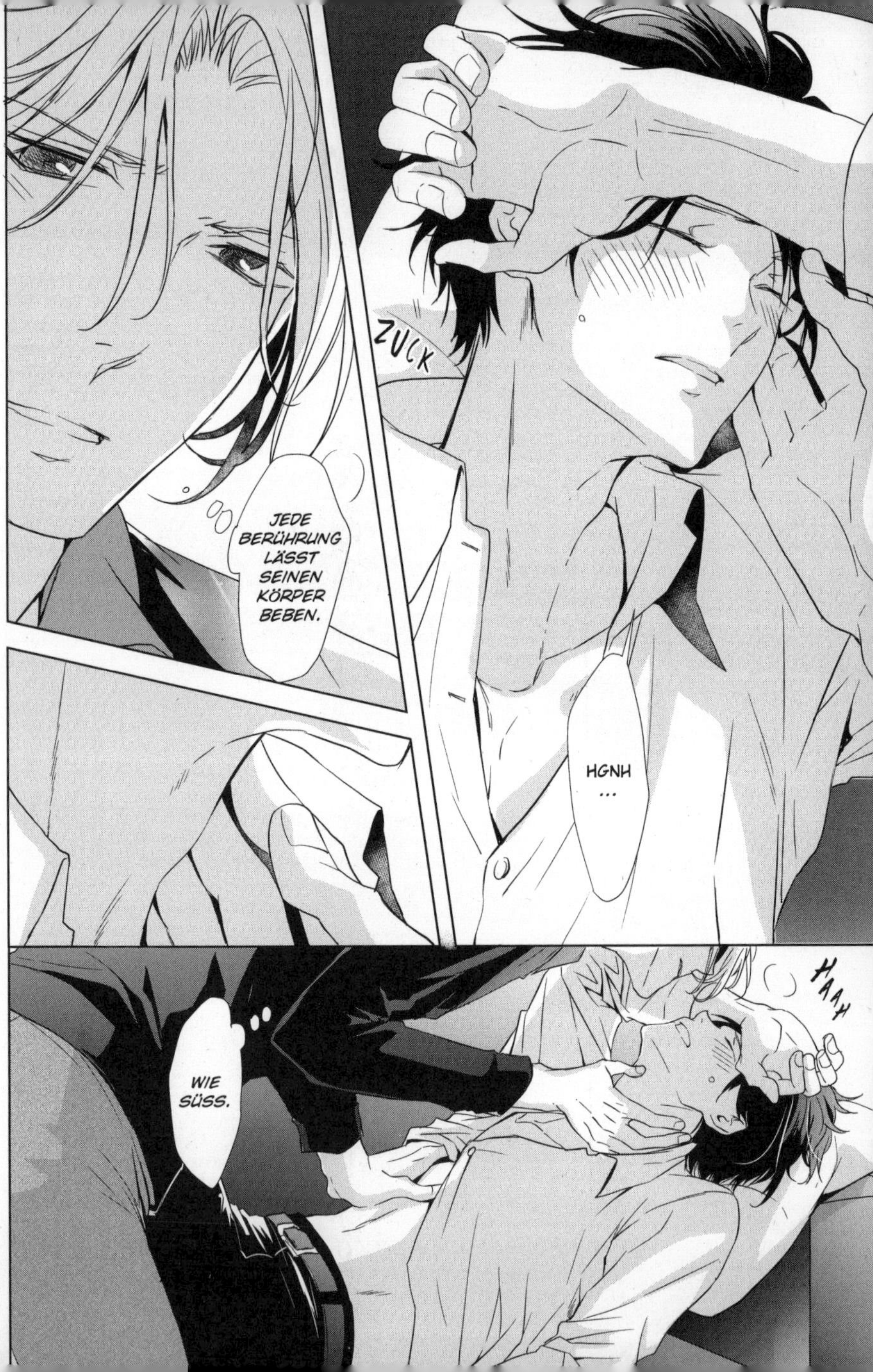
ZUCK
HGNH ...
JEDE BERÜHRUNG LÄSST SEINEN KÖRPER BEBEN.
HAAH
WIE SÜSS.

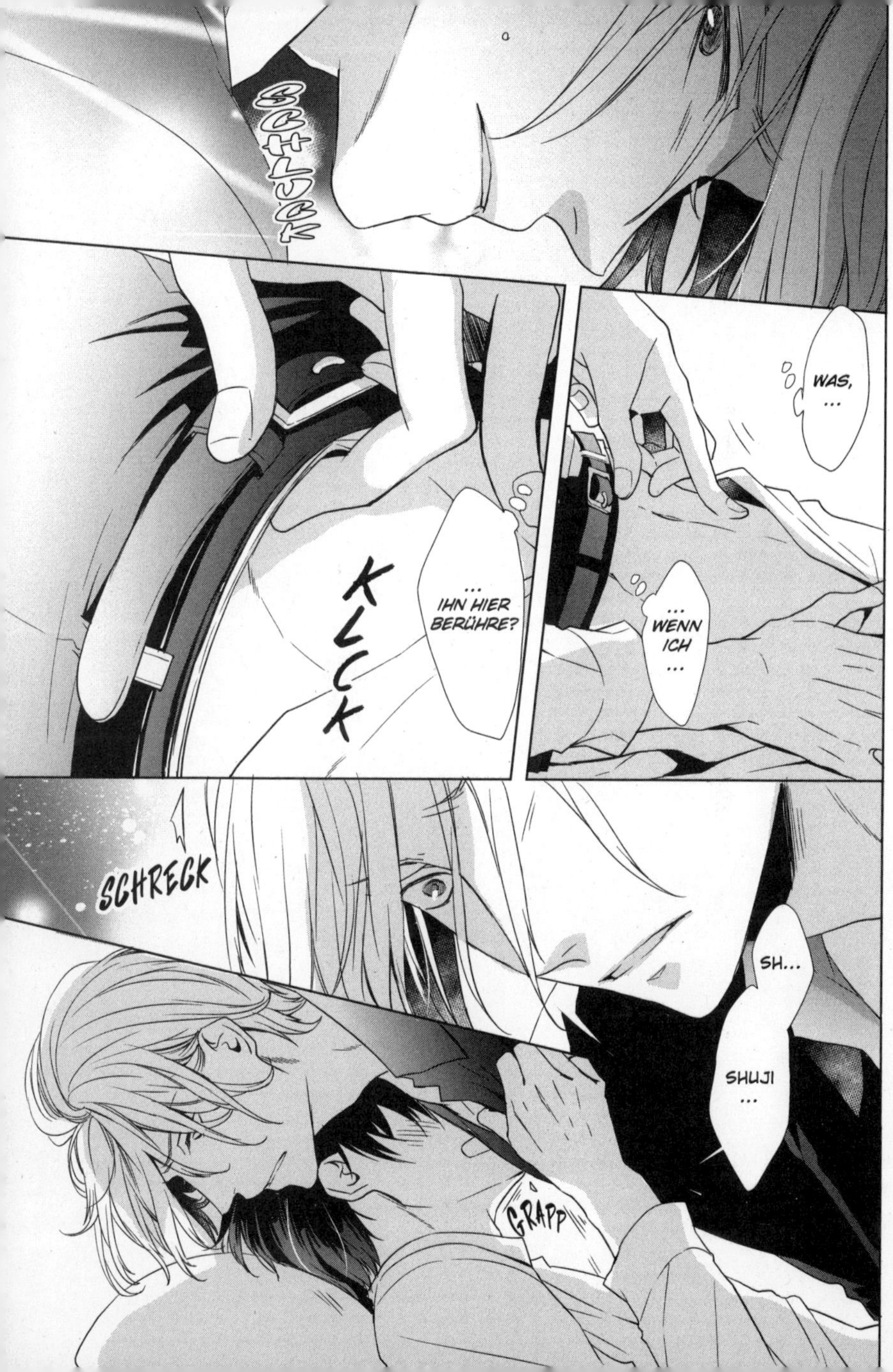
SCHLUCK
WAS, ...
... WENN ICH ...
... IHN HIER BERÜHRE?
KLICK
SCHRECK
SH...
SHUJI ...
GRAPP

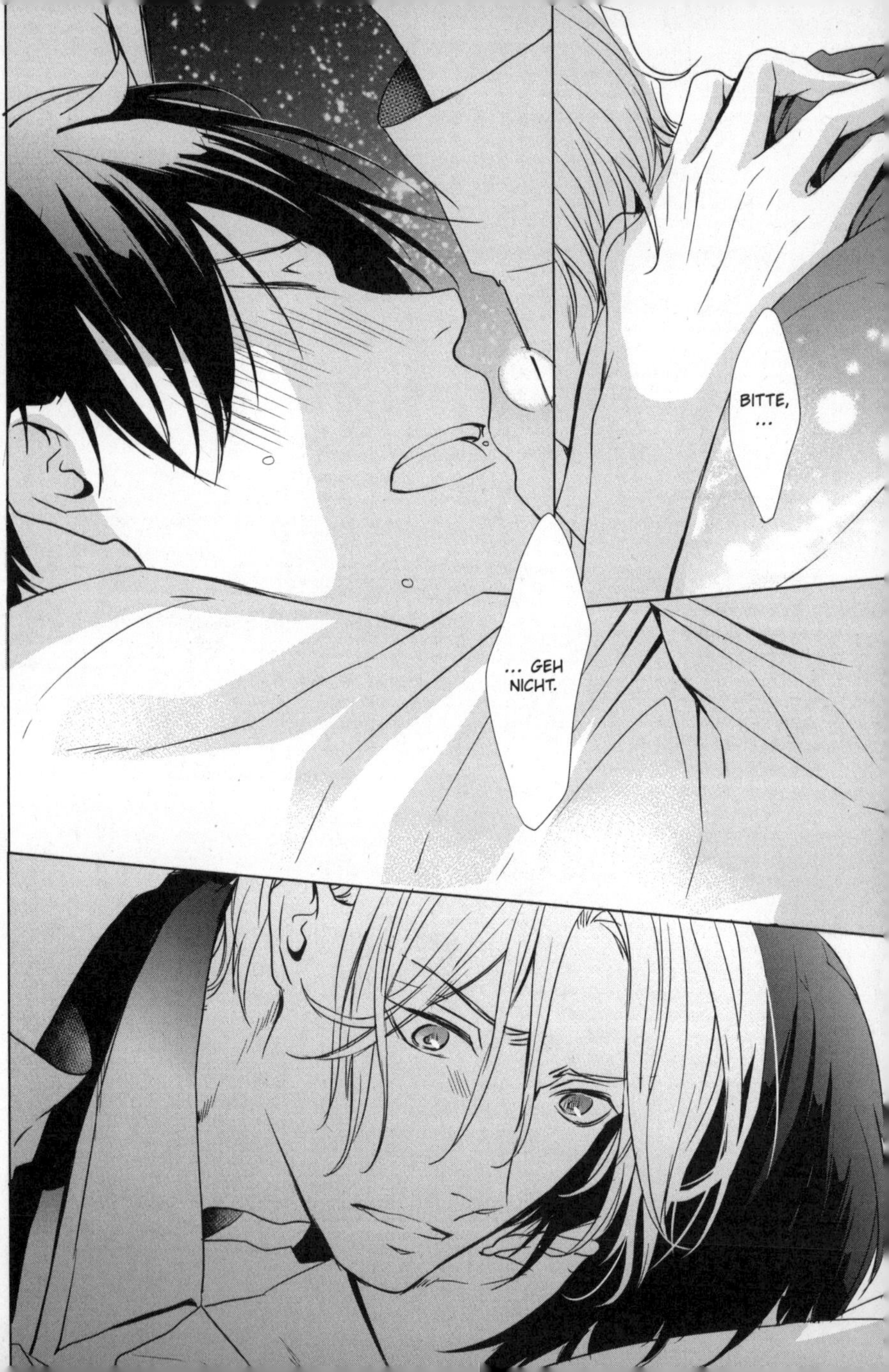
BITTE, ...
... GEH NICHT.

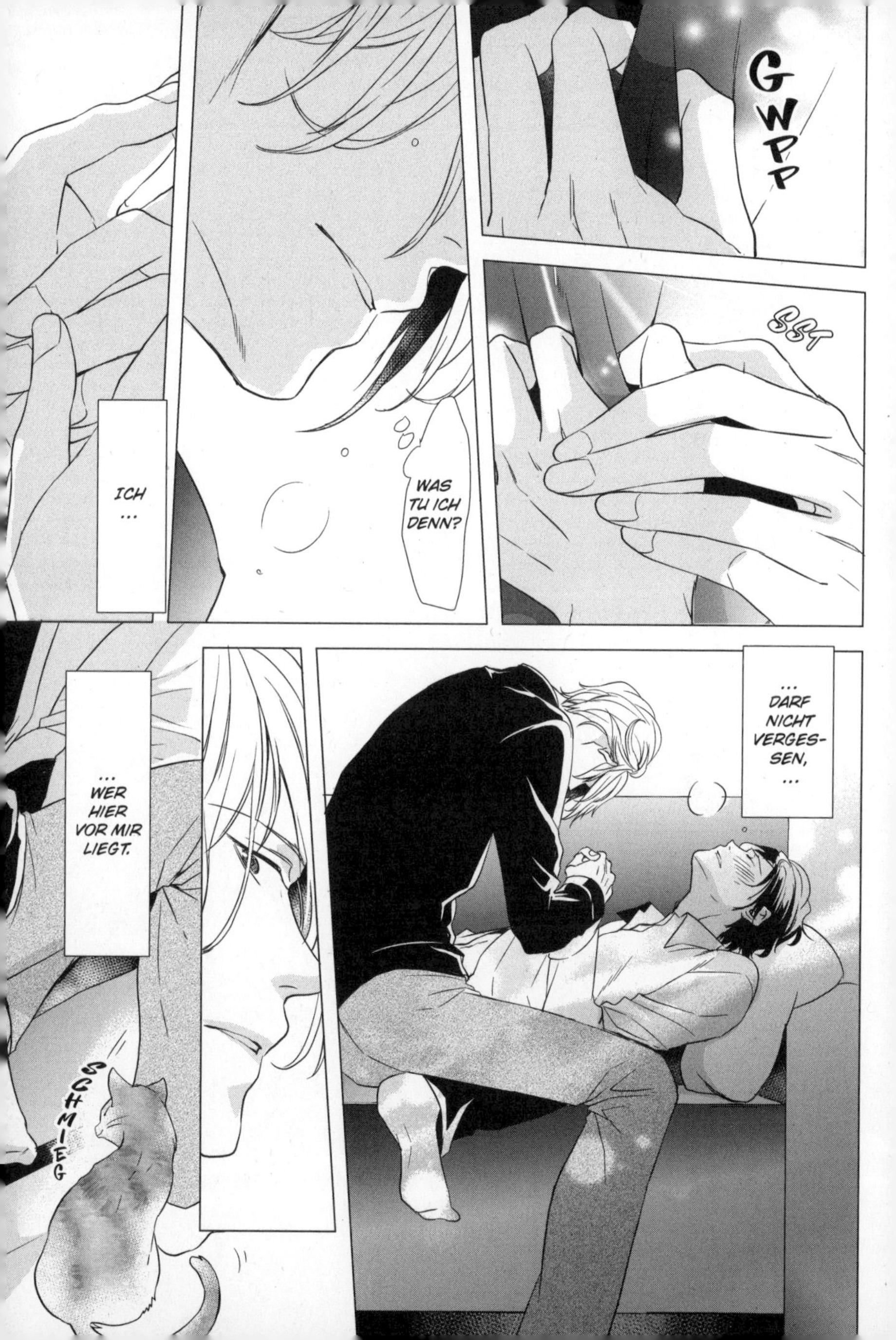
GWPP
SST
WAS TU ICH DENN?
ICH …
… DARF NICHT VERGES-SEN, …
… WER HIER VOR MIR LIEGT.
SCHMIEG

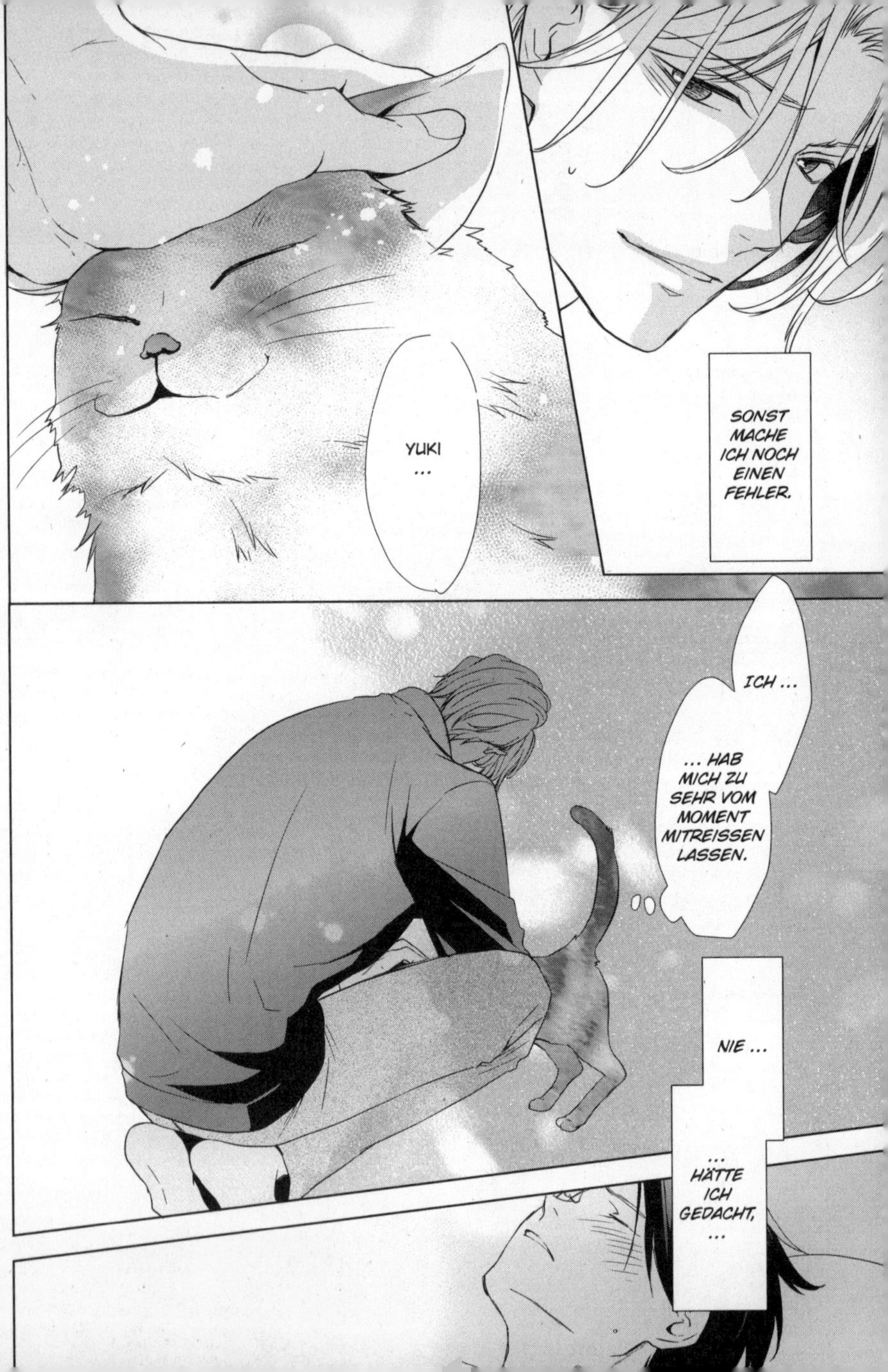
SONST MACHE ICH NOCH EINEN FEHLER.
YUKI …
ICH …
… HAB MICH ZU SEHR VOM MOMENT MITREISSEN LASSEN.
NIE …
… HÄTTE ICH GEDACHT, …

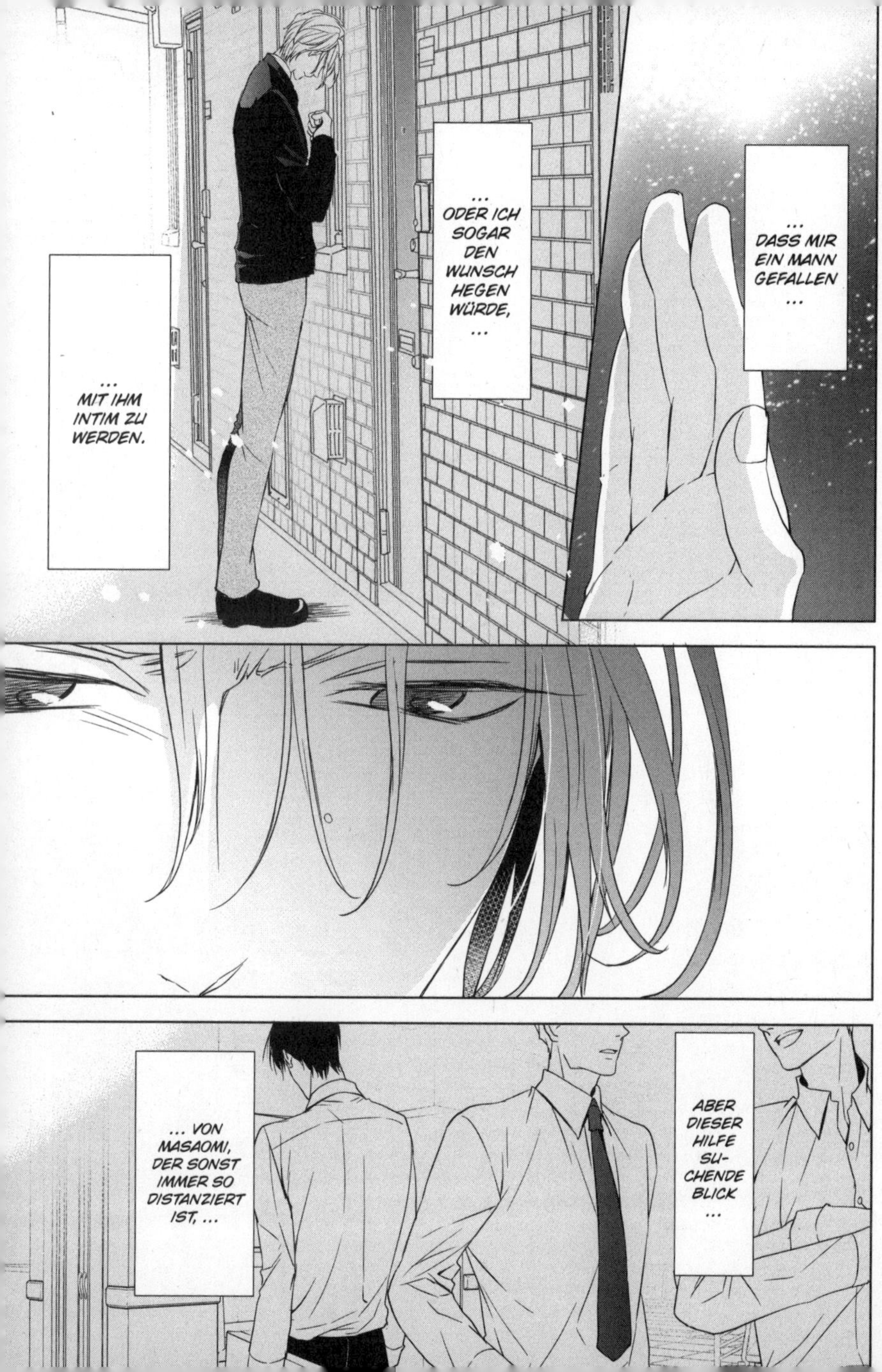
... DASS MIR EIN MANN GEFALLEN ...
... ODER ICH SOGAR DEN WUNSCH HEGEN WÜRDE, ...
... MIT IHM INTIM ZU WERDEN.
ABER DIESER HILFE SU-CHENDE BLICK ...
... VON MASAOMI, DER SONST IMMER SO DISTANZIERT IST, ...

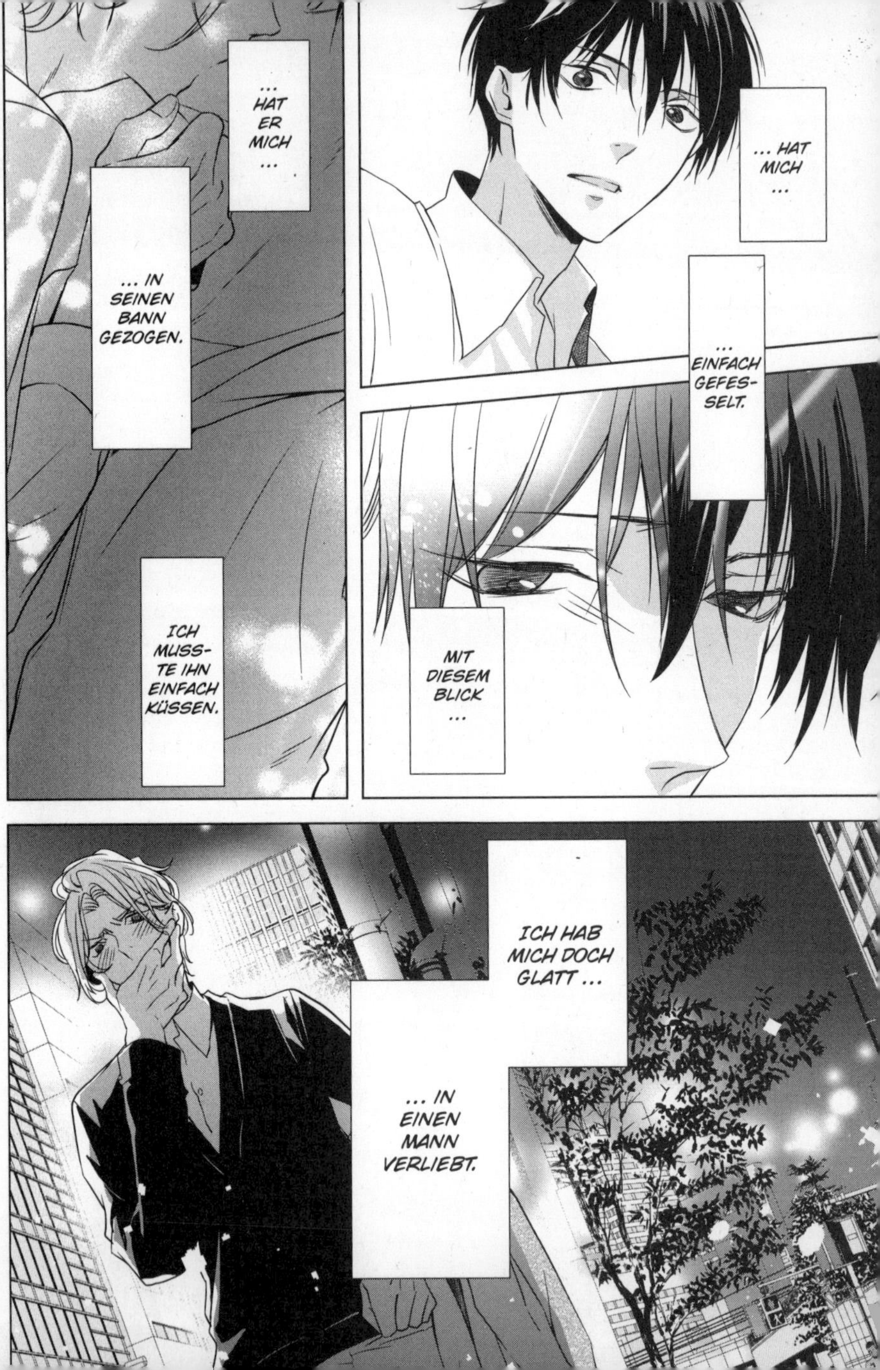
... HAT MICH ...
... EINFACH GEFESSELT.
MIT DIESEM BLICK ...
... HAT ER MICH ...
... IN SEINEN BANN GEZOGEN.
ICH MUSSTE IHN EINFACH KÜSSEN.
ICH HAB MICH DOCH GLATT ...
... IN EINEN MANN VERLIEBT.

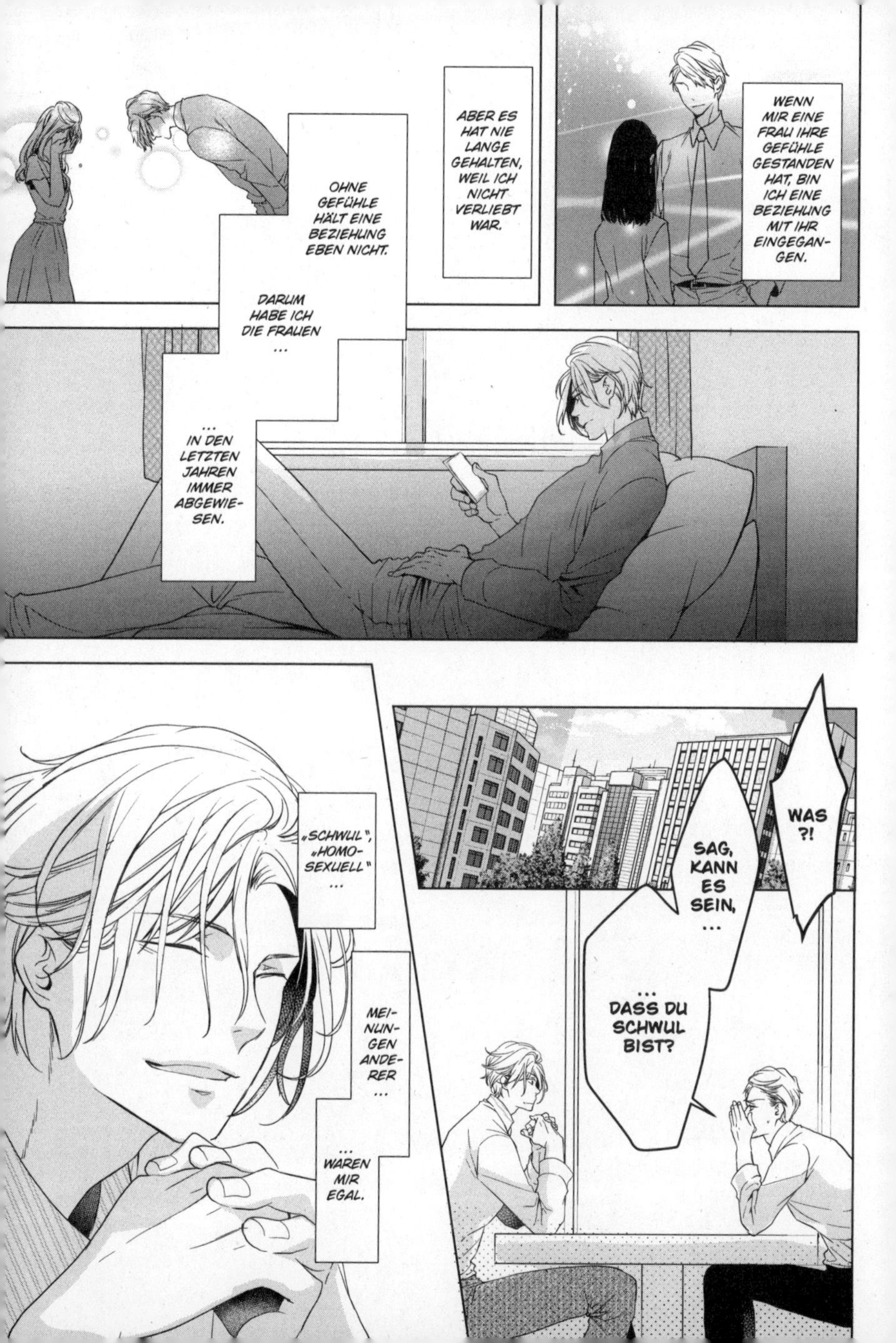
WENN MIR EINE FRAU IHRE GEFÜHLE GESTANDEN HAT, BIN ICH EINE BEZIEHUNG MIT IHR EINGEGAN-GEN.
ABER ES HAT NIE LANGE GEHALTEN, WEIL ICH NICHT VERLIEBT WAR.
OHNE GEFÜHLE HÄLT EINE BEZIEHUNG EBEN NICHT.
DARUM HABE ICH DIE FRAUEN …
… IN DEN LETZTEN JAHREN IMMER ABGEWIE-SEN.
SAG, KANN ES SEIN, …
… DASS DU SCHWUL BIST?
WAS ?!
„SCHWUL“, „HOMO-SEXUELL“ …
MEI-NUN-GEN ANDE-RER …
… WAREN MIR EGAL.

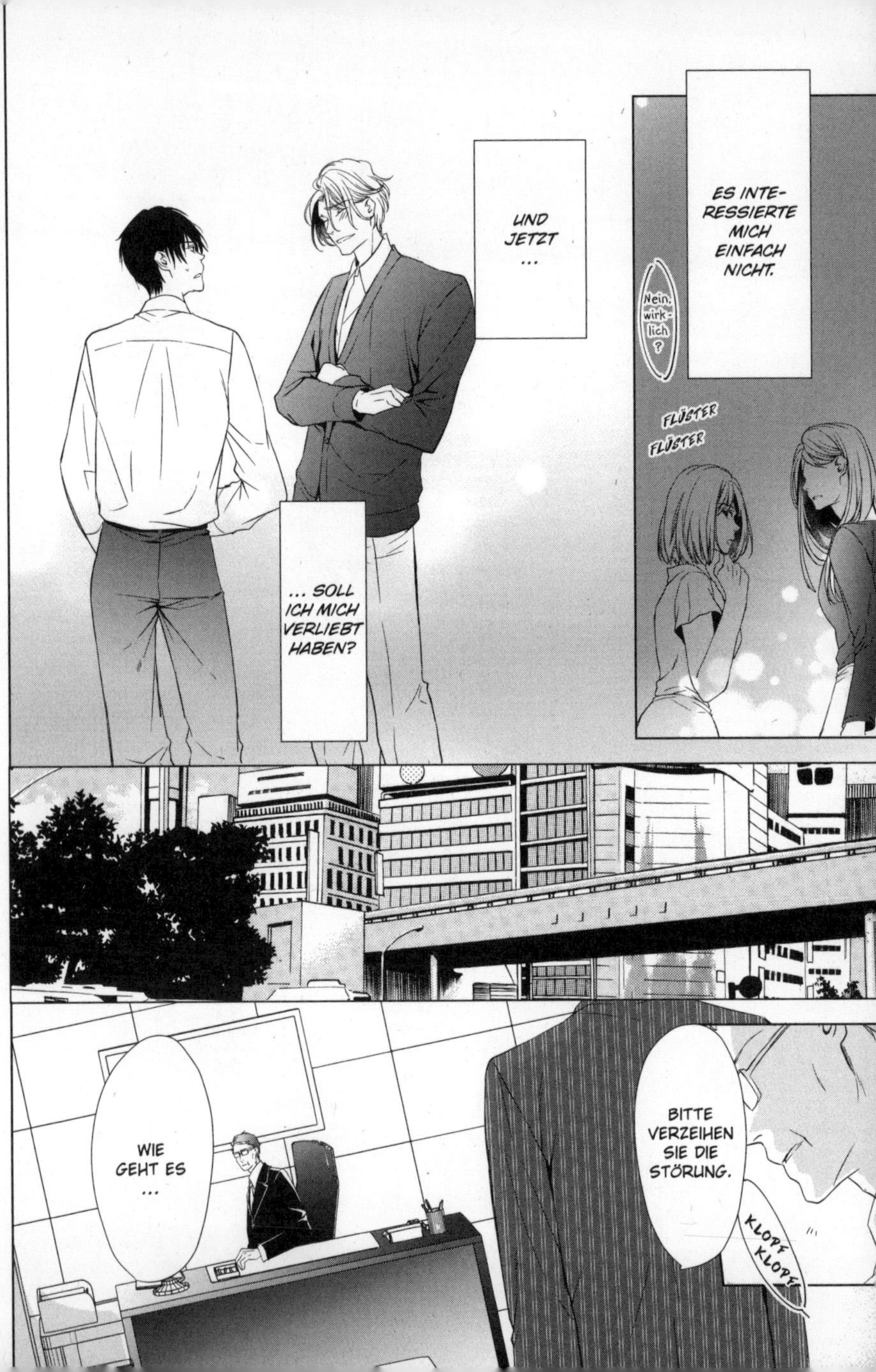
ES INTE-RESSIERTE MICH EINFACH NICHT.
Nein, wirklich?
FLÜSTER FLÜSTER
UND JETZT ...
... SOLL ICH MICH VERLIEBT HABEN?
KLOPF KLOPF
BITTE VERZEIHEN SIE DIE STÖRUNG.
WIE GEHT ES ...

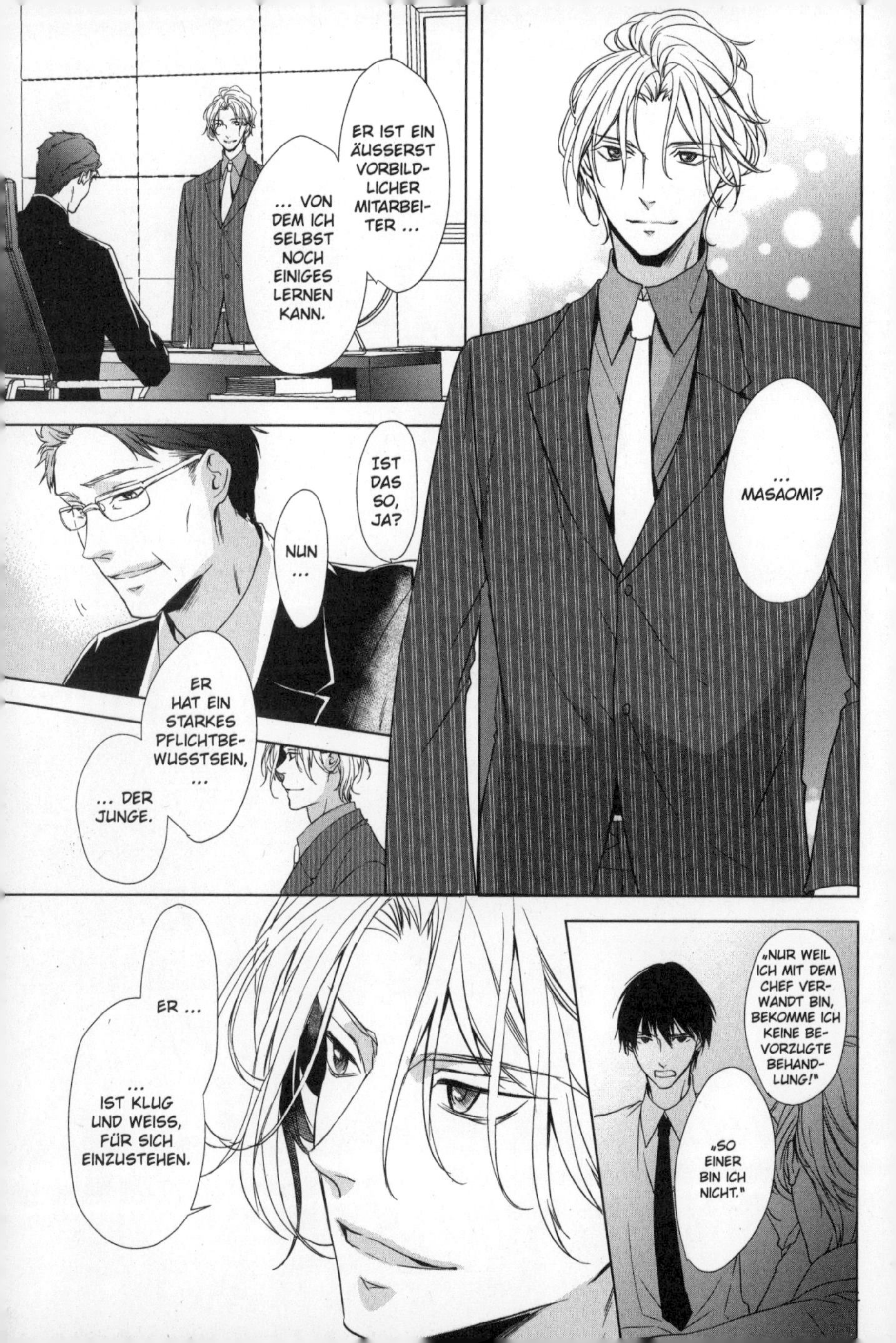

... MASAOMI?
ER IST EIN ÄUSSERST VORBILDLICHER MITARBEITER ...
... VON DEM ICH SELBST NOCH EINIGES LERNEN KANN.
IST DAS SO, JA?
NUN ...
ER HAT EIN STARKES PFLICHTBEWUSSTSEIN, ...
... DER JUNGE.
„NUR WEIL ICH MIT DEM CHEF VERWANDT BIN, BEKOMME ICH KEINE BEVORZUGTE BEHANDLUNG!"
„SO EINER BIN ICH NICHT."
ER ...
... IST KLUG UND WEISS, FÜR SICH EINZUSTEHEN.

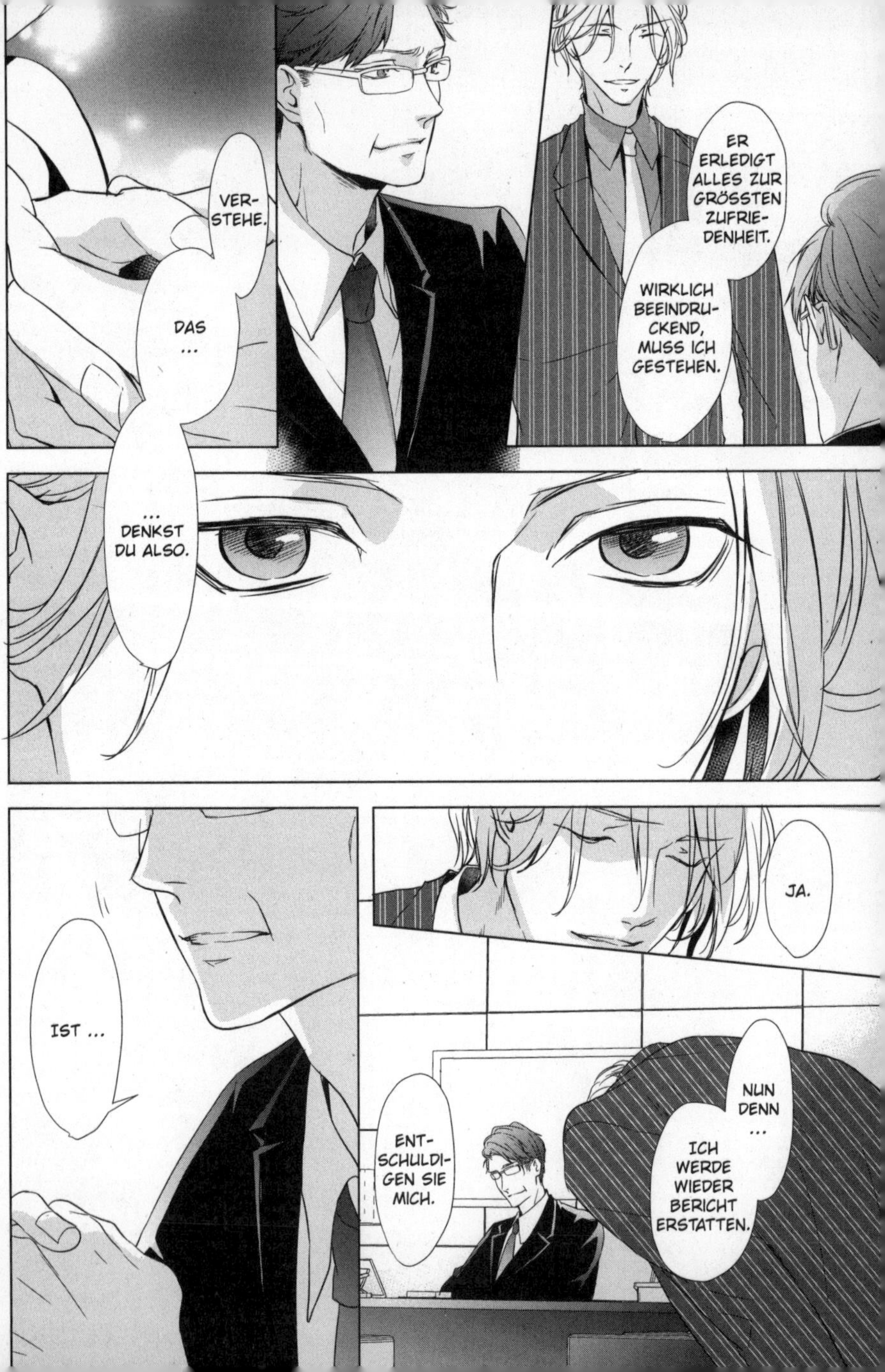
ER ERLEDIGT ALLES ZUR GRÖSSTEN ZUFRIEDENHEIT.
WIRKLICH BEEINDRUCKEND, MUSS ICH GESTEHEN.
VERSTEHE.
DAS ...
... DENKST DU ALSO.
JA.
IST ...
NUN DENN ...
ICH WERDE WIEDER BERICHT ERSTATTEN.
ENTSCHULDIGEN SIE MICH.

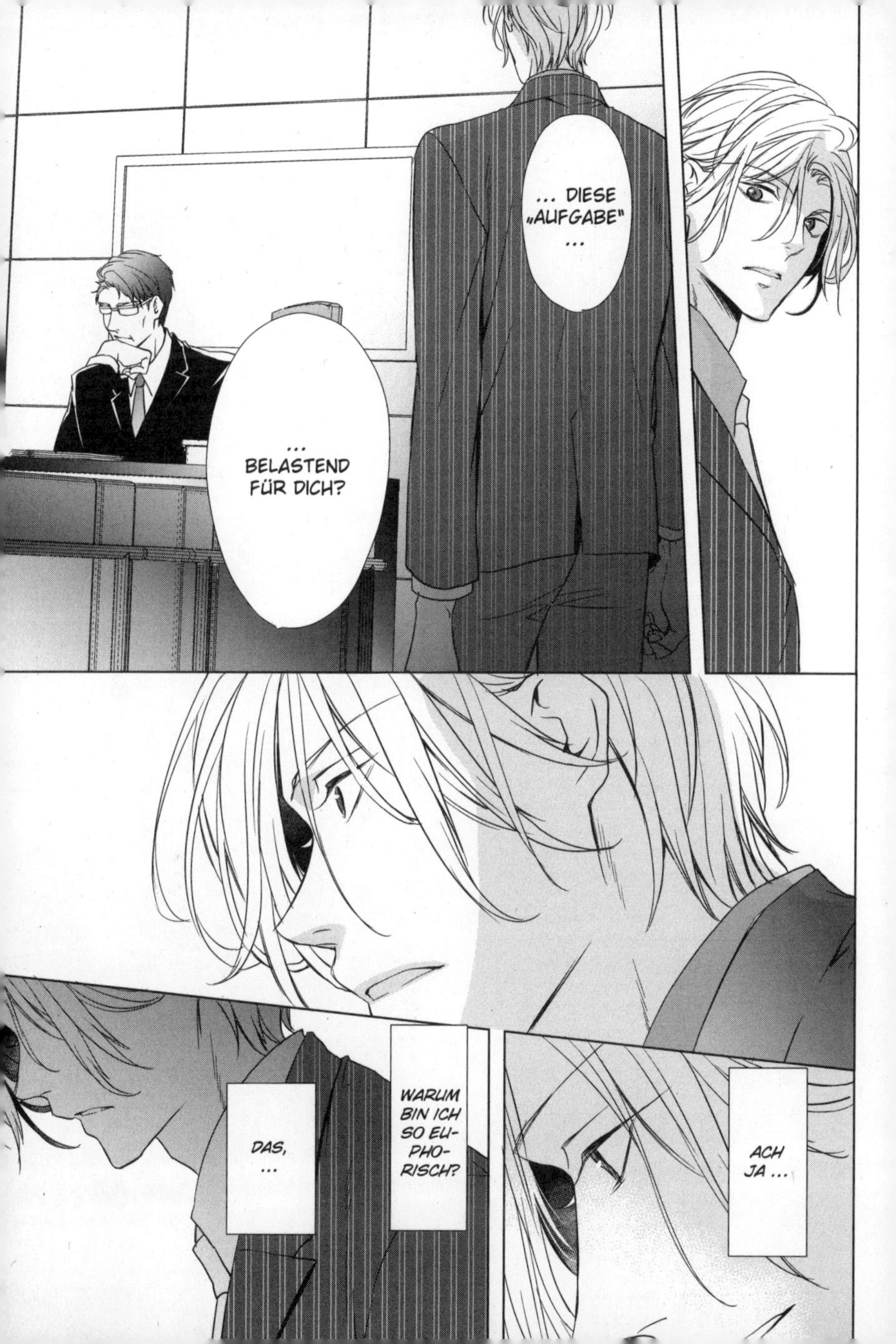
… DIESE „AUFGABE" …
… BELASTEND FÜR DICH?
ACH JA …
WARUM BIN ICH SO EU-PHO-RISCH?
DAS, …

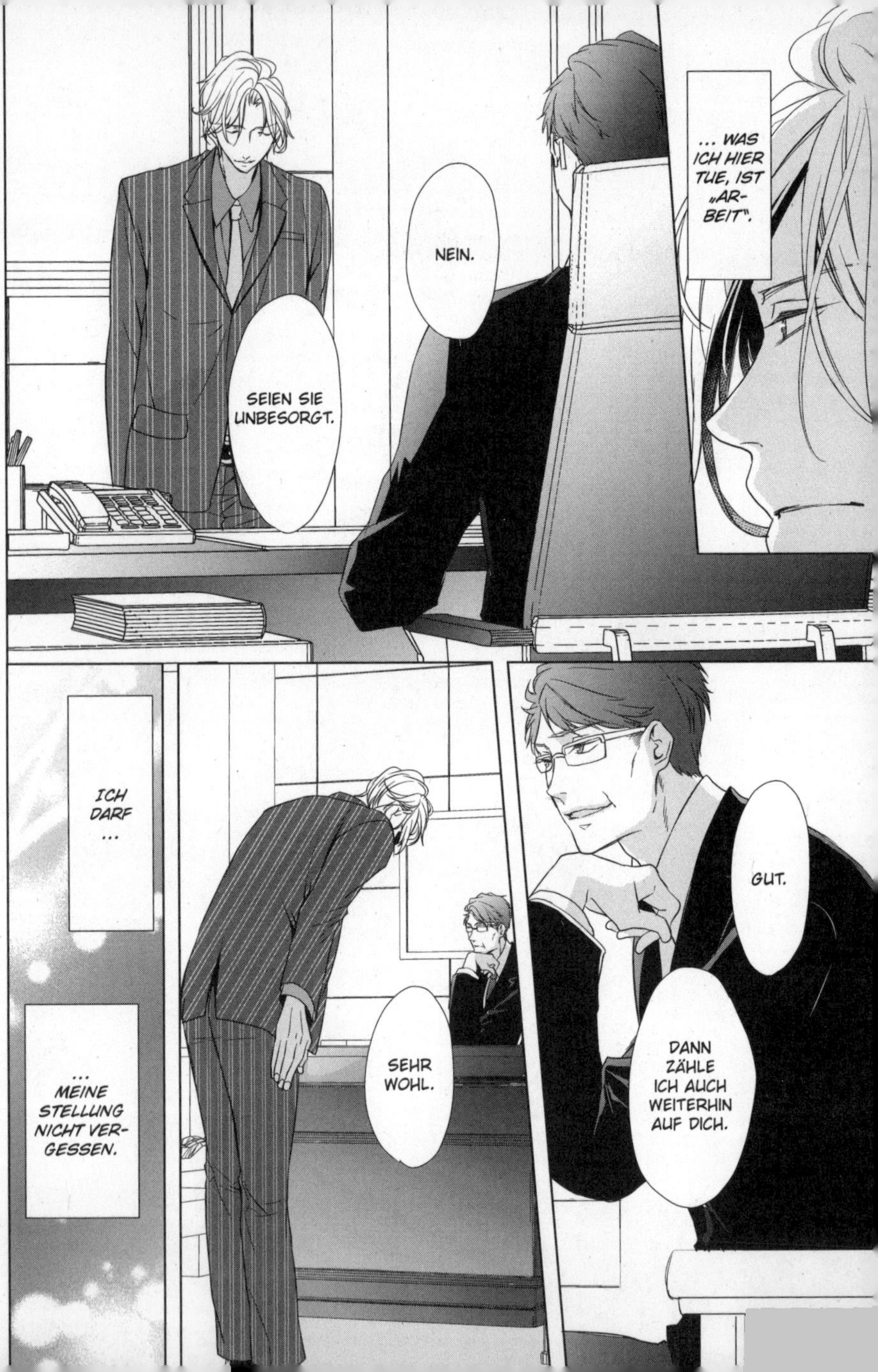
… WAS ICH HIER TUE, IST „ARBEIT".
NEIN.
SEIEN SIE UNBESORGT.
GUT.
DANN ZÄHLE ICH AUCH WEITERHIN AUF DICH.
SEHR WOHL.
ICH DARF …
… MEINE STELLUNG NICHT VERGESSEN.

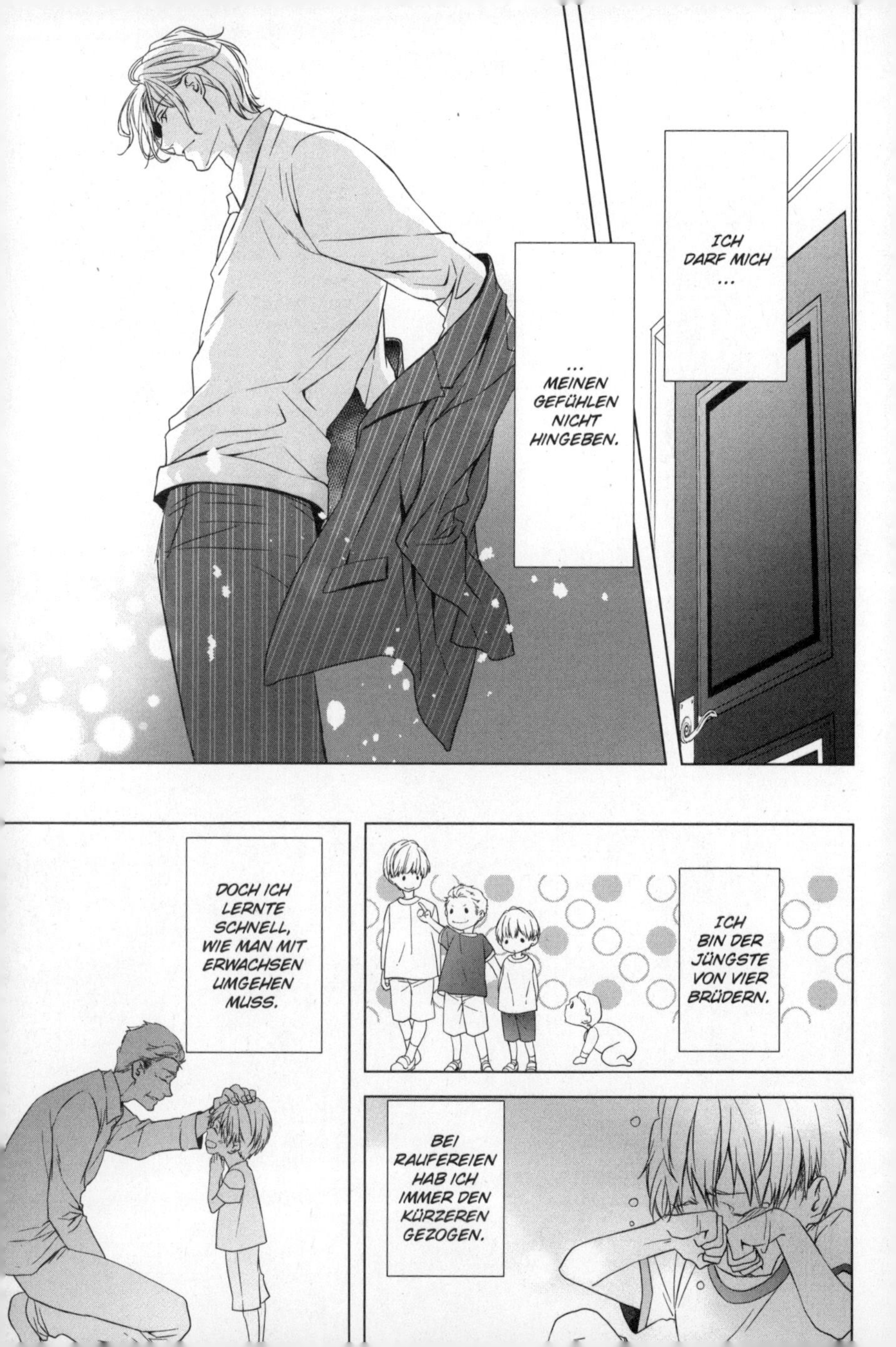
ICH DARF MICH …
… MEINEN GEFÜHLEN NICHT HINGEBEN.
ICH BIN DER JÜNGSTE VON VIER BRÜDERN.
BEI RAUFEREIEN HAB ICH IMMER DEN KÜRZEREN GEZOGEN.
DOCH ICH LERNTE SCHNELL, WIE MAN MIT ERWACHSEN UMGEHEN MUSS.

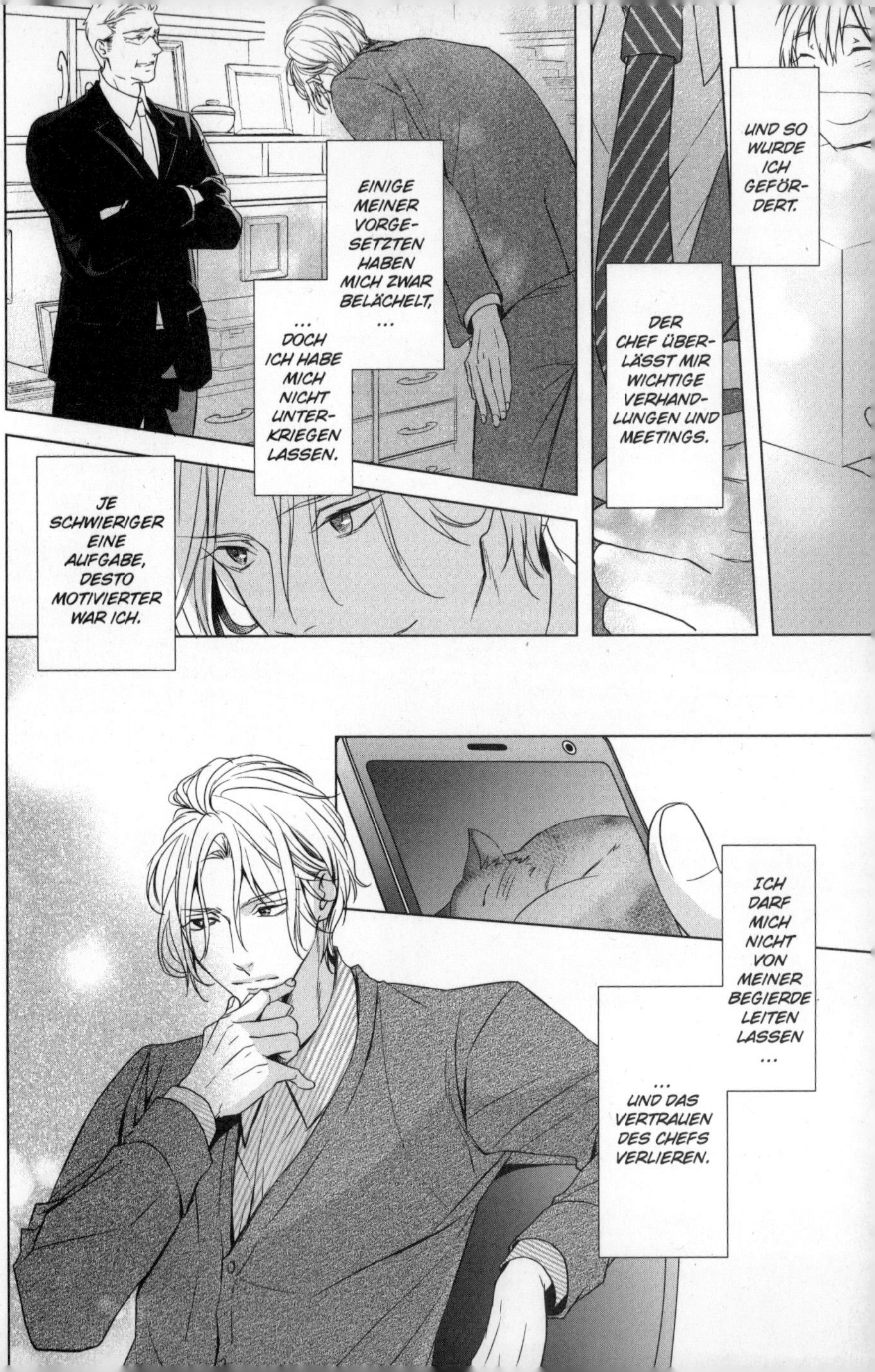
UND SO WURDE ICH GEFÖRDERT.
DER CHEF ÜBERLÄSST MIR WICHTIGE VERHANDLUNGEN UND MEETINGS.
EINIGE MEINER VORGESETZTEN HABEN MICH ZWAR BELÄCHELT, ...
... DOCH ICH HABE MICH NICHT UNTERKRIEGEN LASSEN.
JE SCHWIERIGER EINE AUFGABE, DESTO MOTIVIERTER WAR ICH.
ICH DARF MICH NICHT VON MEINER BEGIERDE LEITEN LASSEN ...
... UND DAS VERTRAUEN DES CHEFS VERLIEREN.

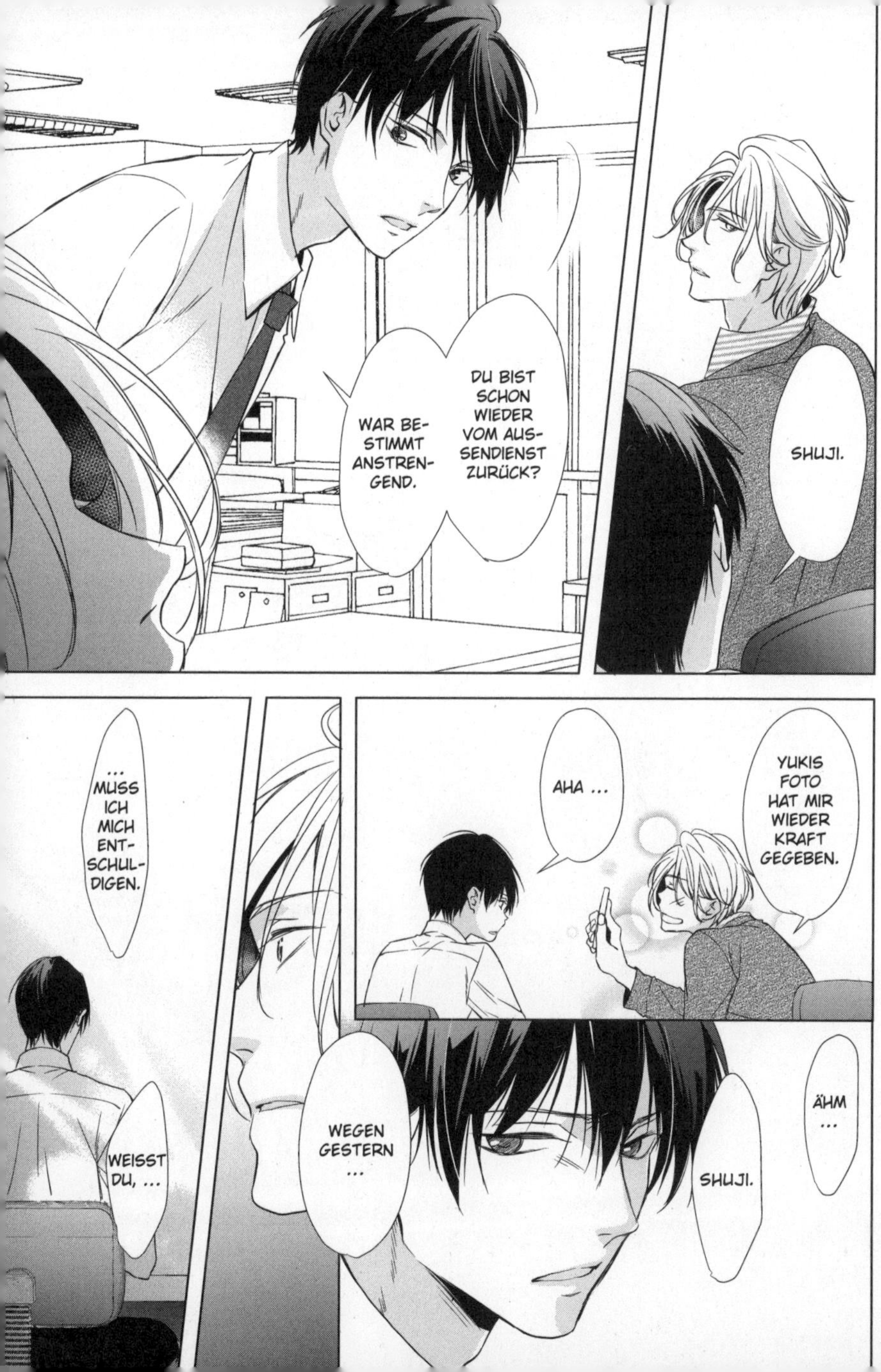
SHUJI.
DU BIST SCHON WIEDER VOM AUS-SENDIENST ZURÜCK?
WAR BE-STIMMT ANSTREN-GEND.
YUKIS FOTO HAT MIR WIEDER KRAFT GEGEBEN.
AHA …
ÄHM …
SHUJI.
WEGEN GESTERN …
WEISST DU, …
… MUSS ICH MICH ENT-SCHUL-DIGEN.

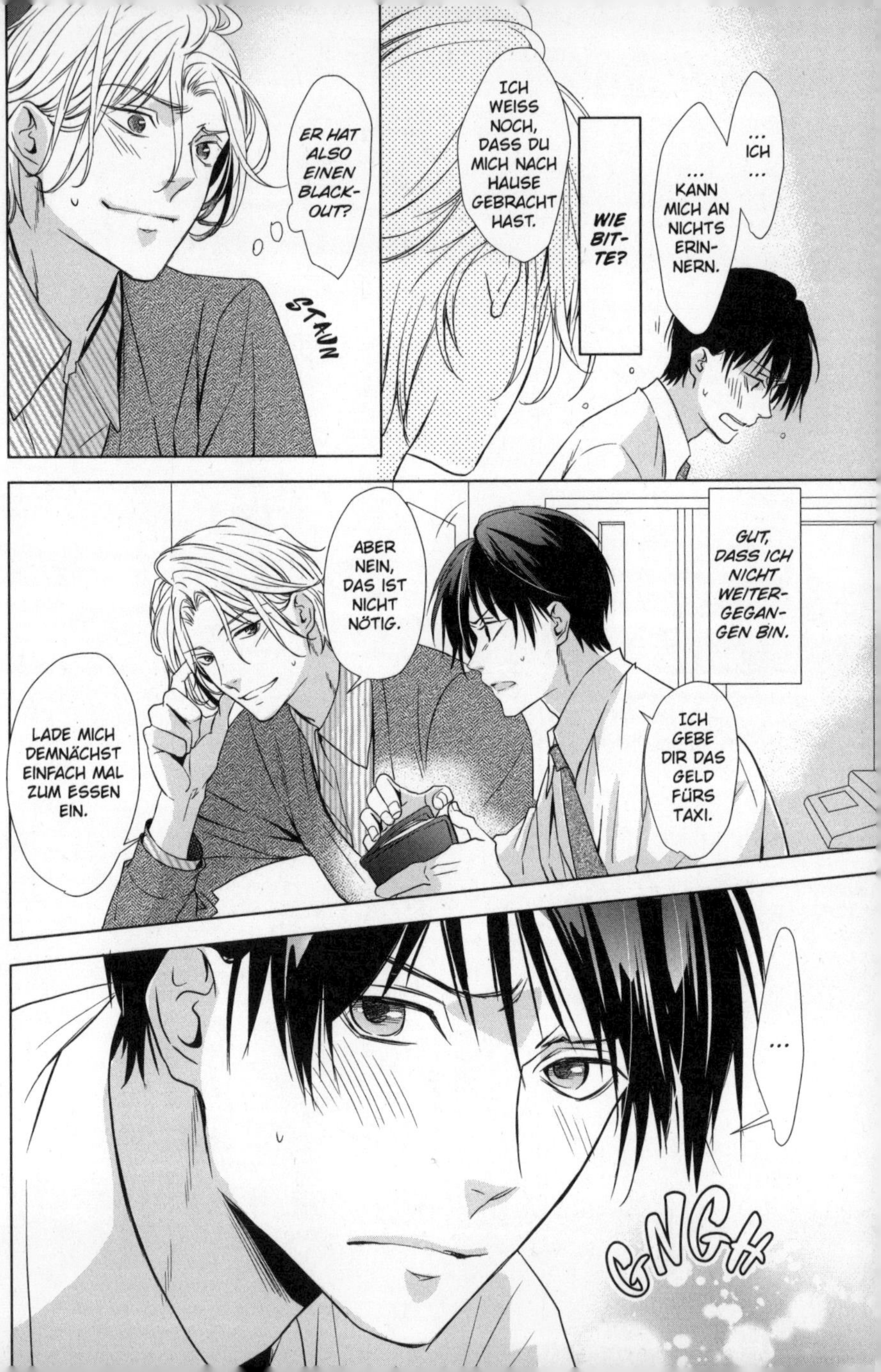
... ICH ...
... KANN MICH AN NICHTS ERIN-NERN.
WIE BIT-TE?
ICH WEISS NOCH, DASS DU MICH NACH HAUSE GEBRACHT HAST.
ER HAT ALSO EINEN BLACK-OUT?
STAUN
GUT, DASS ICH NICHT WEITER-GEGAN-GEN BIN.
ICH GEBE DIR DAS GELD FÜRS TAXI.
ABER NEIN, DAS IST NICHT NÖTIG.
LADE MICH DEMNÄCHST EINFACH MAL ZUM ESSEN EIN.
...
GNGH

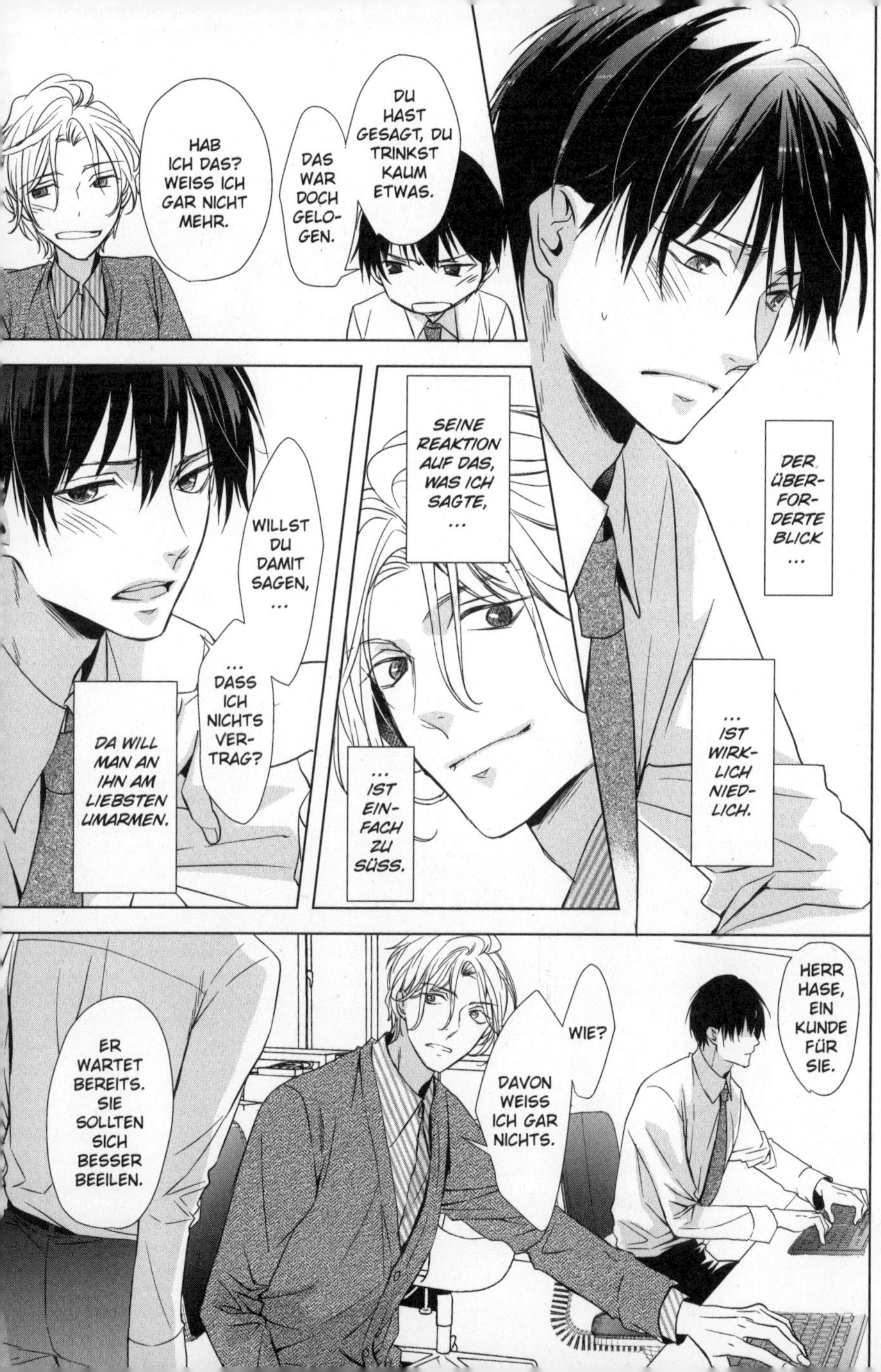
DU HAST GESAGT, DU TRINKST KAUM ETWAS.
DAS WAR DOCH GELOGEN.
HAB ICH DAS? WEISS ICH GAR NICHT MEHR.
DER ÜBER-FORDERTE BLICK ...
... IST WIRK-LICH NIED-LICH.
SEINE REAKTION AUF DAS, WAS ICH SAGTE, ...
... IST EIN-FACH ZU SÜSS.
WILLST DU DAMIT SAGEN, ...
... DASS ICH NICHTS VER-TRAG?
DA WILL MAN AN IHN AM LIEBSTEN UMARMEN.
HERR HASE, EIN KUNDE FÜR SIE.
WIE?
DAVON WEISS ICH GAR NICHTS.
ER WARTET BEREITS. SIE SOLLTEN SICH BESSER BEEILEN.

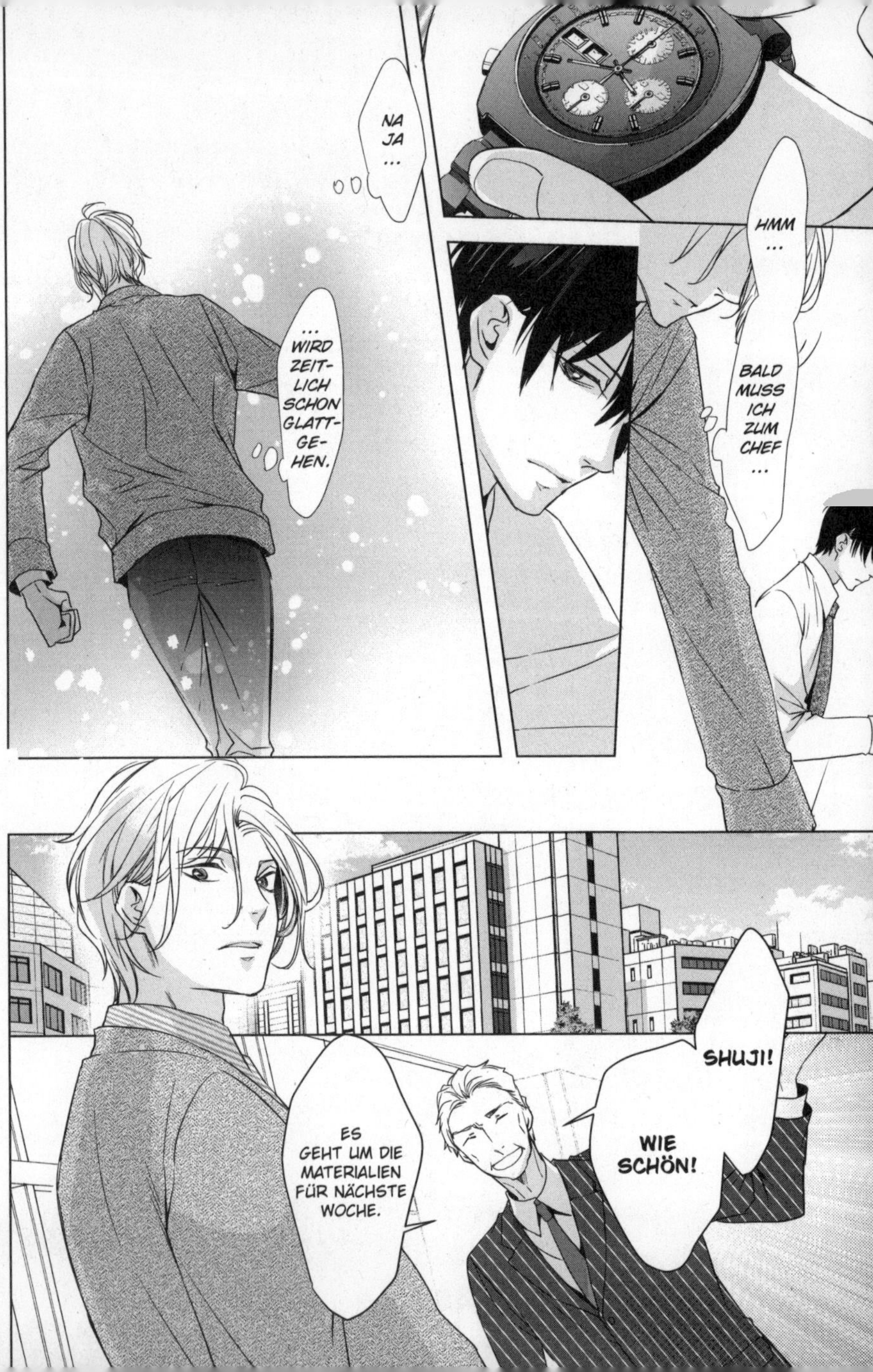
NA JA ...
HMM ...
BALD MUSS ICH ZUM CHEF ...
... WIRD ZEIT-LICH SCHON GLATT-GE-HEN.
SHUJI!
WIE SCHÖN!
ES GEHT UM DIE MATERIALIEN FÜR NÄCHSTE WOCHE.

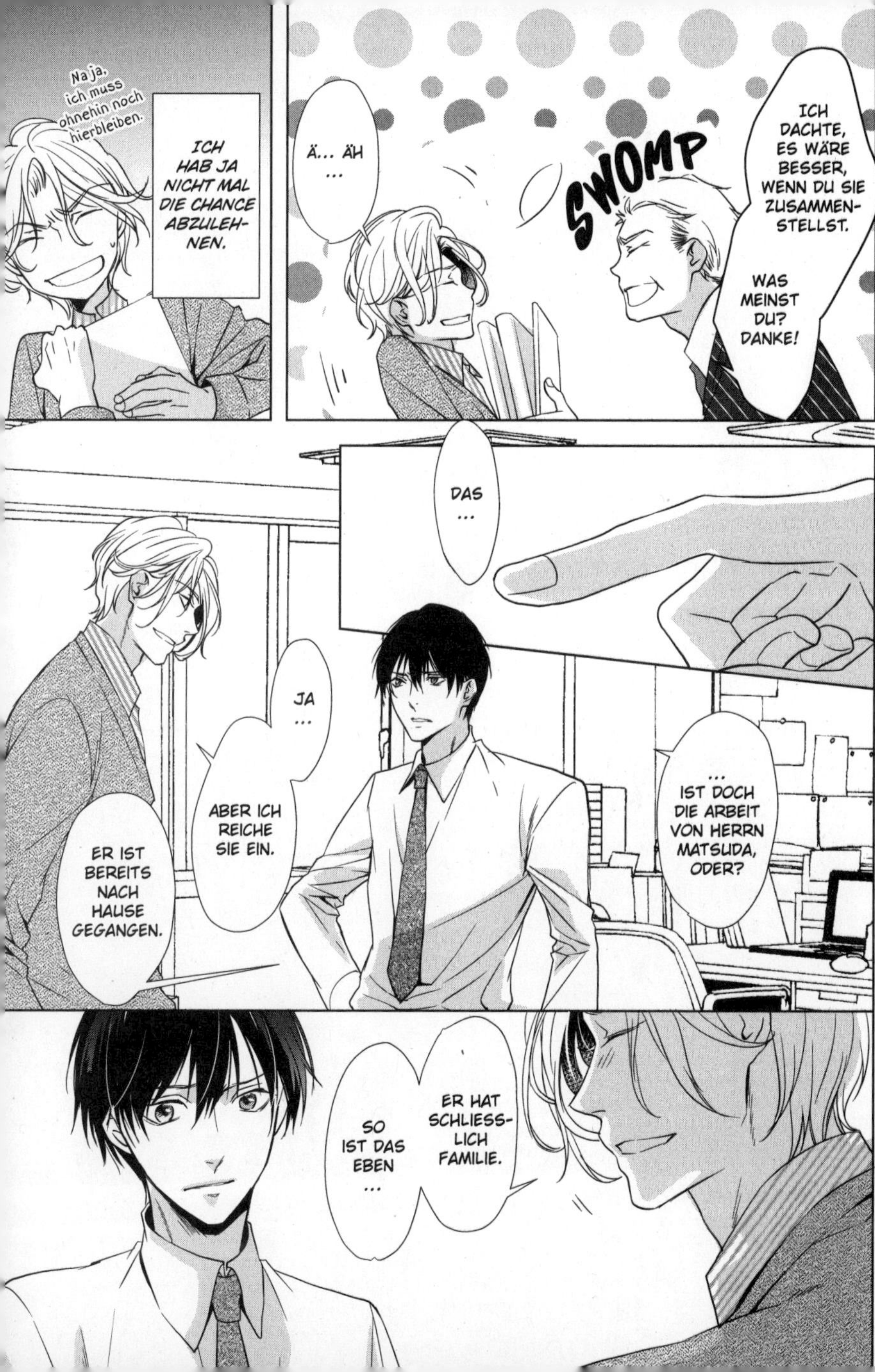
ICH DACHTE, ES WÄRE BESSER, WENN DU SIE ZUSAMMENSTELLST.
WAS MEINST DU? DANKE!
SWOMP
Ä… ÄH …
ICH HAB JA NICHT MAL DIE CHANCE ABZULEHNEN.
Na ja, ich muss ohnehin noch hierbleiben.
DAS …
… IST DOCH DIE ARBEIT VON HERRN MATSUDA, ODER?
JA …
ABER ICH REICHE SIE EIN.
ER IST BEREITS NACH HAUSE GEGANGEN.
ER HAT SCHLIESS-LICH FAMILIE.
SO IST DAS EBEN …

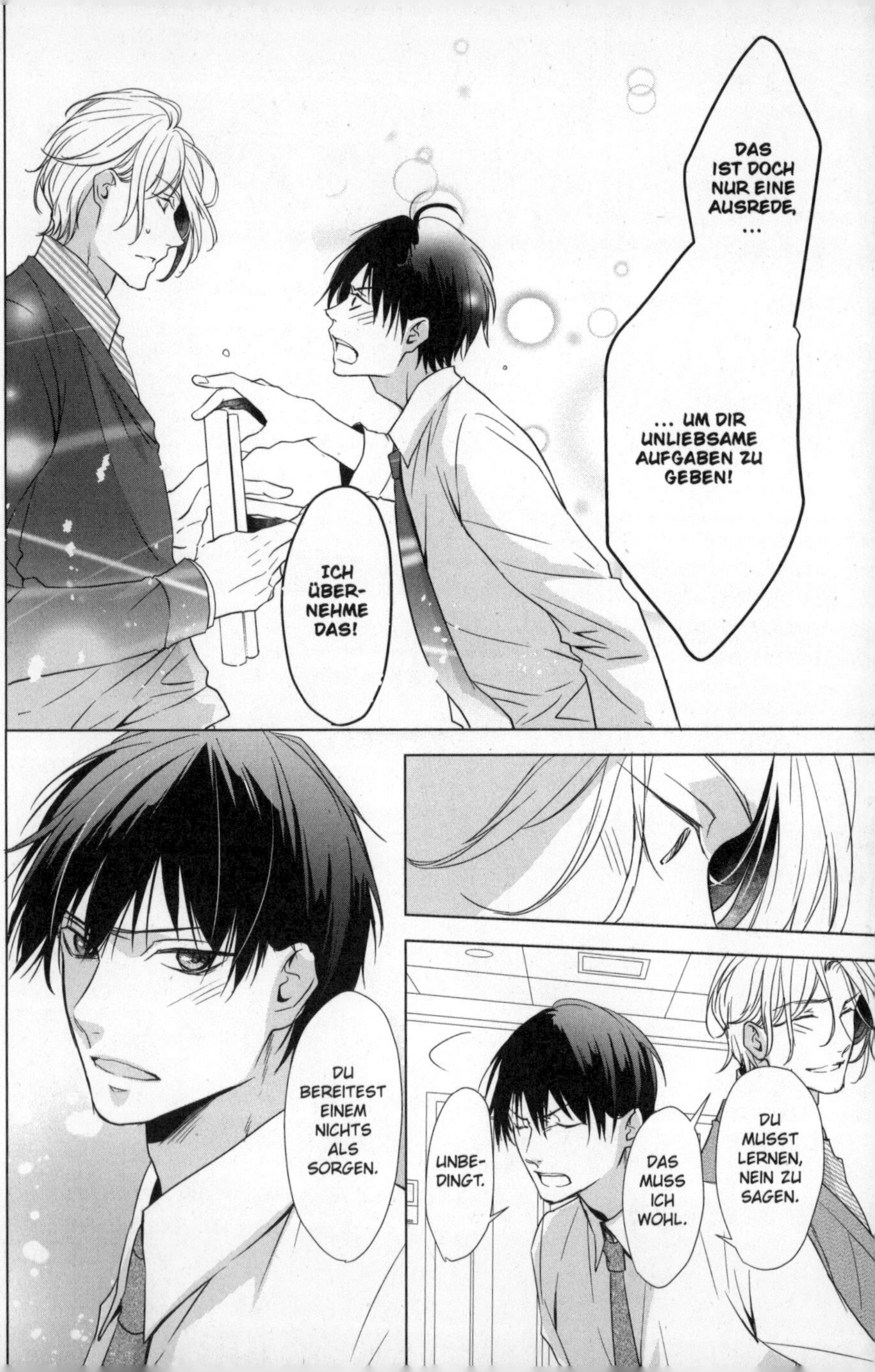
DAS IST DOCH NUR EINE AUSREDE, ...
... UM DIR UNLIEBSAME AUFGABEN ZU GEBEN!
ICH ÜBERNEHME DAS!
DU MUSST LERNEN, NEIN ZU SAGEN.
DAS MUSS ICH WOHL.
UNBEDINGT.
DU BEREITEST EINEM NICHTS ALS SORGEN.

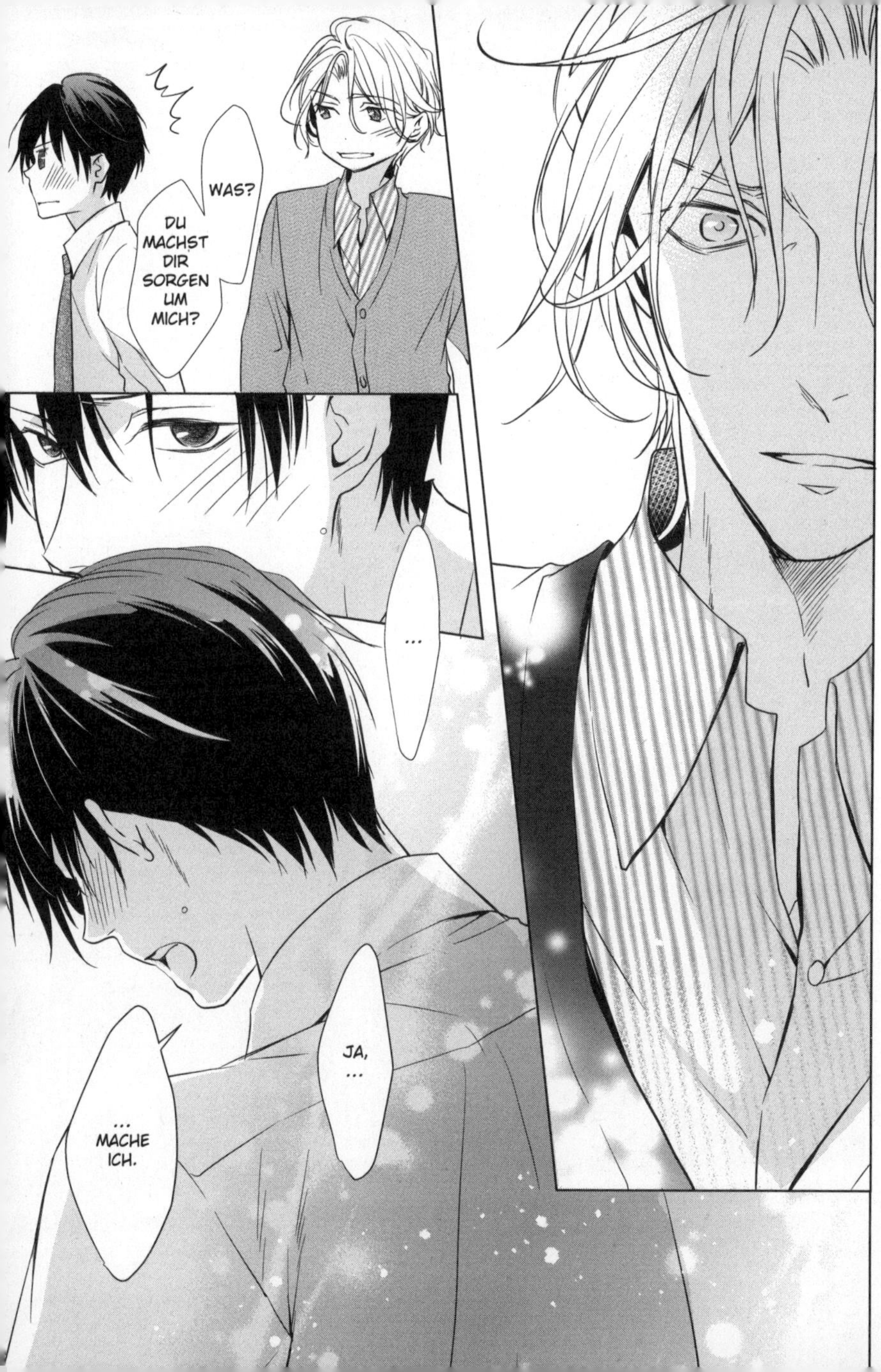
WAS?
DU MACHST DIR SORGEN UM MICH?
...
JA, ...
... MACHE ICH.

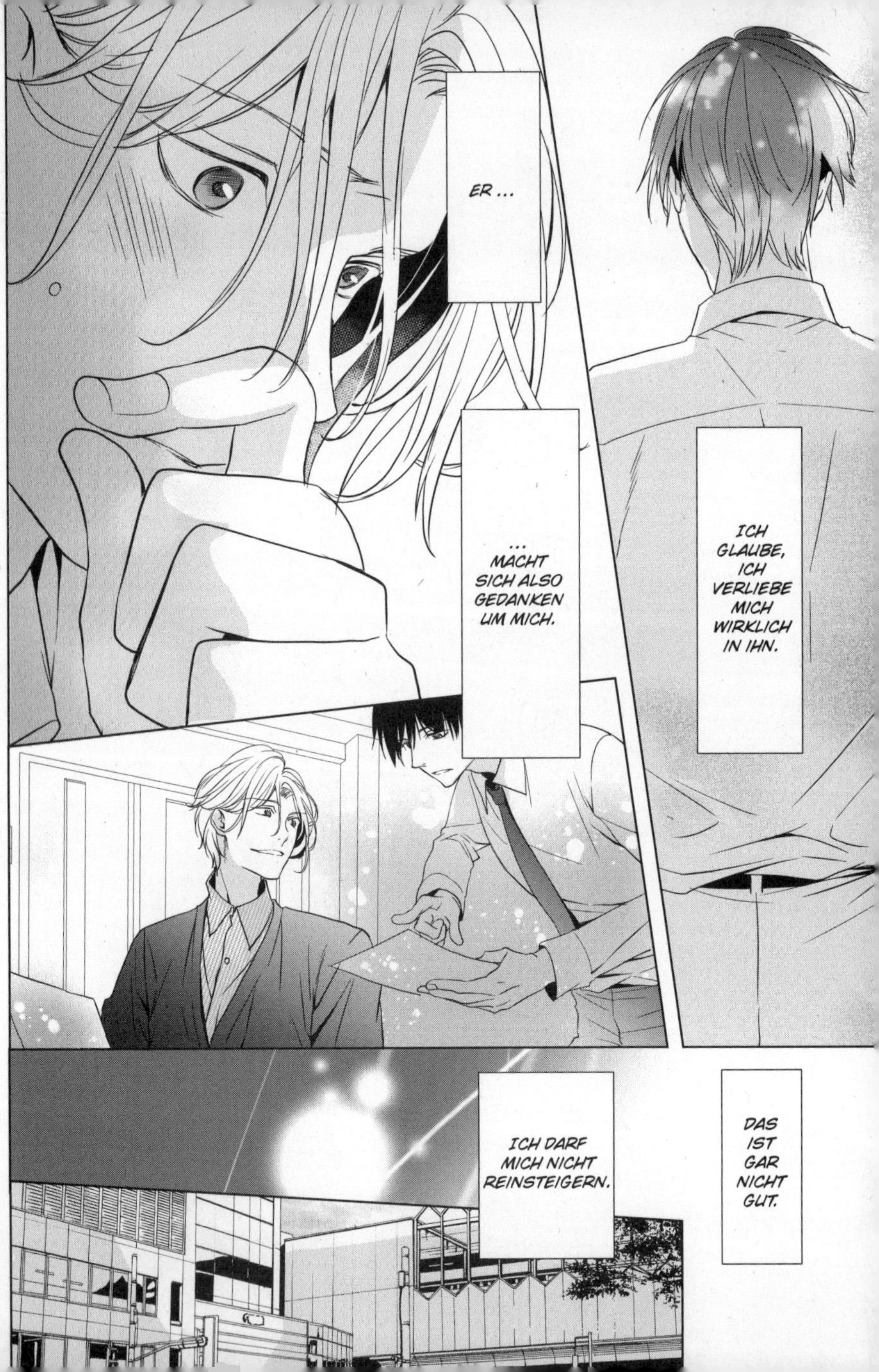
ER ...
ICH GLAUBE, ICH VERLIEBE MICH WIRKLICH IN IHN.
... MACHT SICH ALSO GEDANKEN UM MICH.
DAS IST GAR NICHT GUT.
ICH DARF MICH NICHT REINSTEIGERN.

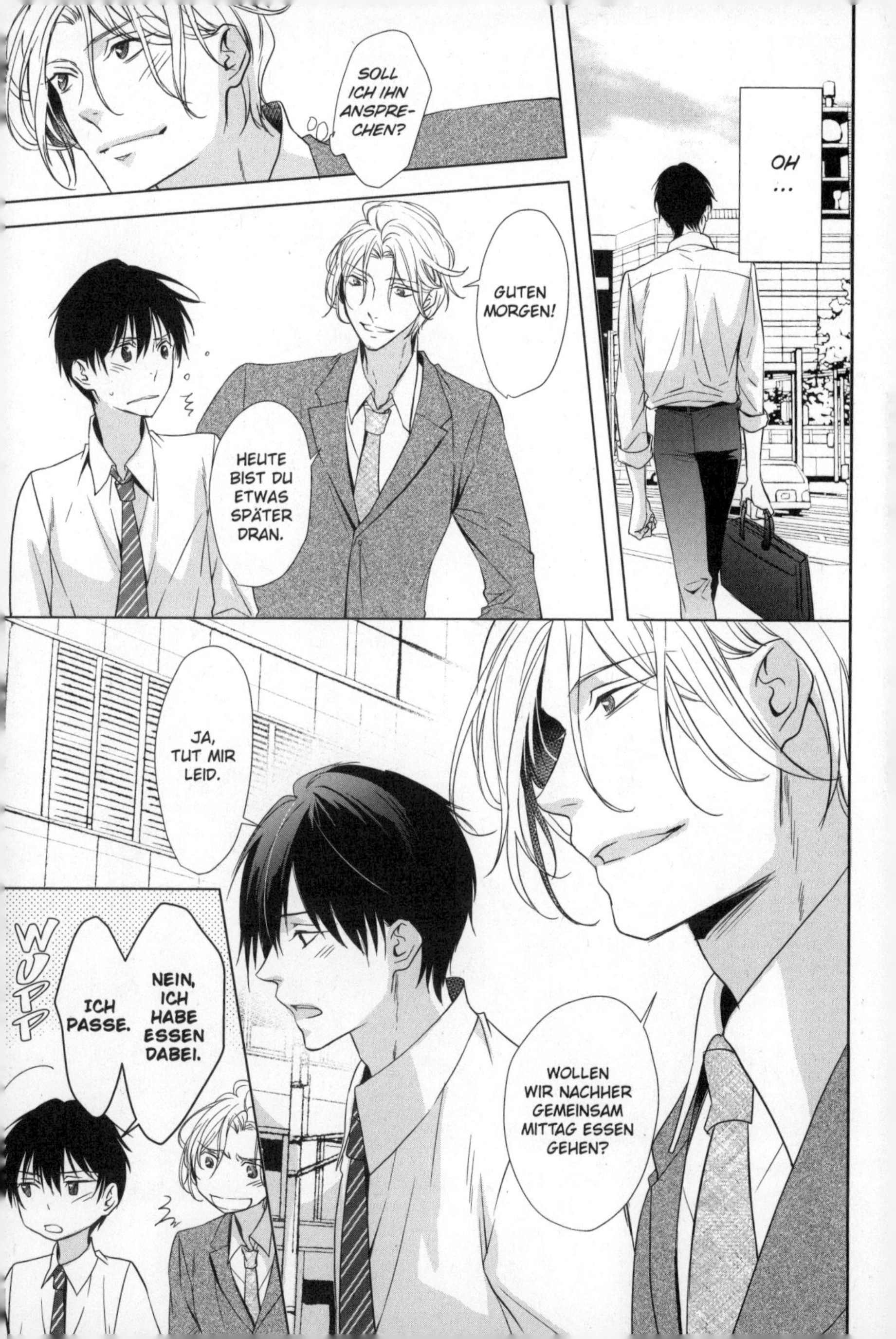
OH ...
SOLL ICH IHN ANSPRECHEN?
GUTEN MORGEN!
HEUTE BIST DU ETWAS SPÄTER DRAN.
JA, TUT MIR LEID.
WOLLEN WIR NACHHER GEMEINSAM MITTAG ESSEN GEHEN?
NEIN, ICH HABE ESSEN DABEI.
ICH PASSE.
WUPP

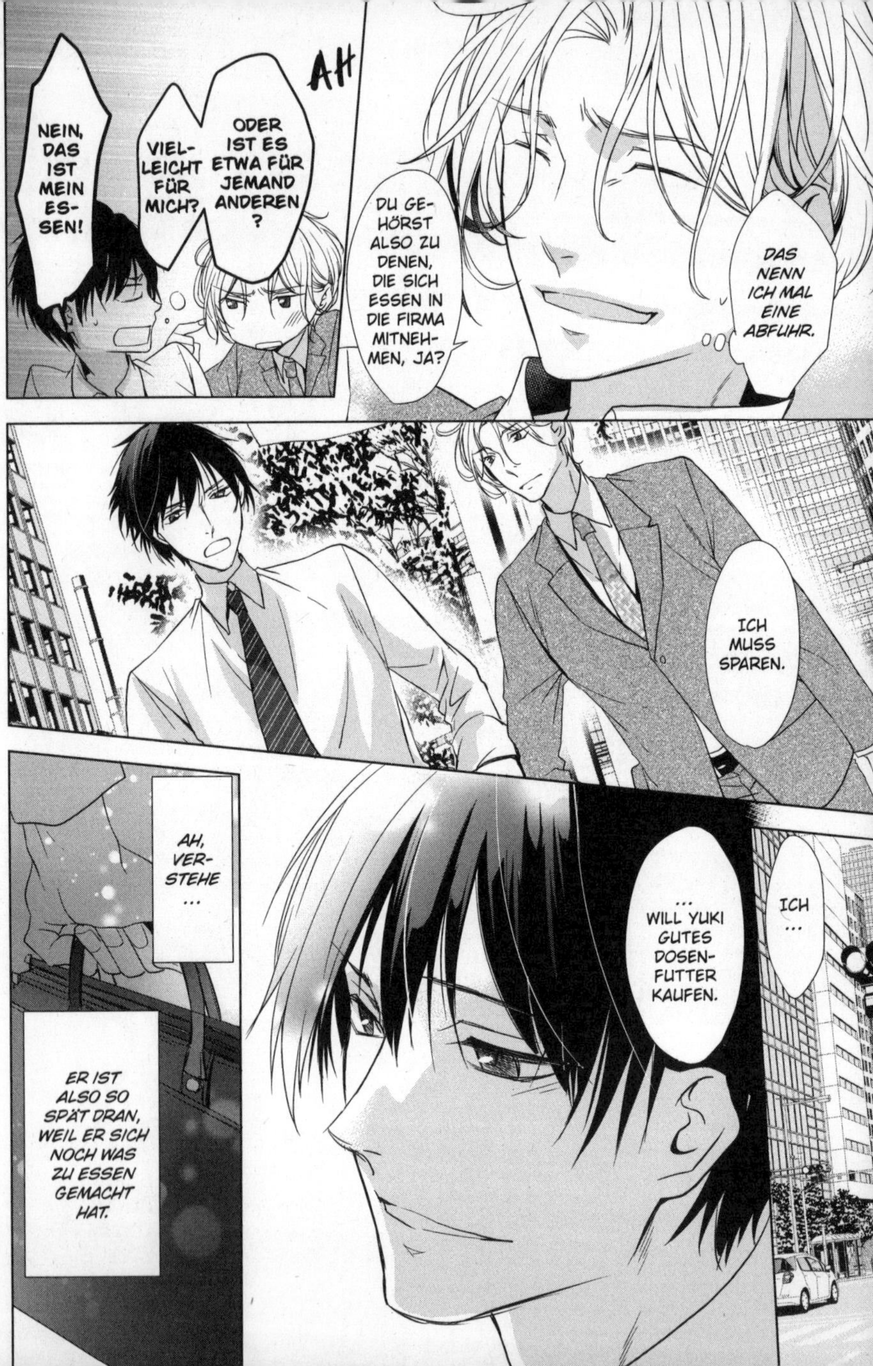
DAS NENN ICH MAL EINE ABFUHR.
DU GEHÖRST ALSO ZU DENEN, DIE SICH ESSEN IN DIE FIRMA MITNEHMEN, JA?
AH
ODER IST ES ETWA FÜR JEMAND ANDEREN ?
VIELLEICHT FÜR MICH?
NEIN, DAS IST MEIN ESSEN!
ICH MUSS SPAREN.
ICH ...
... WILL YUKI GUTES DOSENFUTTER KAUFEN.
AH, VERSTEHE ...
ER IST ALSO SO SPÄT DRAN, WEIL ER SICH NOCH WAS ZU ESSEN GEMACHT HAT.

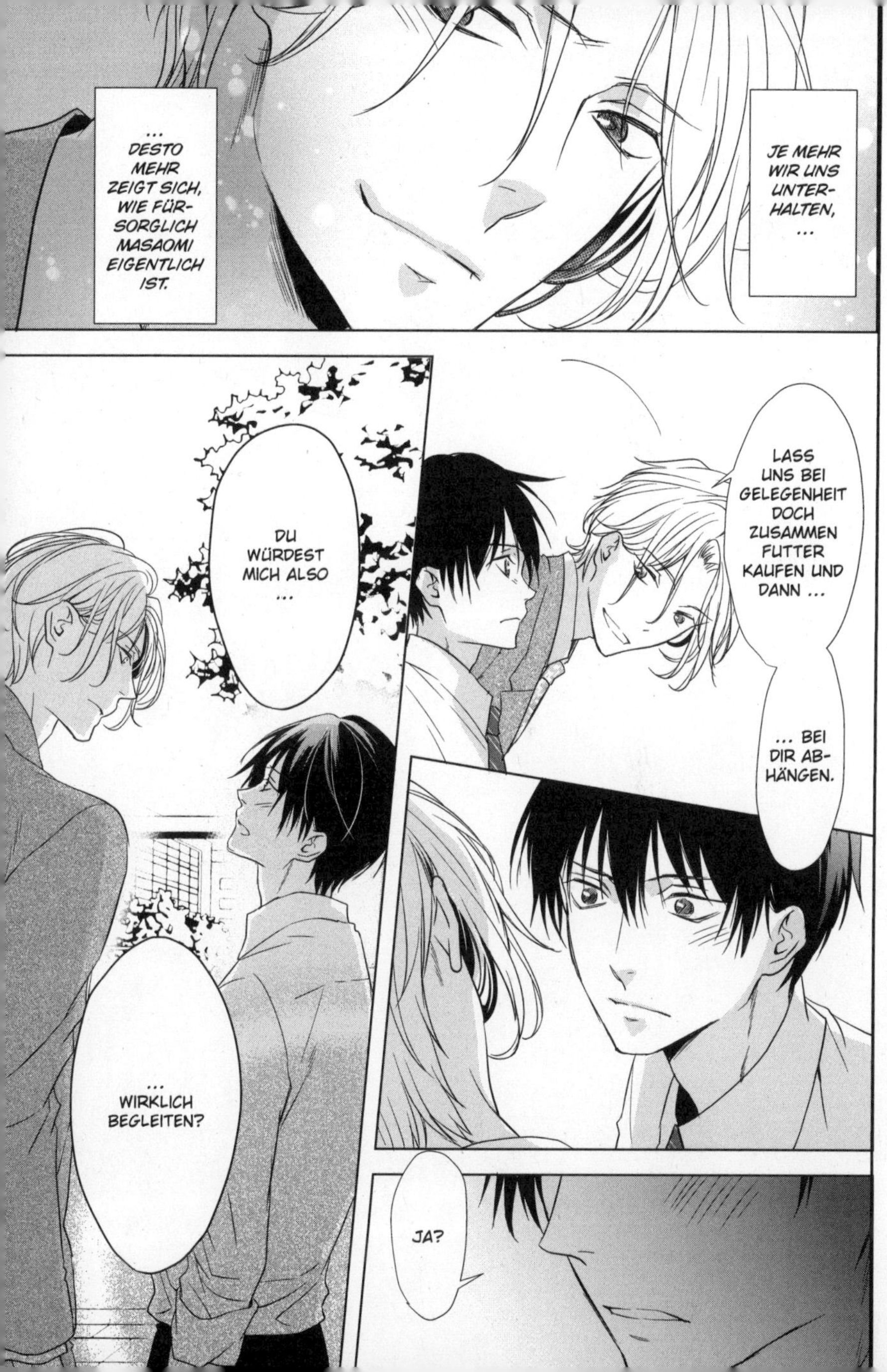
JE MEHR WIR UNS UNTER-HALTEN, …
… DESTO MEHR ZEIGT SICH, WIE FÜR-SORGLICH MASAOMI EIGENTLICH IST.
LASS UNS BEI GELEGENHEIT DOCH ZUSAMMEN FUTTER KAUFEN UND DANN …
… BEI DIR AB-HÄNGEN.
DU WÜRDEST MICH ALSO …
… WIRKLICH BEGLEITEN?
JA?

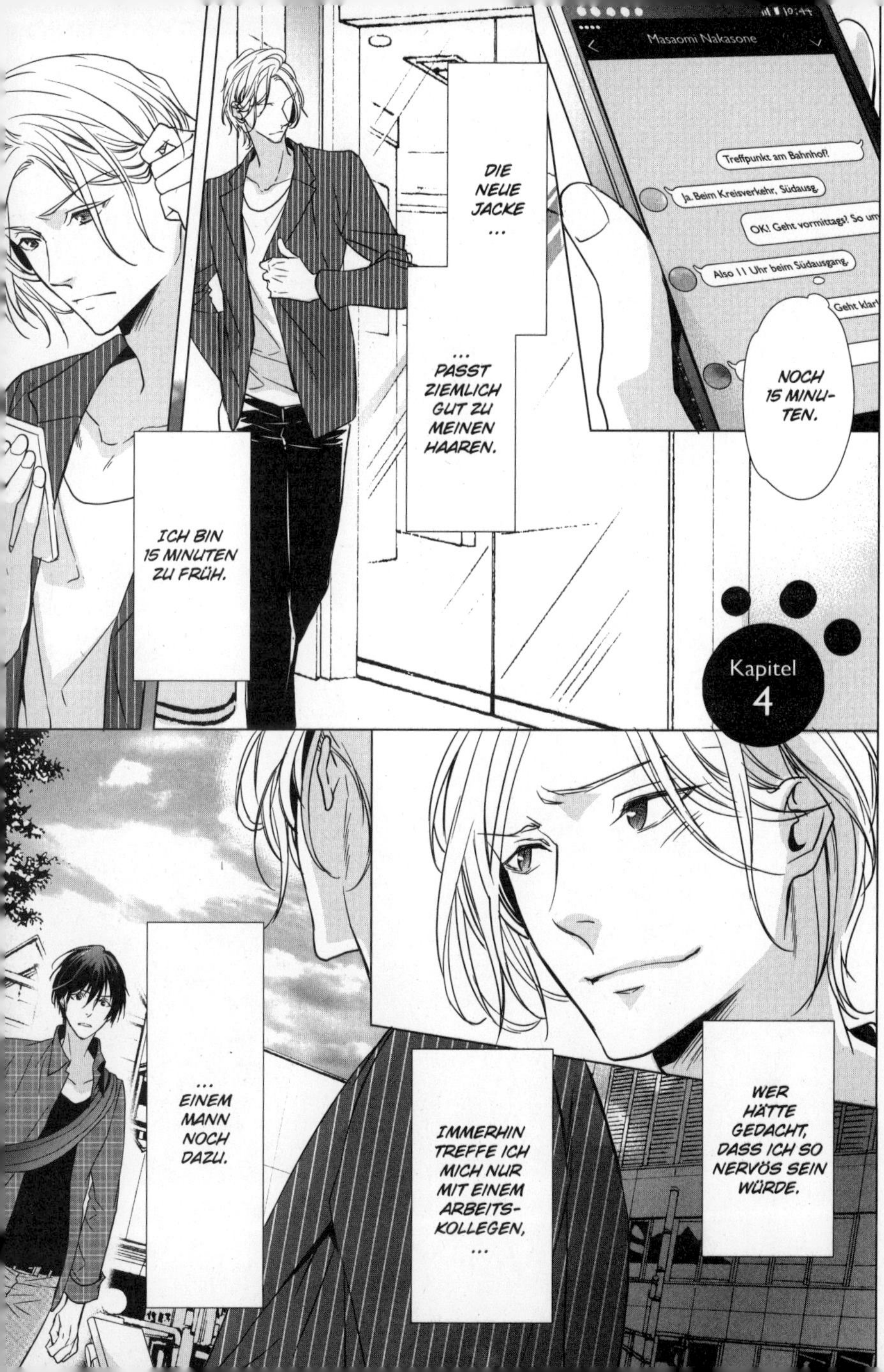
Masaomi Nakasone
Treffpunkt am Bahnhof?
Ja. Beim Kreisverkehr, Südausg.
OK! Geht vormittags? So um
Also 11 Uhr beim Südausgang.
Geht klar
NOCH 15 MINUTEN.
Kapitel 4
DIE NEUE JACKE ...
... PASST ZIEMLICH GUT ZU MEINEN HAAREN.
ICH BIN 15 MINUTEN ZU FRÜH.
WER HÄTTE GEDACHT, DASS ICH SO NERVÖS SEIN WÜRDE.
IMMERHIN TREFFE ICH MICH NUR MIT EINEM ARBEITSKOLLEGEN, ...
... EINEM MANN NOCH DAZU.

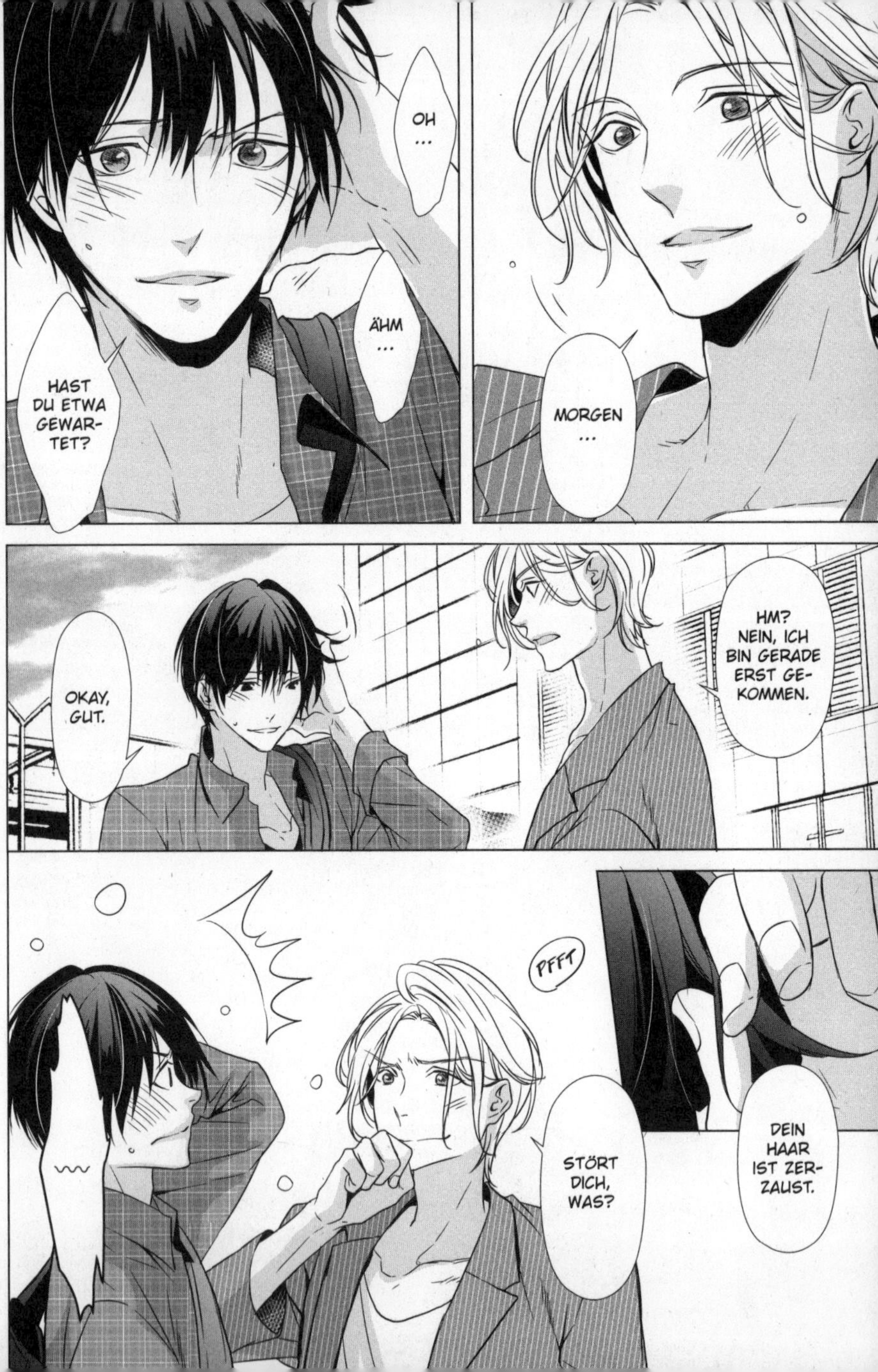
MORGEN ...
OH ...
ÄHM ...
HAST DU ETWA GEWARTET?
HM? NEIN, ICH BIN GERADE ERST GEKOMMEN.
OKAY, GUT.
DEIN HAAR IST ZERZAUST.
PFFT
STÖRT DICH, WAS?

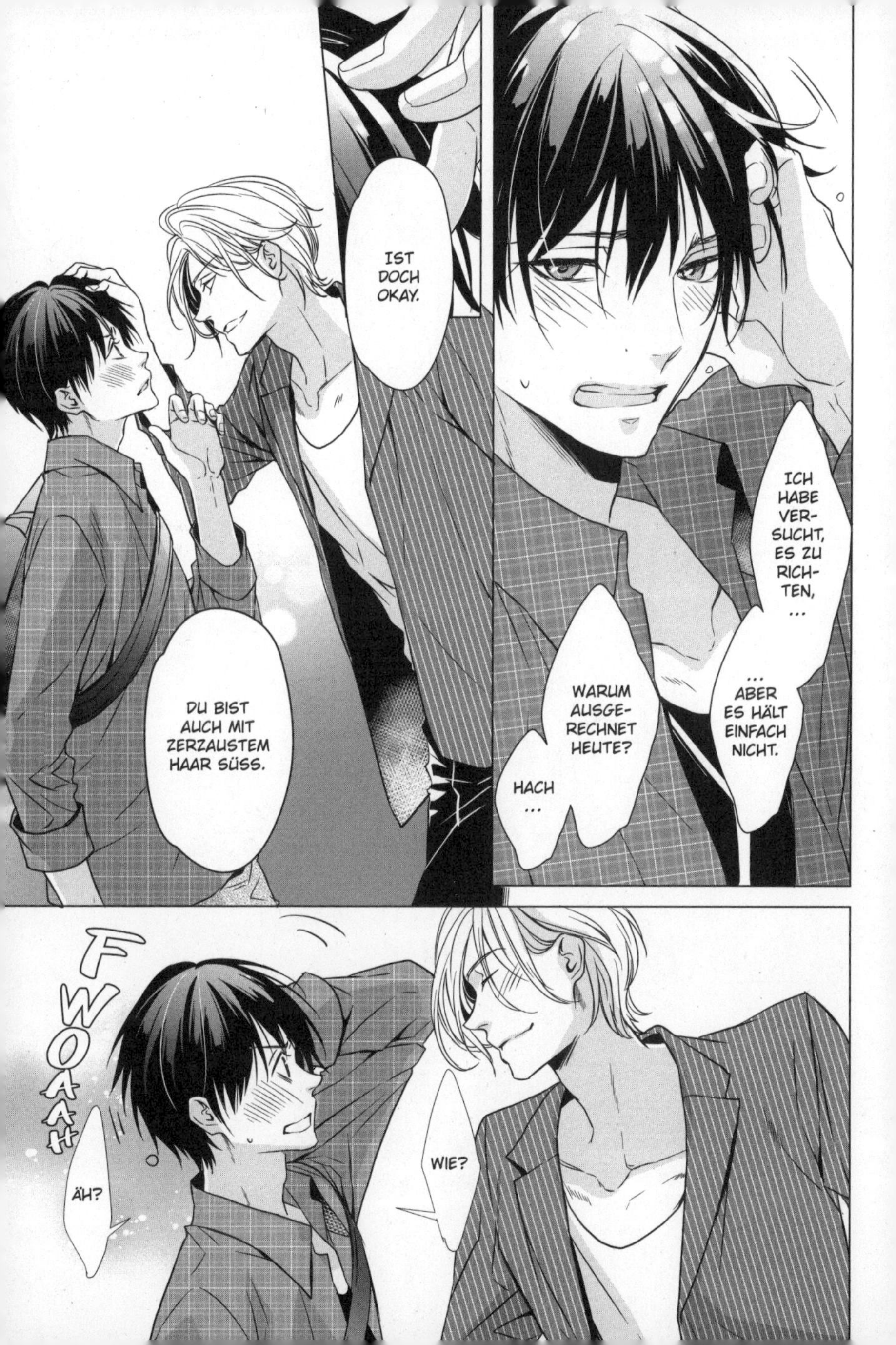
ICH HABE VER-SUCHT, ES ZU RICH-TEN, ...
... ABER ES HÄLT EINFACH NICHT.
WARUM AUSGE-RECHNET HEUTE?
HACH ...
IST DOCH OKAY.
DU BIST AUCH MIT ZERZAUSTEM HAAR SÜSS.
WIE?
FWOAAH
ÄH?

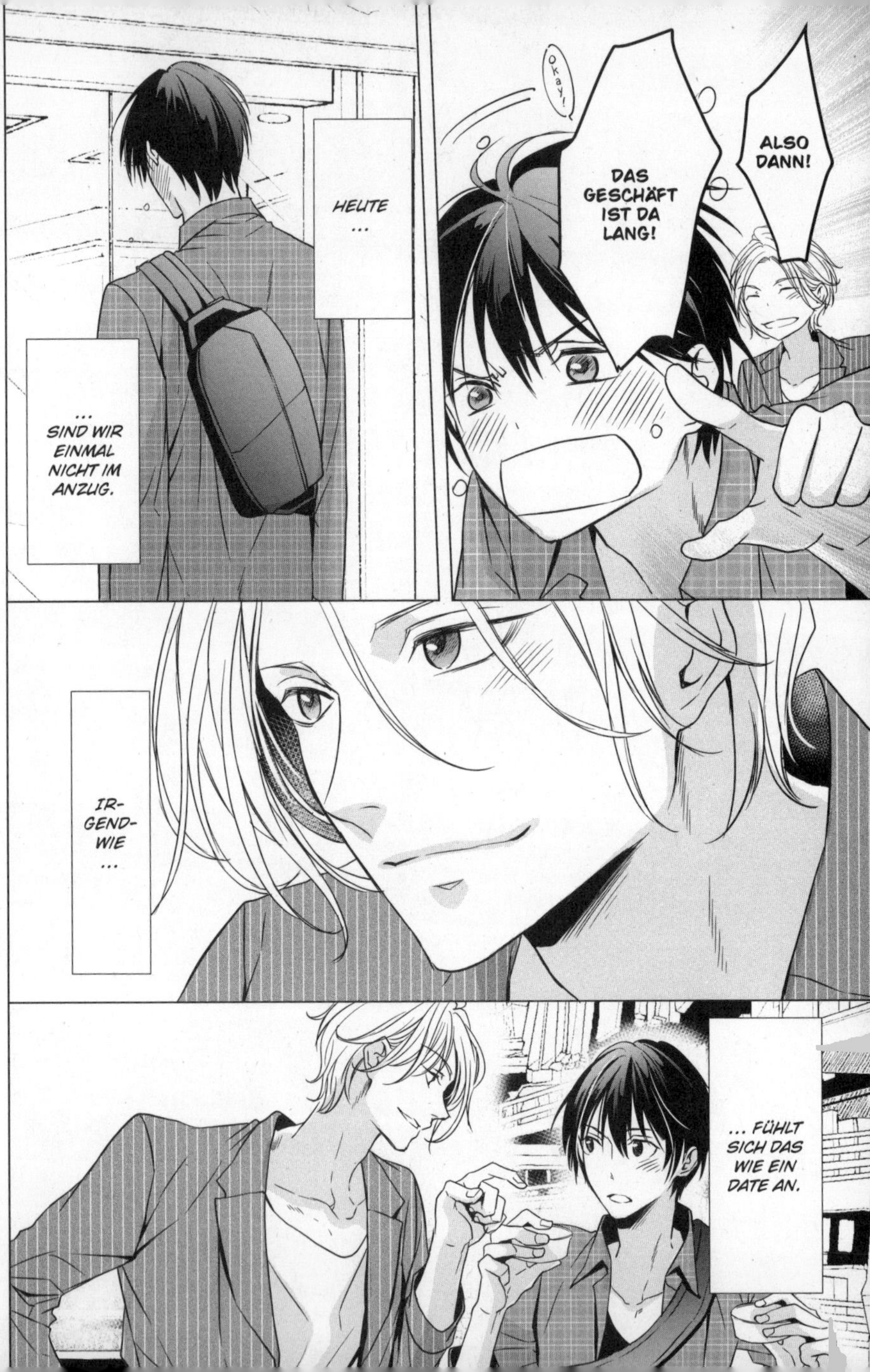
ALSO DANN!
DAS GESCHÄFT IST DA LANG!
Okay!
HEUTE ...
... SIND WIR EINMAL NICHT IM ANZUG.
IR-GEND-WIE ...
... FÜHLT SICH DAS WIE EIN DATE AN.

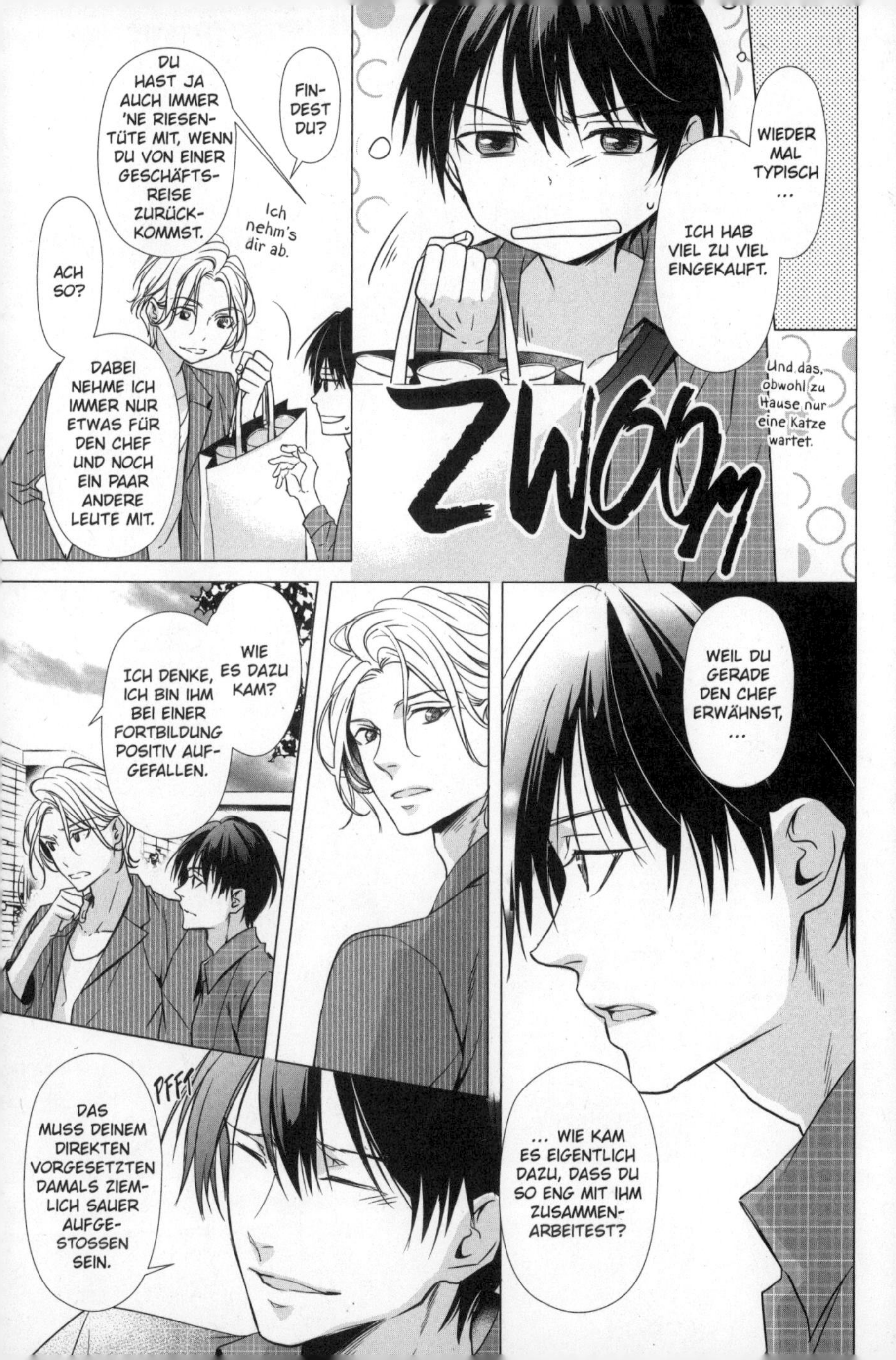
WIEDER MAL TYPISCH ...
ICH HAB VIEL ZU VIEL EINGEKAUFT.
Und das, obwohl zu Hause nur eine Katze wartet.
ZWOOM
FINDEST DU?
DU HAST JA AUCH IMMER 'NE RIESENTÜTE MIT, WENN DU VON EINER GESCHÄFTSREISE ZURÜCKKOMMST.
Ich nehm's dir ab.
ACH SO?
DABEI NEHME ICH IMMER NUR ETWAS FÜR DEN CHEF UND NOCH EIN PAAR ANDERE LEUTE MIT.
WEIL DU GERADE DEN CHEF ERWÄHNST, ...
... WIE KAM ES EIGENTLICH DAZU, DASS DU SO ENG MIT IHM ZUSAMMENARBEITEST?
WIE ES DAZU KAM?
ICH DENKE, ICH BIN IHM BEI EINER FORTBILDUNG POSITIV AUFGEFALLEN.
PFFT
DAS MUSS DEINEM DIREKTEN VORGESETZTEN DAMALS ZIEMLICH SAUER AUFGESTOSSEN SEIN.

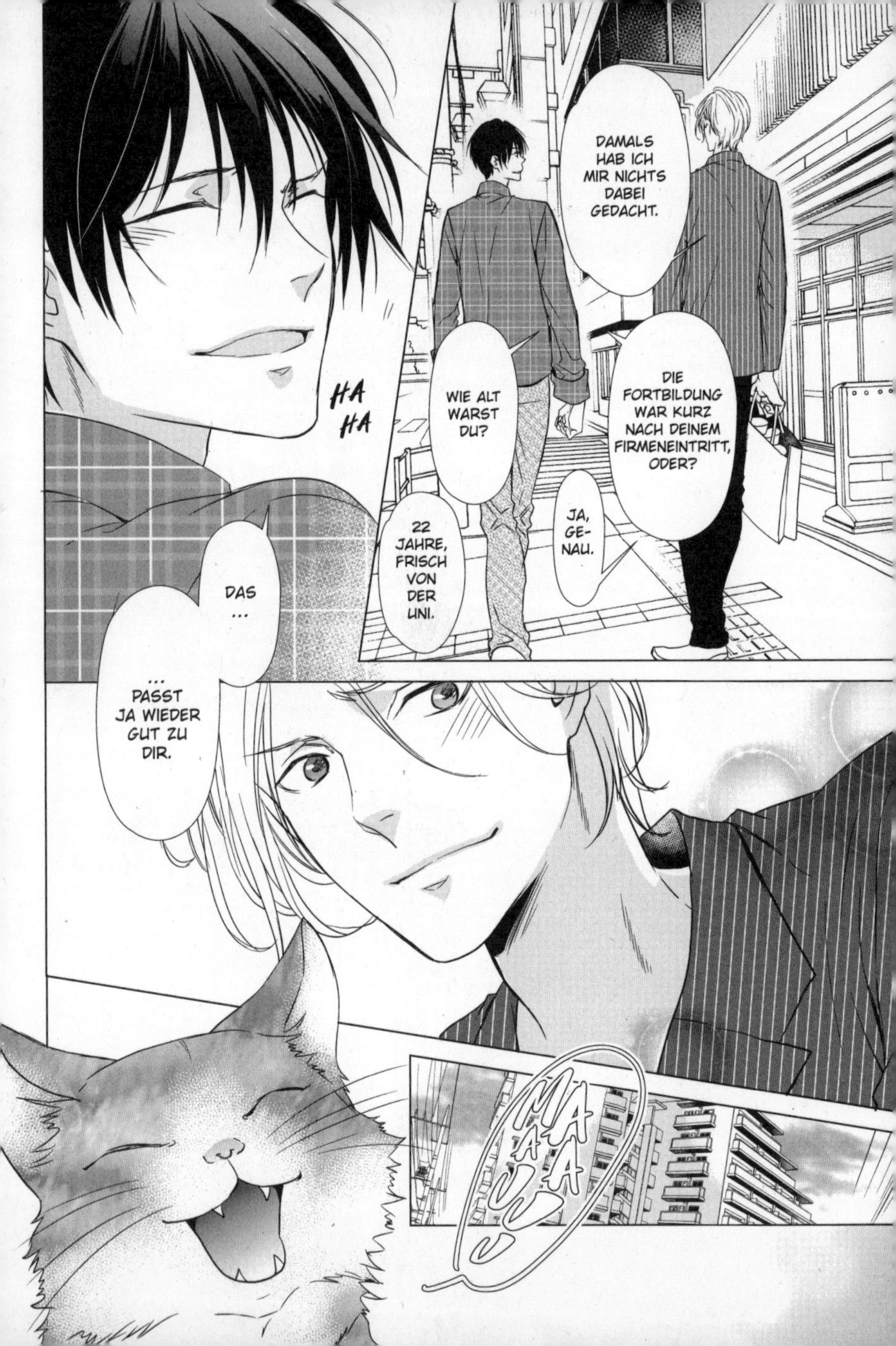
DAMALS HAB ICH MIR NICHTS DABEI GEDACHT.
DIE FORTBILDUNG WAR KURZ NACH DEINEM FIRMENEINTRITT, ODER?
JA, GE-NAU.
WIE ALT WARST DU?
22 JAHRE, FRISCH VON DER UNI.
HA HA
DAS ...
... PASST JA WIEDER GUT ZU DIR.
MAAAAUUU

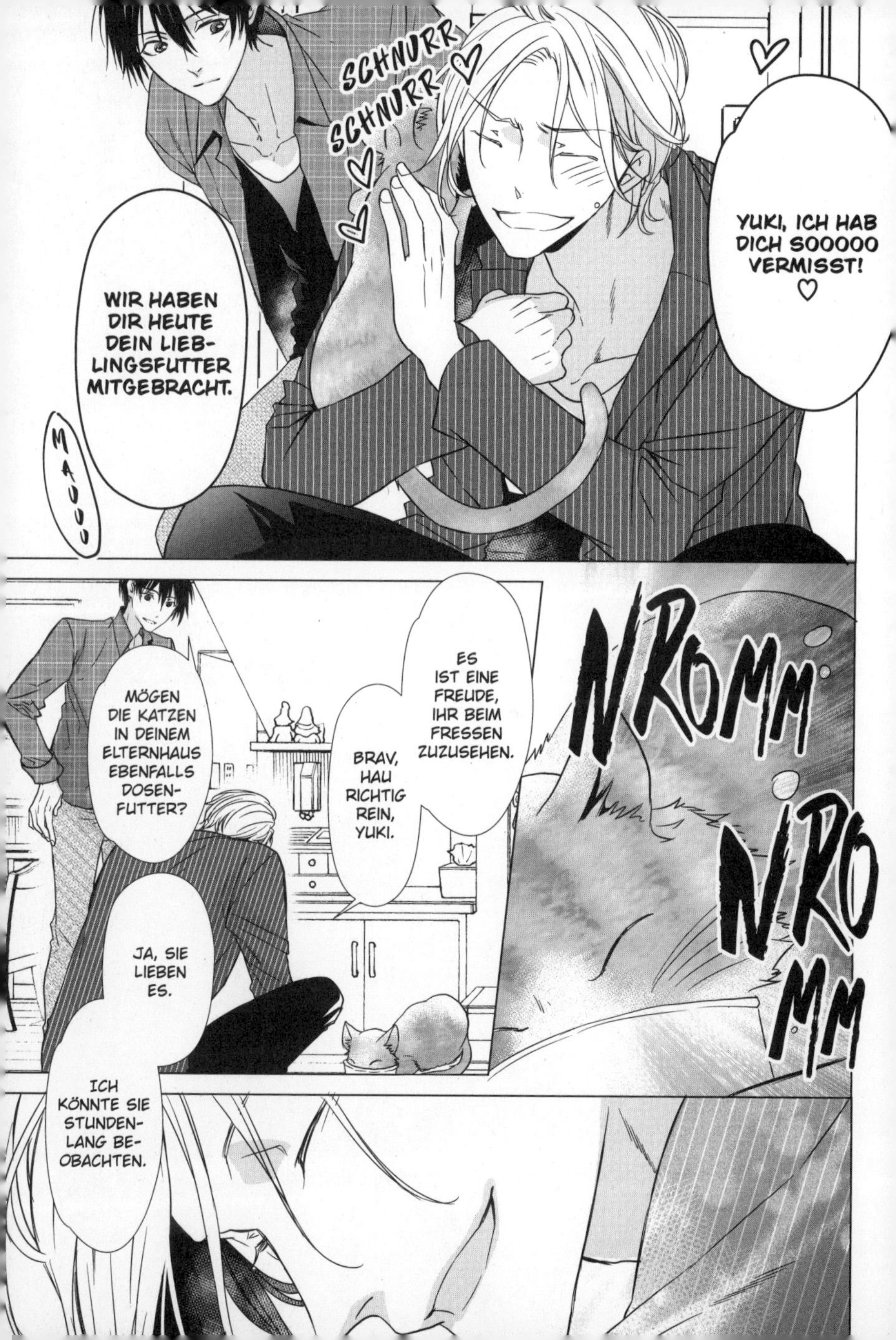
YUKI, ICH HAB DICH SOOOOO VERMISST! ♡
SCHNURR SCHNURR
WIR HABEN DIR HEUTE DEIN LIEBLINGSFUTTER MITGEBRACHT.
MAUUU
NROMM NROMM
ES IST EINE FREUDE, IHR BEIM FRESSEN ZUZUSEHEN.
BRAV, HAU RICHTIG REIN, YUKI.
MÖGEN DIE KATZEN IN DEINEM ELTERNHAUS EBENFALLS DOSENFUTTER?
JA, SIE LIEBEN ES.
ICH KÖNNTE SIE STUNDENLANG BEOBACHTEN.

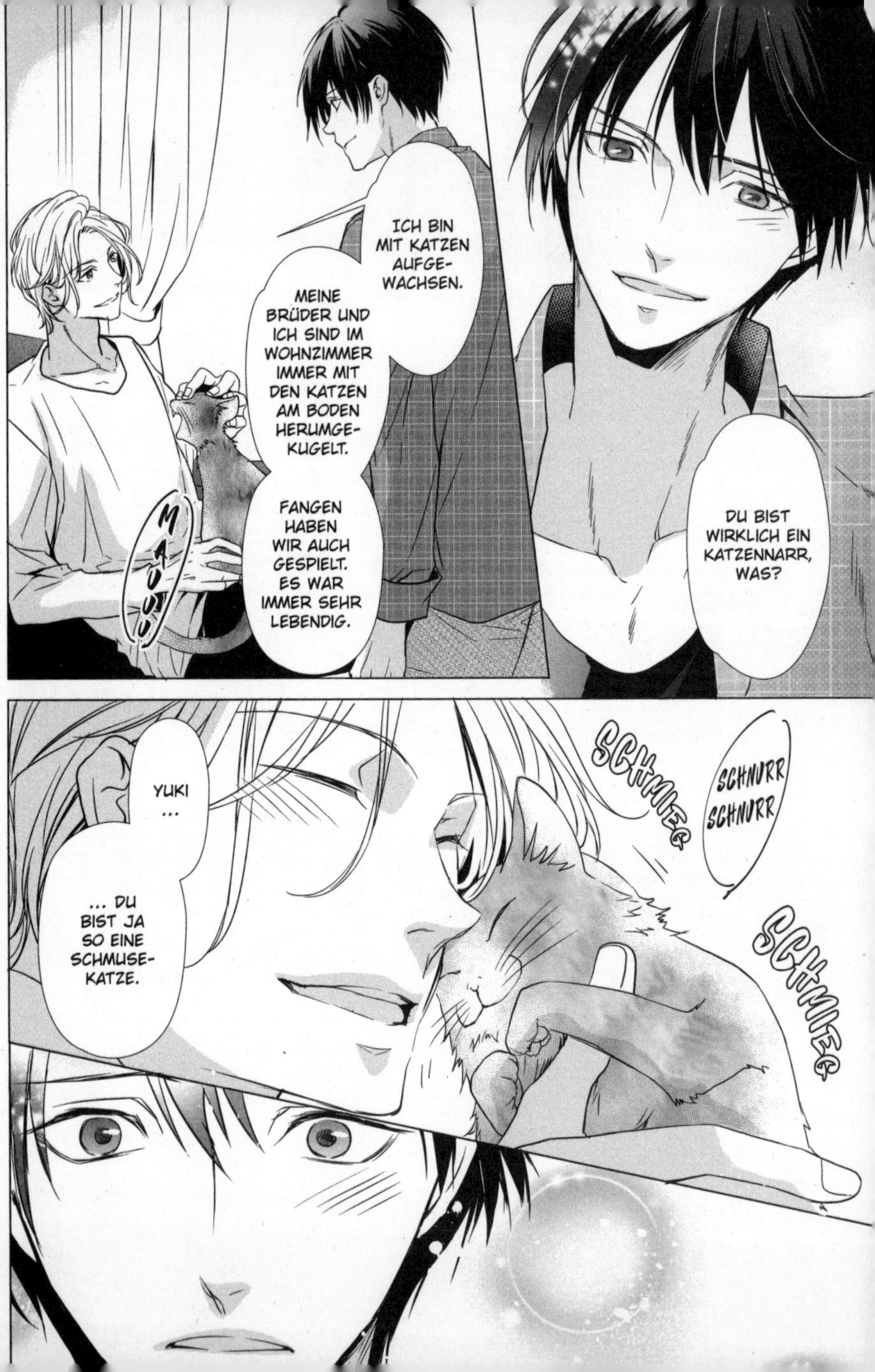
DU BIST WIRKLICH EIN KATZENNARR, WAS?
ICH BIN MIT KATZEN AUFGE-WACHSEN.
MEINE BRÜDER UND ICH SIND IM WOHNZIMMER IMMER MIT DEN KATZEN AM BODEN HERUMGE-KUGELT.
FANGEN HABEN WIR AUCH GESPIELT. ES WAR IMMER SEHR LEBENDIG.
MAUUU
SCHMIEG
SCHNURR SCHNURR
SCHMIEG
YUKI …
… DU BIST JA SO EINE SCHMUSE-KATZE.

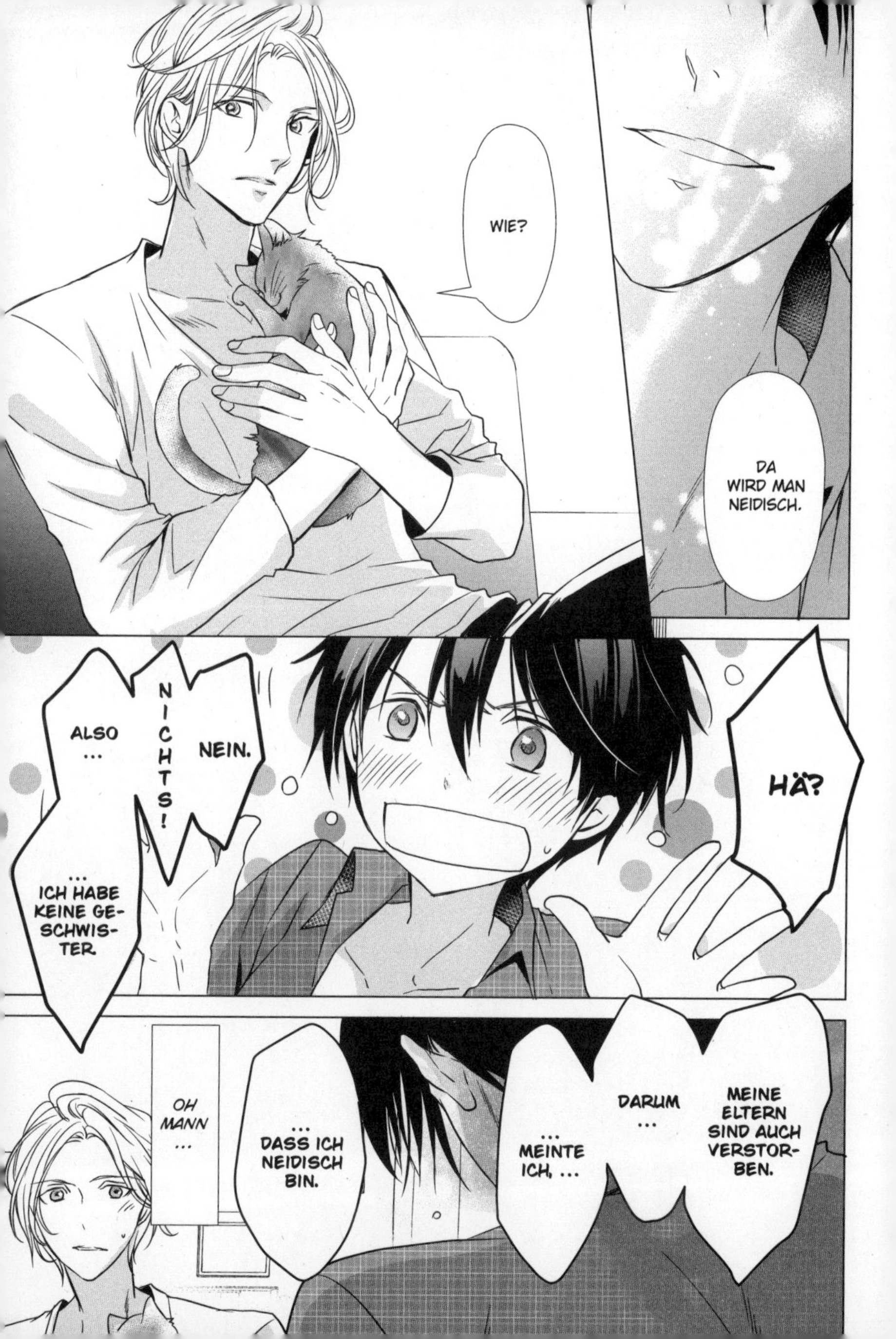
DA WIRD MAN NEIDISCH.
WIE?
HÄ?
NEIN.
NICHTS!
ALSO ...
... ICH HABE KEINE GESCHWISTER
MEINE ELTERN SIND AUCH VERSTORBEN.
DARUM ...
... MEINTE ICH, ...
... DASS ICH NEIDISCH BIN.
OH MANN ...

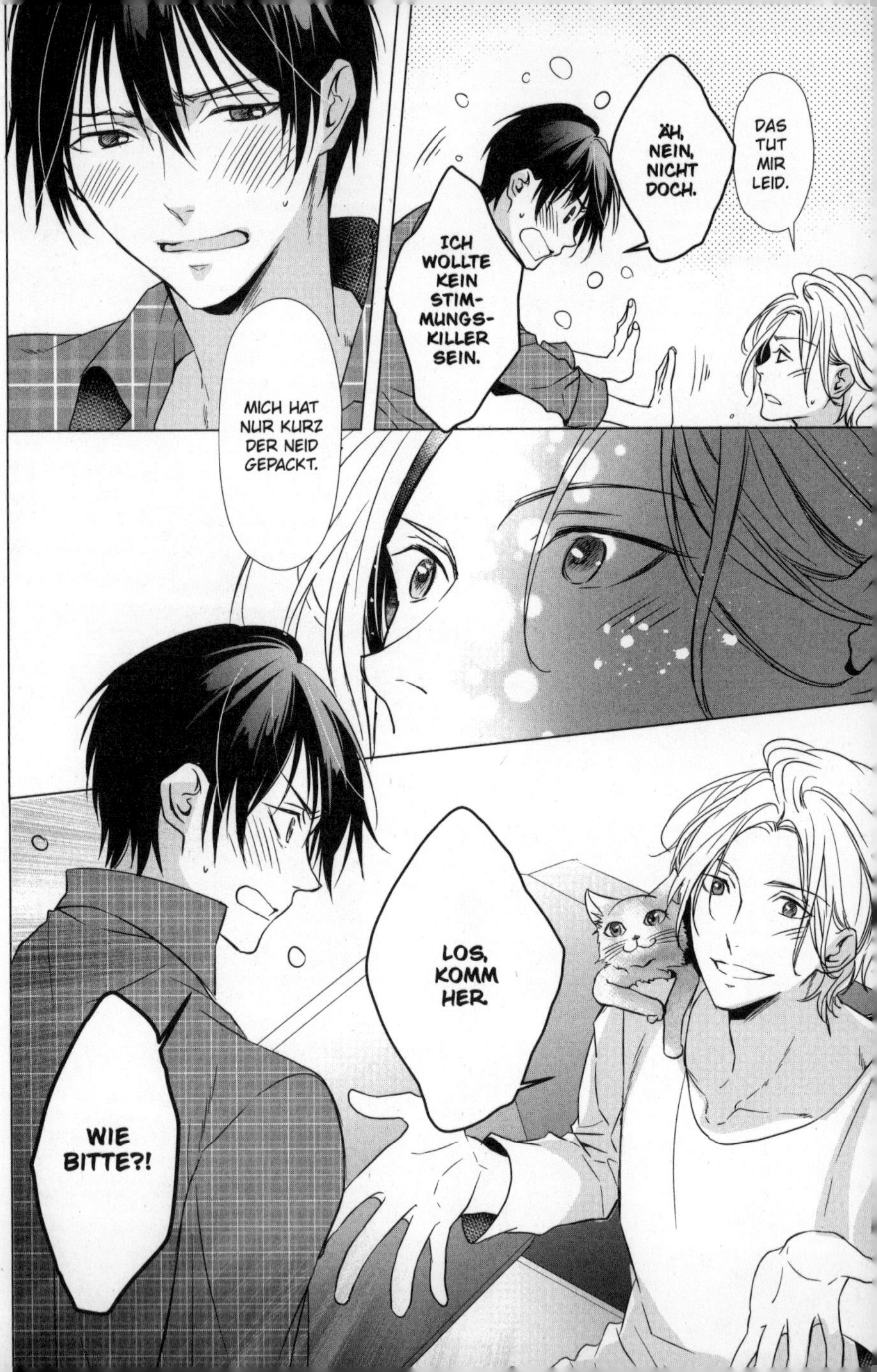
DAS TUT MIR LEID.
ÄH, NEIN, NICHT DOCH.
ICH WOLLTE KEIN STIMMUNGS-KILLER SEIN.
MICH HAT NUR KURZ DER NEID GEPACKT.
LOS, KOMM HER.
WIE BITTE?!

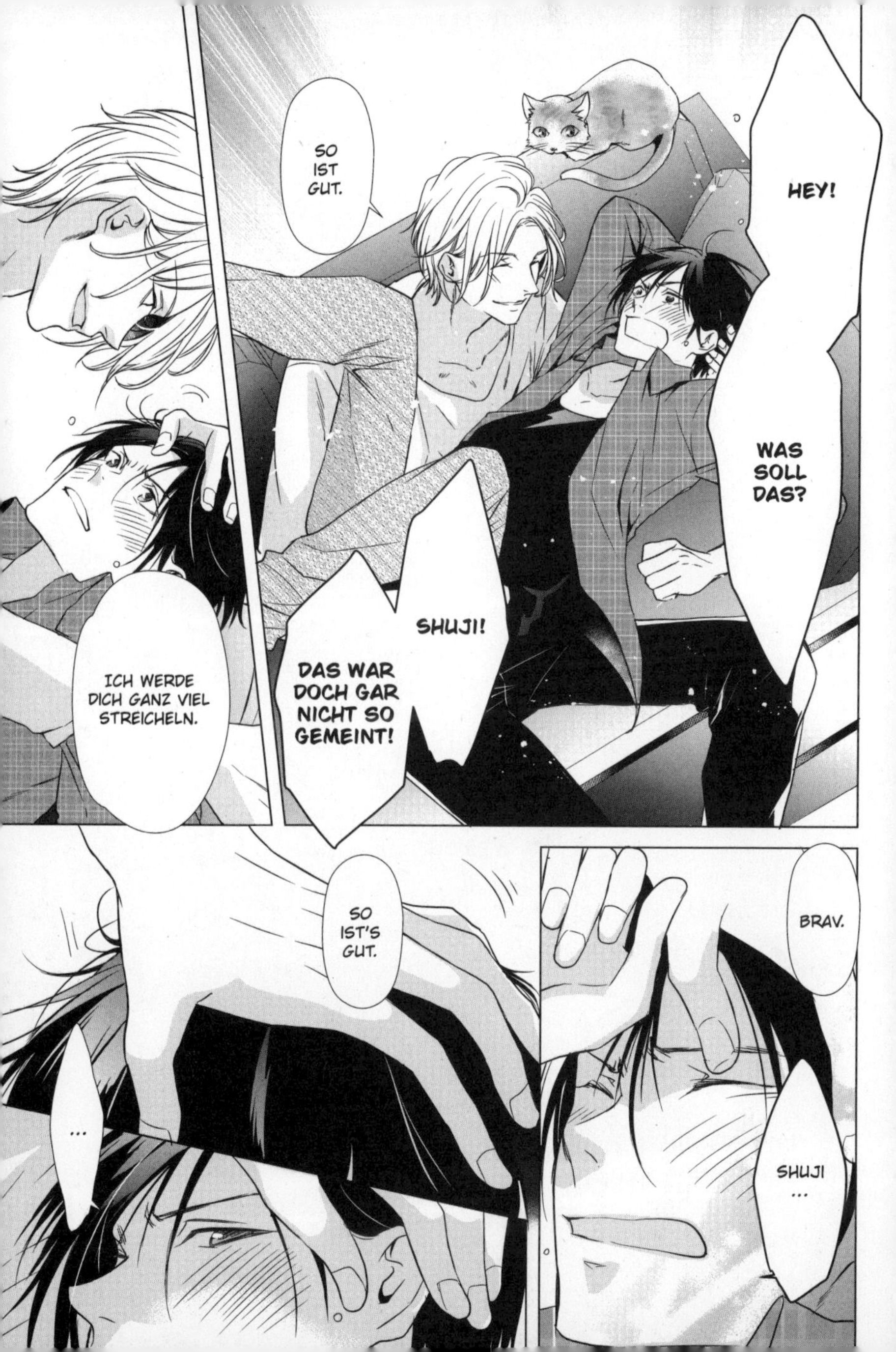
HEY!
WAS SOLL DAS?
SO IST GUT.
SHUJI!
DAS WAR DOCH GAR NICHT SO GEMEINT!
ICH WERDE DICH GANZ VIEL STREICHELN.
BRAV.
SHUJI ...
SO IST'S GUT.
...

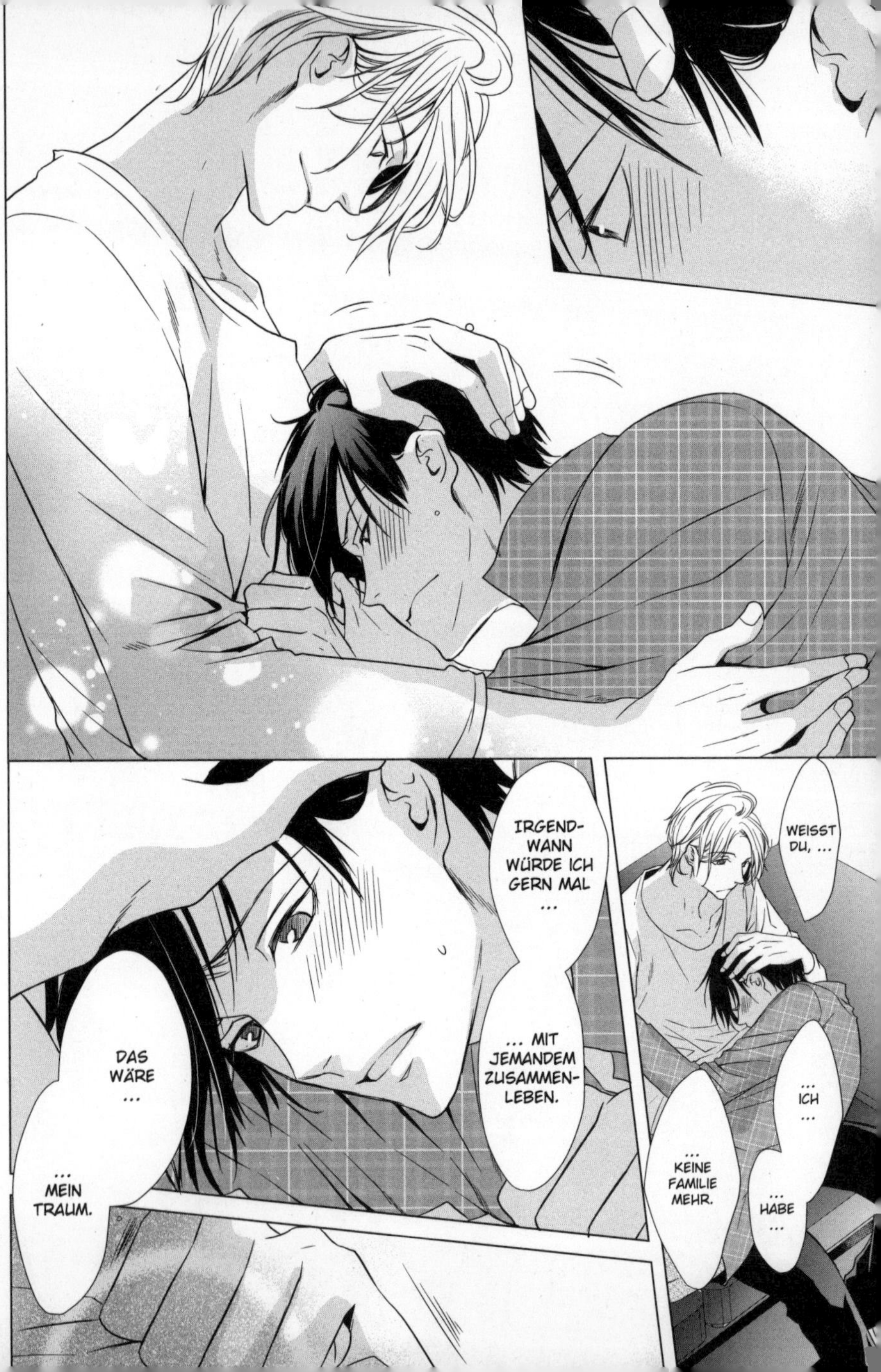
WEISST DU, ...
... ICH ...
... HABE ...
... KEINE FAMILIE MEHR.
IRGEND-WANN WÜRDE ICH GERN MAL ...
... MIT JEMANDEM ZUSAMMEN-LEBEN.
DAS WÄRE ...
... MEIN TRAUM.

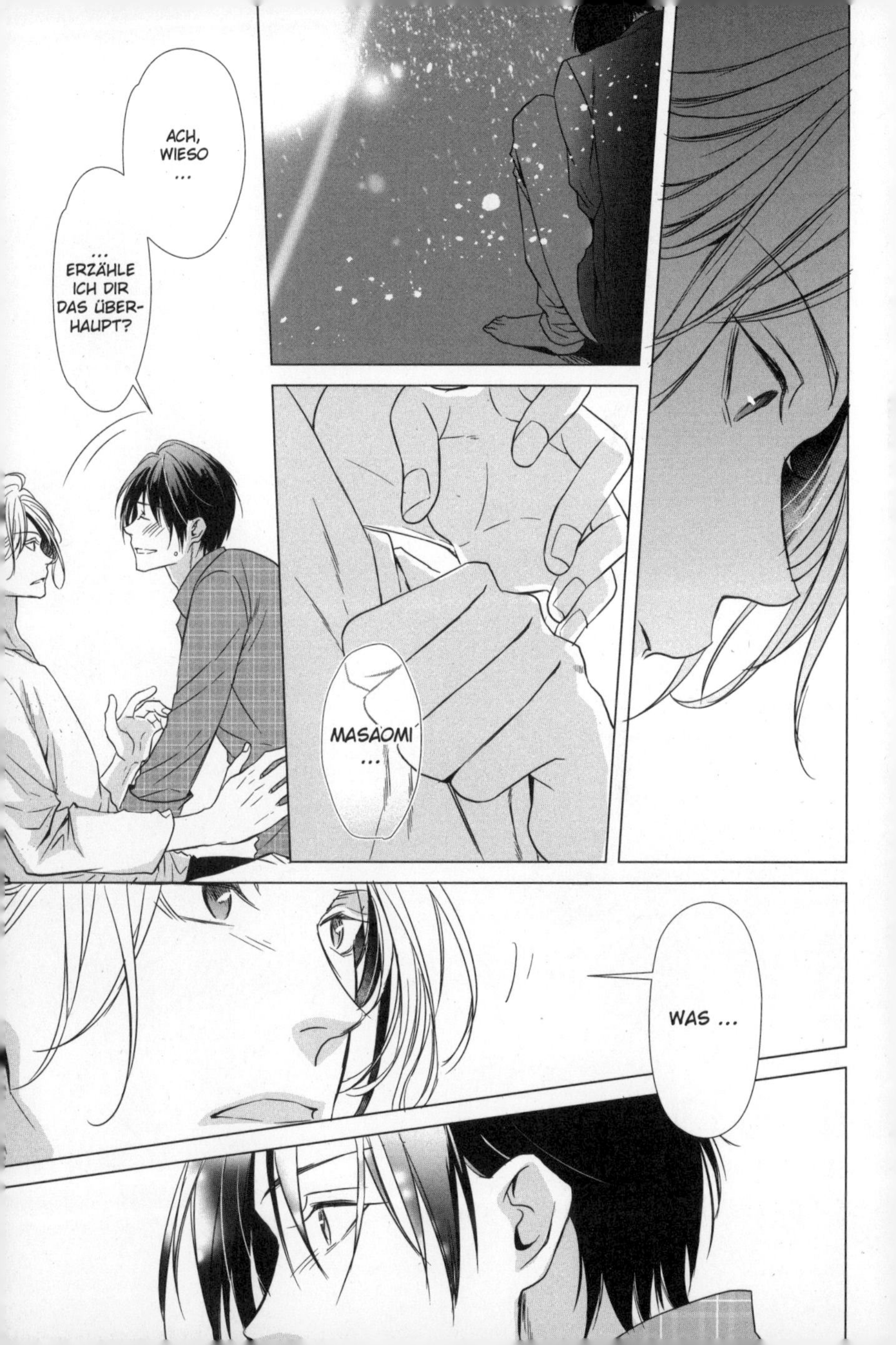
ACH, WIESO …
… ERZÄHLE ICH DIR DAS ÜBER-HAUPT?
MASAOMI …
WAS …

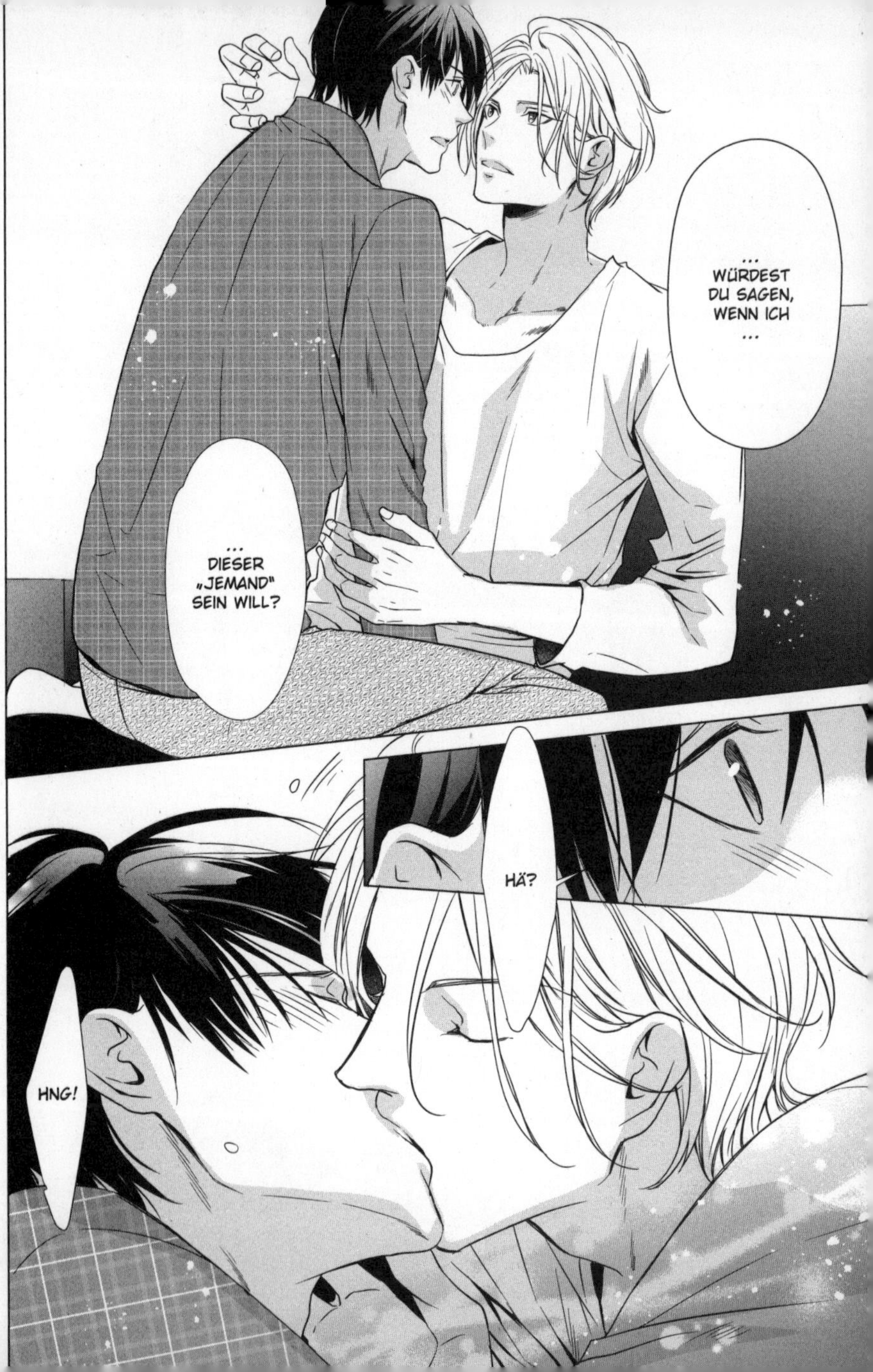
... WÜRDEST DU SAGEN, WENN ICH ...
... DIESER „JEMAND" SEIN WILL?
HÄ?
HNG!

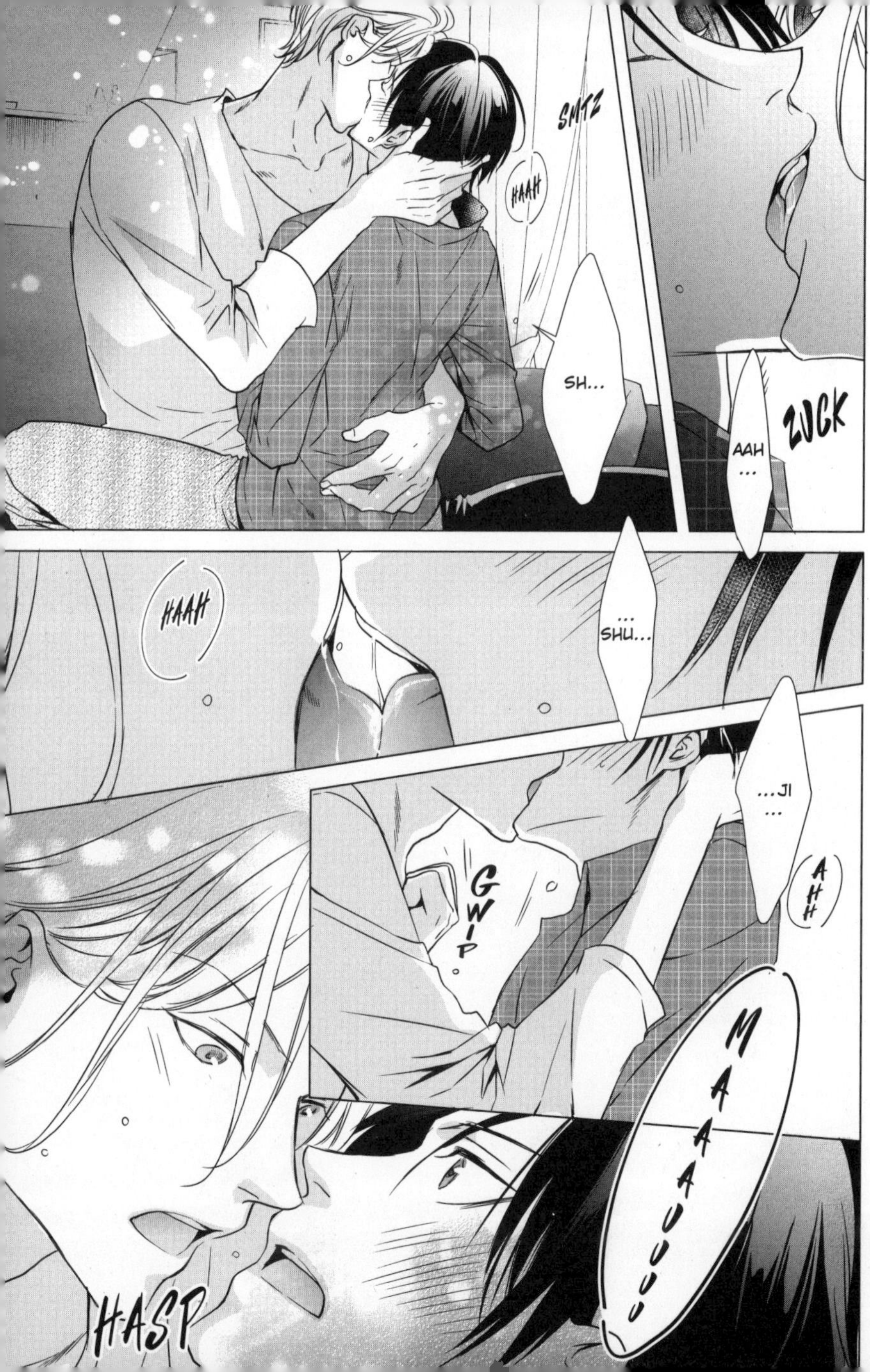
ZUCK
AAH...
SH...
SMTZ
HAAH
...SHU...
HAAH
...JI...
AHH
GWIP
MAAAAUUUU
HASP

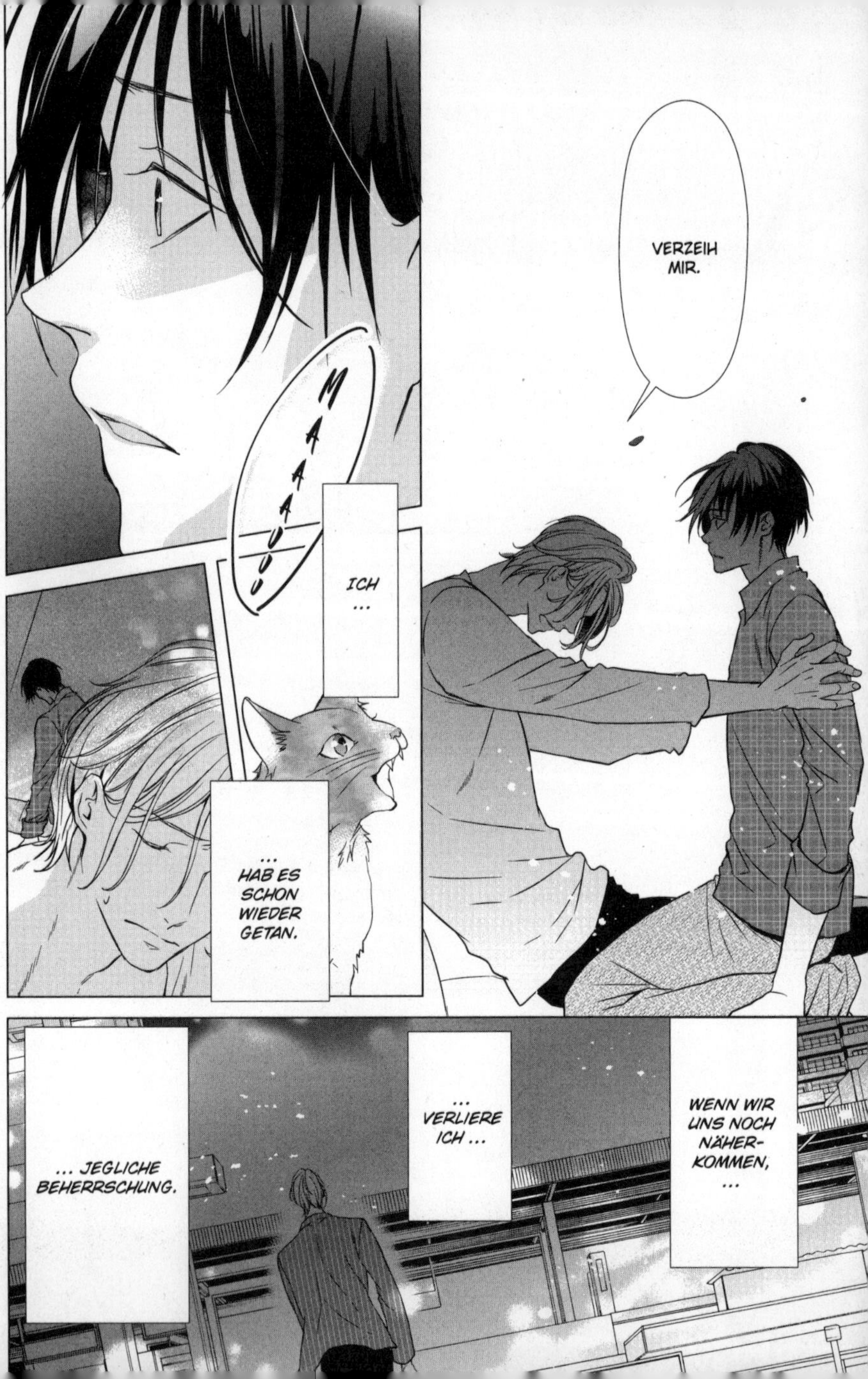
VERZEIH MIR.
MAAAUUU
ICH ...
... HAB ES SCHON WIEDER GETAN.
WENN WIR UNS NOCH NÄHER-KOMMEN, ...
... VERLIERE ICH ...
... JEGLICHE BEHERRSCHUNG.

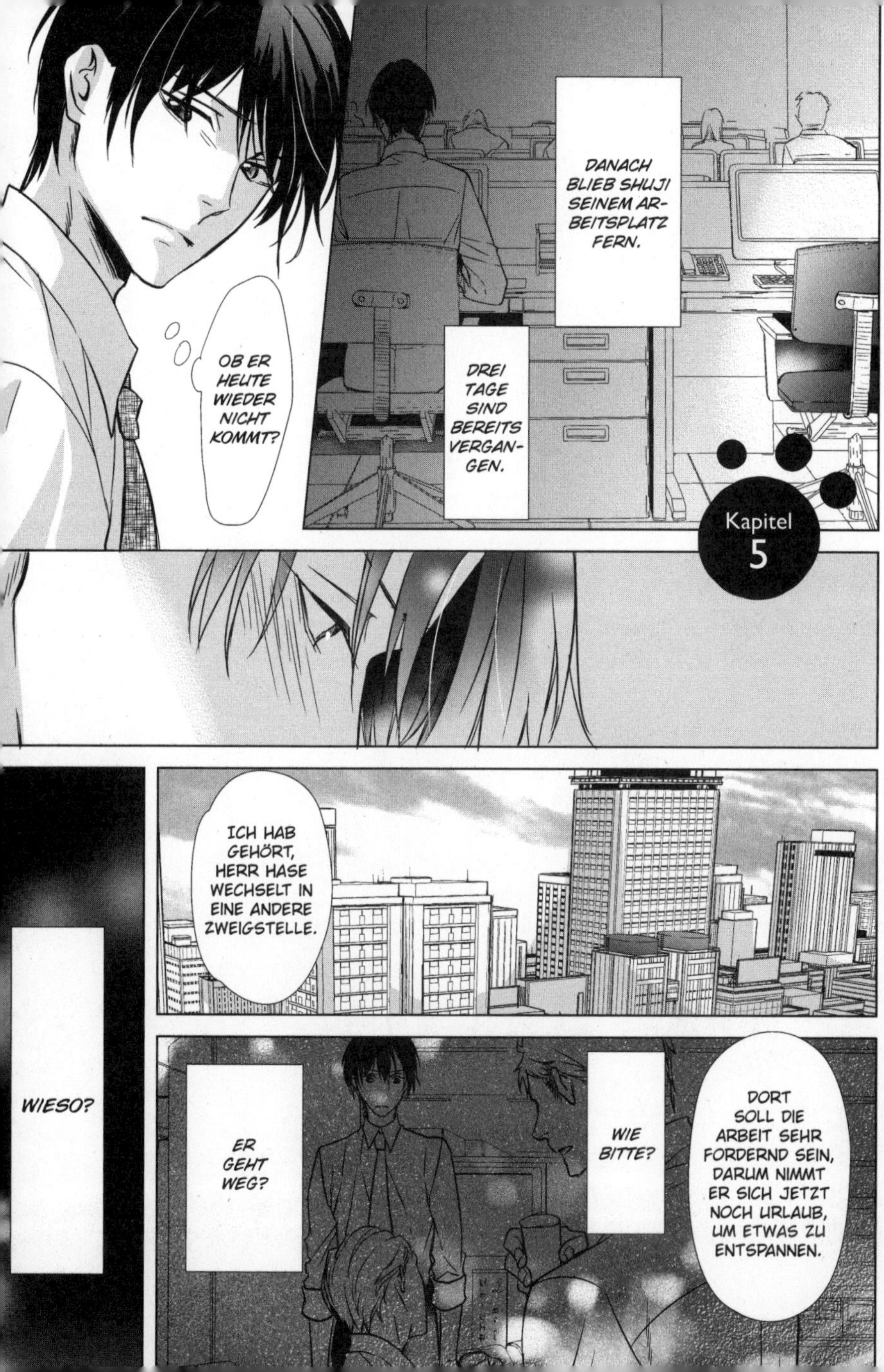
Kapitel 5
DANACH BLIEB SHUJI SEINEM ARBEITSPLATZ FERN.
DREI TAGE SIND BEREITS VERGANGEN.
OB ER HEUTE WIEDER NICHT KOMMT?
ICH HAB GEHÖRT, HERR HASE WECHSELT IN EINE ANDERE ZWEIGSTELLE.
DORT SOLL DIE ARBEIT SEHR FORDERND SEIN, DARUM NIMMT ER SICH JETZT NOCH URLAUB, UM ETWAS ZU ENTSPANNEN.
WIE BITTE?
ER GEHT WEG?
WIESO?

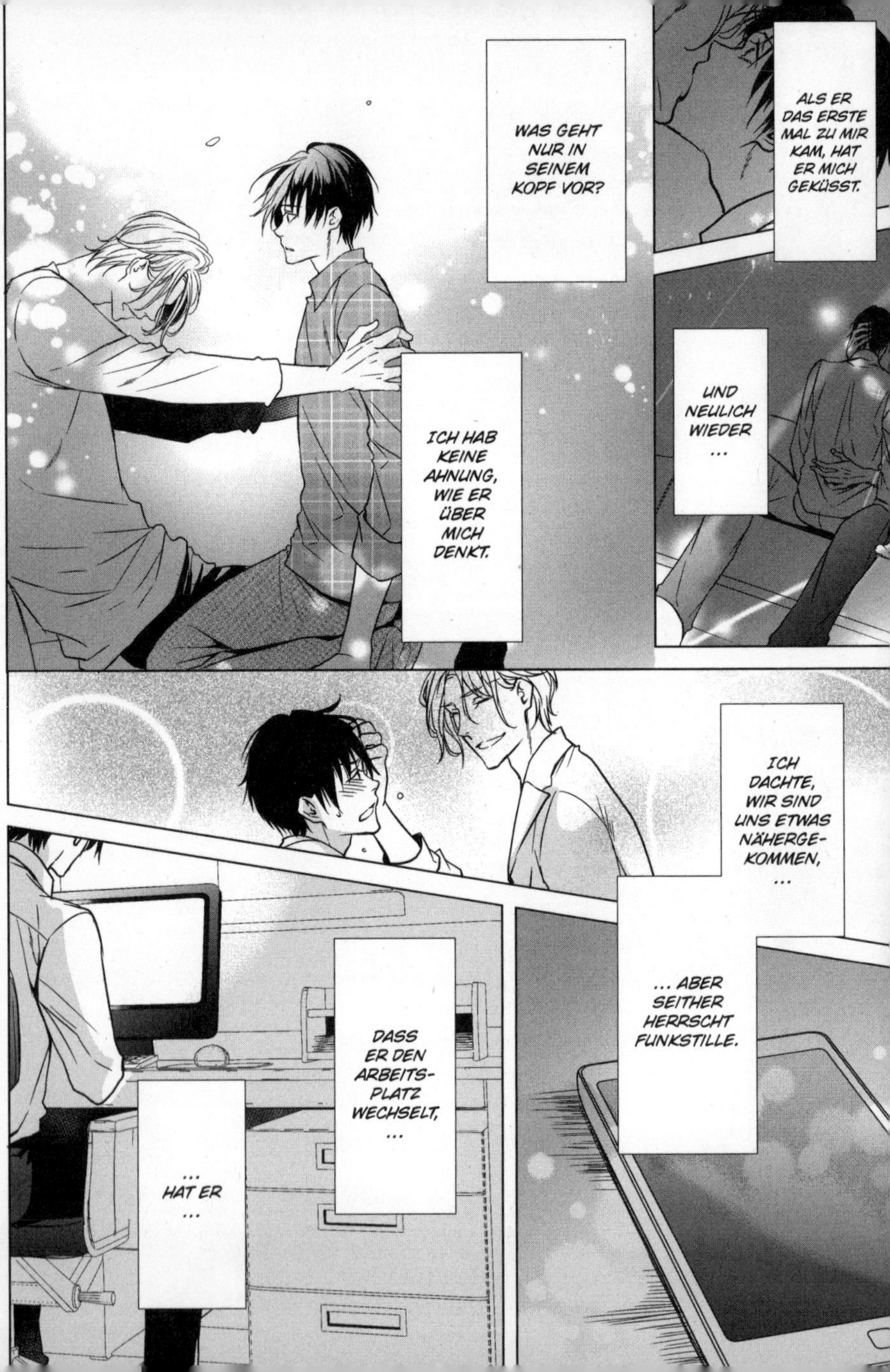
ALS ER DAS ERSTE MAL ZU MIR KAM, HAT ER MICH GEKÜSST.
UND NEULICH WIEDER …
WAS GEHT NUR IN SEINEM KOPF VOR?
ICH HAB KEINE AHNUNG, WIE ER ÜBER MICH DENKT.
ICH DACHTE, WIR SIND UNS ETWAS NÄHERGE-KOMMEN, …
… ABER SEITHER HERRSCHT FUNKSTILLE.
DASS ER DEN ARBEITS-PLATZ WECHSELT, …
… HAT ER …

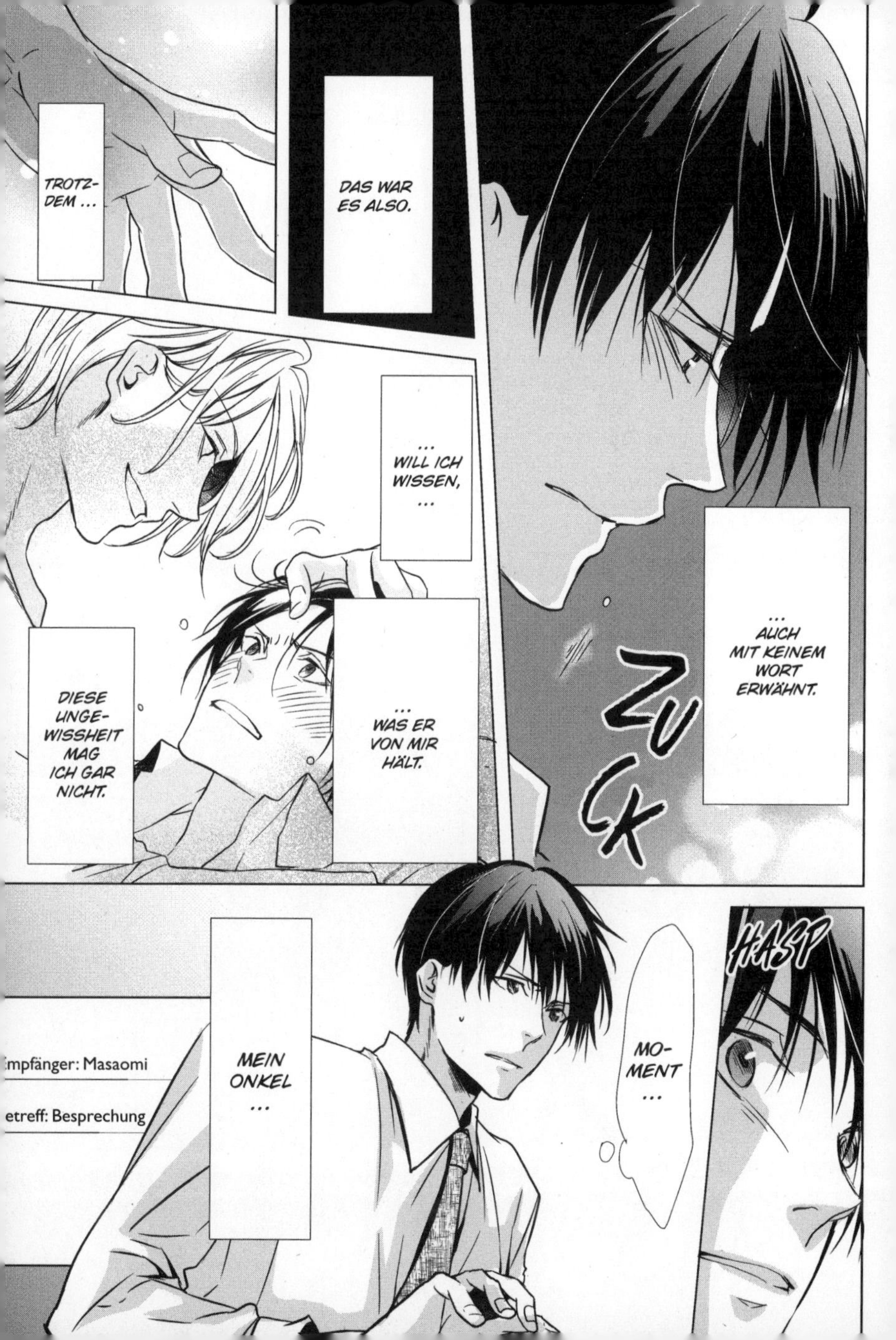
... AUCH MIT KEINEM WORT ERWÄHNT.
ZUCK
DAS WAR ES ALSO.
TROTZ-DEM ...
... WILL ICH WISSEN, ...
... WAS ER VON MIR HÄLT.
DIESE UNGE-WISSHEIT MAG ICH GAR NICHT.
HASP
MO-MENT ...
MEIN ONKEL ...
mpfänger: Masaomi
etreff: Besprechung

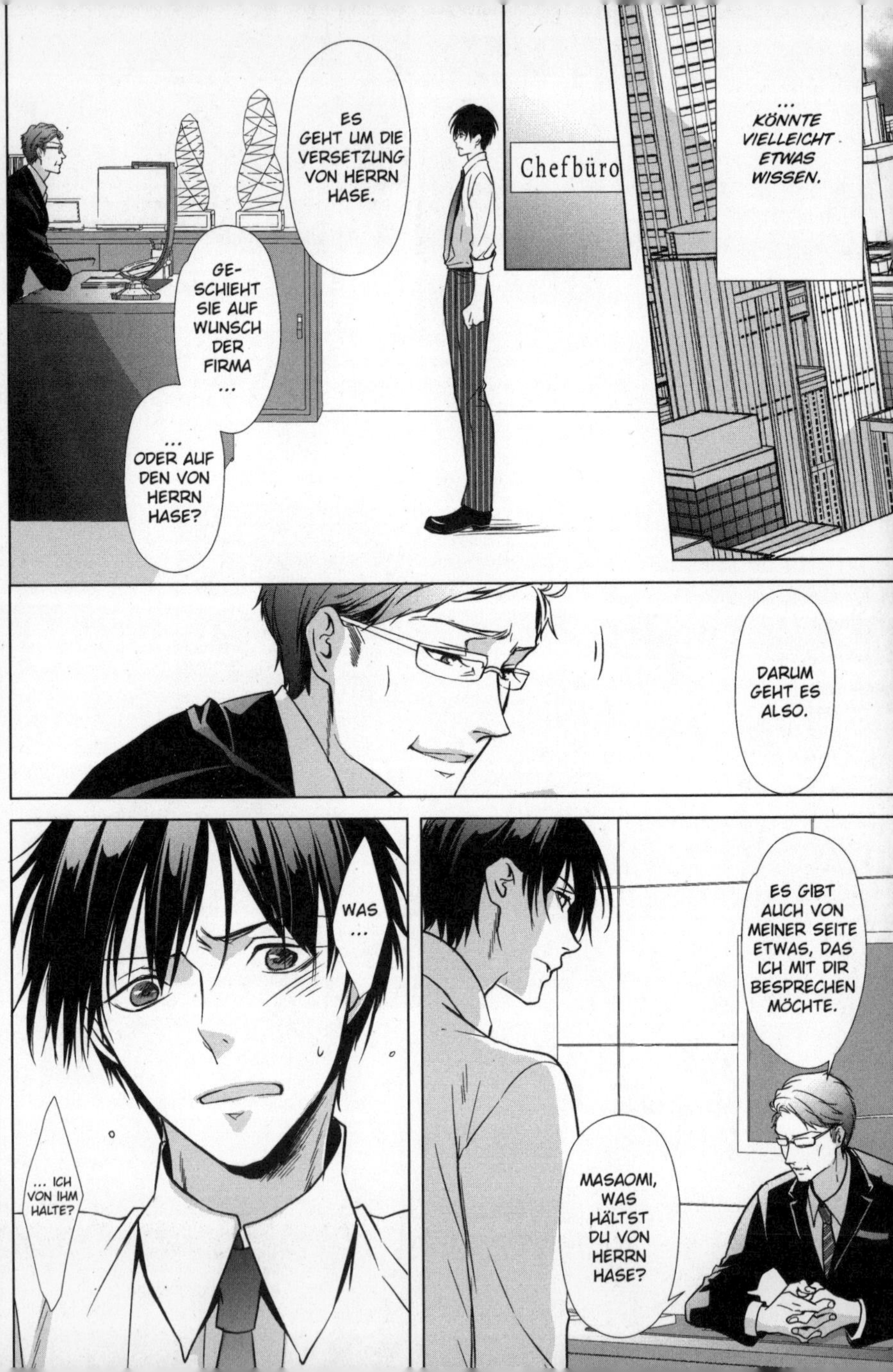
... KÖNNTE VIELLEICHT ETWAS WISSEN.
Chefbüro
ES GEHT UM DIE VERSETZUNG VON HERRN HASE.
GE-SCHIEHT SIE AUF WUNSCH DER FIRMA ...
... ODER AUF DEN VON HERRN HASE?
DARUM GEHT ES ALSO.
ES GIBT AUCH VON MEINER SEITE ETWAS, DAS ICH MIT DIR BESPRECHEN MÖCHTE.
MASAOMI, WAS HÄLTST DU VON HERRN HASE?
WAS ...
... ICH VON IHM HALTE?

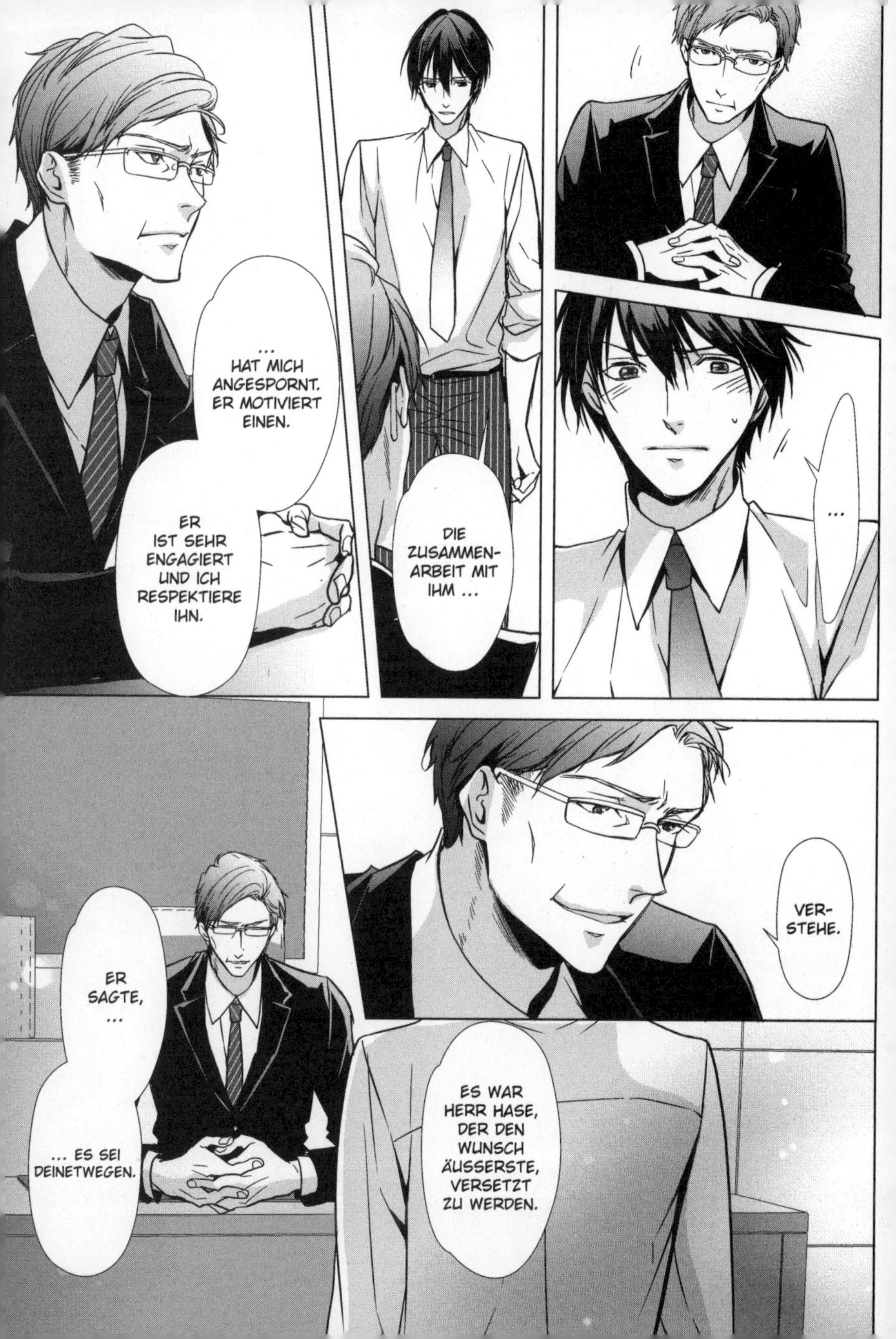
...
DIE ZUSAMMENARBEIT MIT IHM ...
... HAT MICH ANGESPORNT. ER MOTIVIERT EINEN.
ER IST SEHR ENGAGIERT UND ICH RESPEKTIERE IHN.
VERSTEHE.
ES WAR HERR HASE, DER DEN WUNSCH ÄUSSERSTE, VERSETZT ZU WERDEN.
ER SAGTE, ...
... ES SEI DEINETWEGEN.

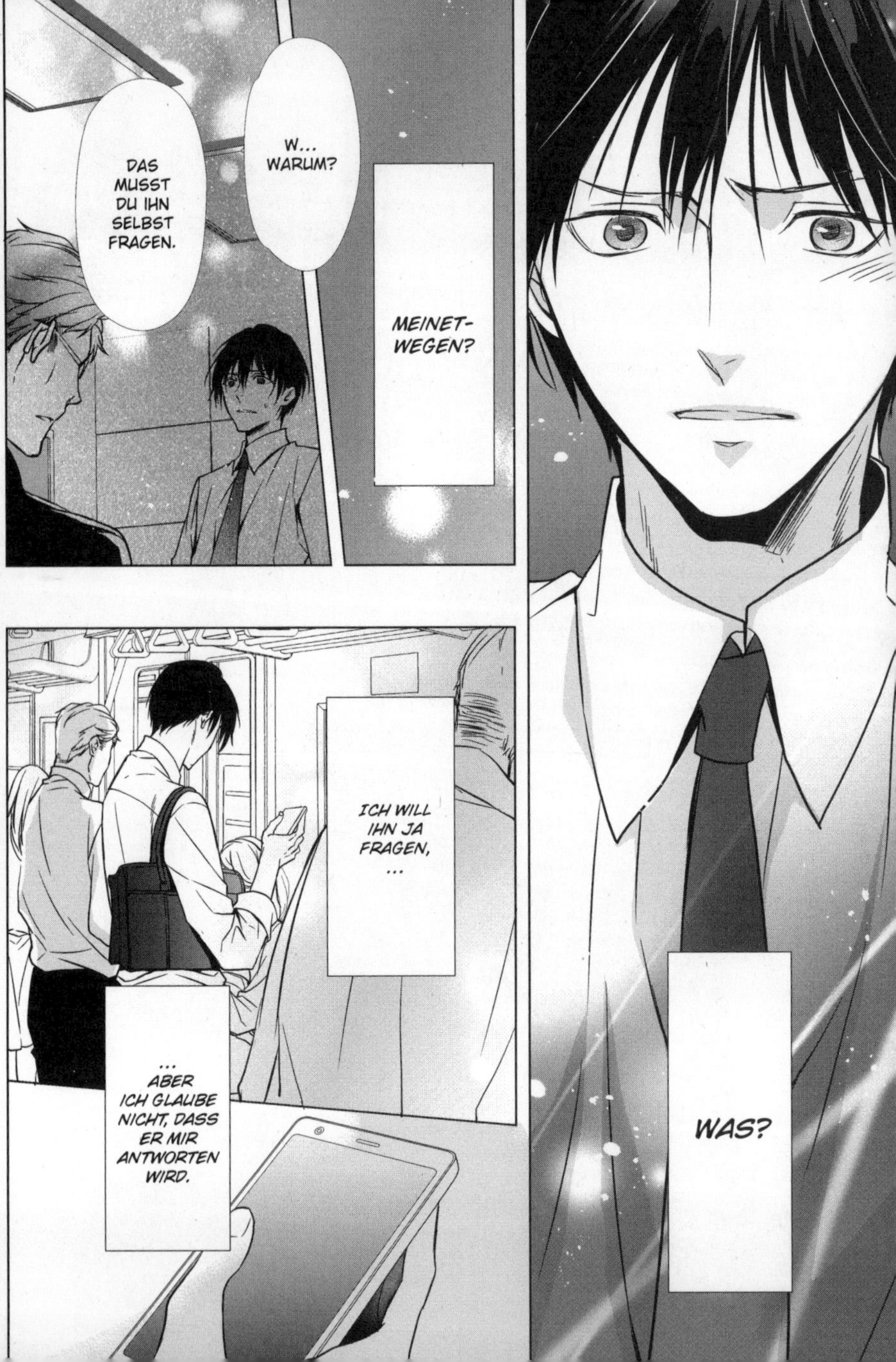
WAS?
MEINET-WEGEN?
W... WARUM?
DAS MUSST DU IHN SELBST FRAGEN.
ICH WILL IHN JA FRAGEN, ...
... ABER ICH GLAUBE NICHT, DASS ER MIR ANTWORTEN WIRD.

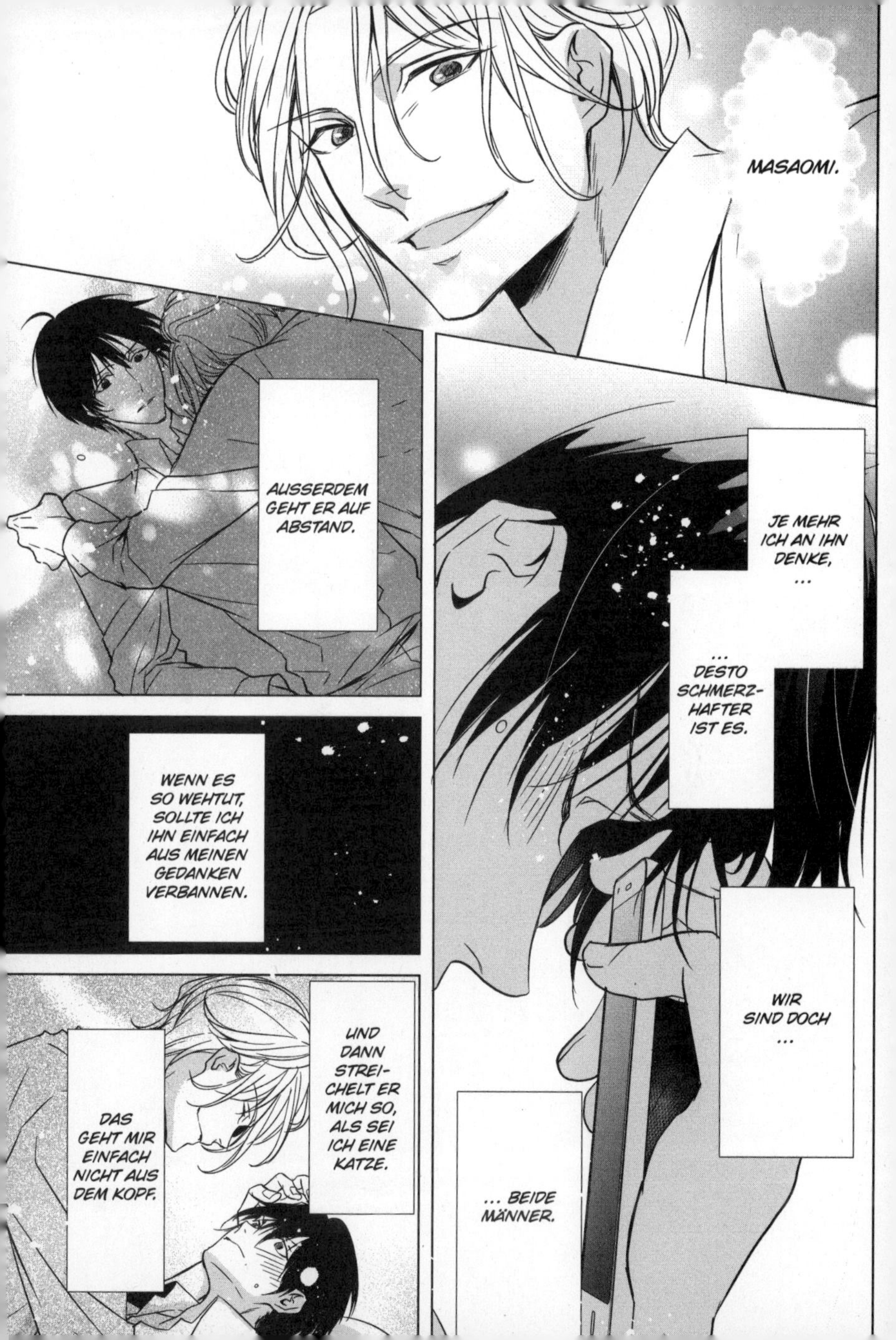

MASAOMI.
JE MEHR ICH AN IHN DENKE, ...
... DESTO SCHMERZHAFTER IST ES.
WIR SIND DOCH ...
... BEIDE MÄNNER.
AUSSERDEM GEHT ER AUF ABSTAND.
WENN ES SO WEHTUT, SOLLTE ICH IHN EINFACH AUS MEINEN GEDANKEN VERBANNEN.
UND DANN STREICHELT ER MICH SO, ALS SEI ICH EINE KATZE.
DAS GEHT MIR EINFACH NICHT AUS DEM KOPF.

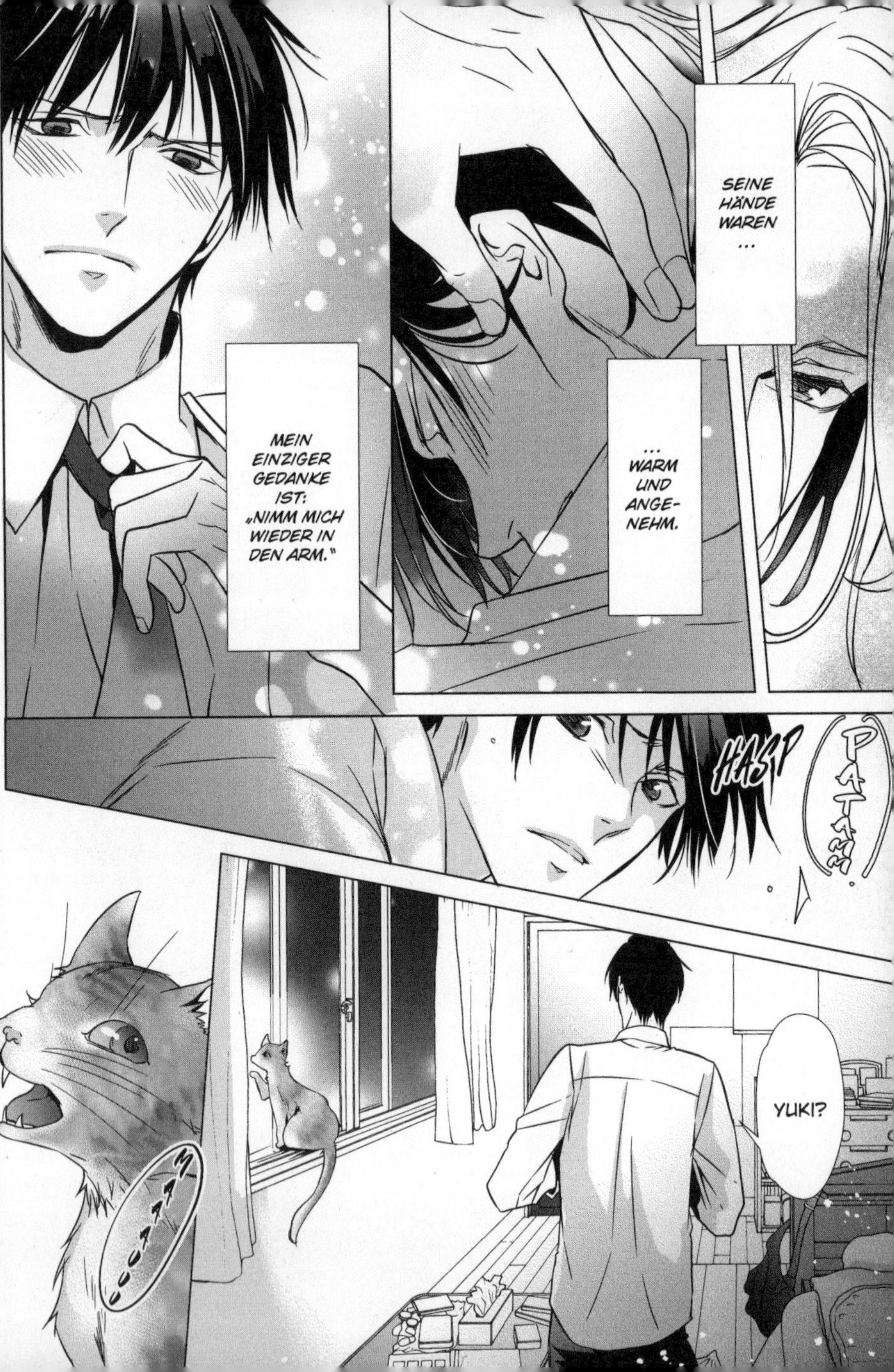
SEINE HÄNDE WAREN ...
... WARM UND ANGE- NEHM.
MEIN EINZIGER GEDANKE IST: „NIMM MICH WIEDER IN DEN ARM."
PATAMM
HASP
YUKI?
MIAAAUUU

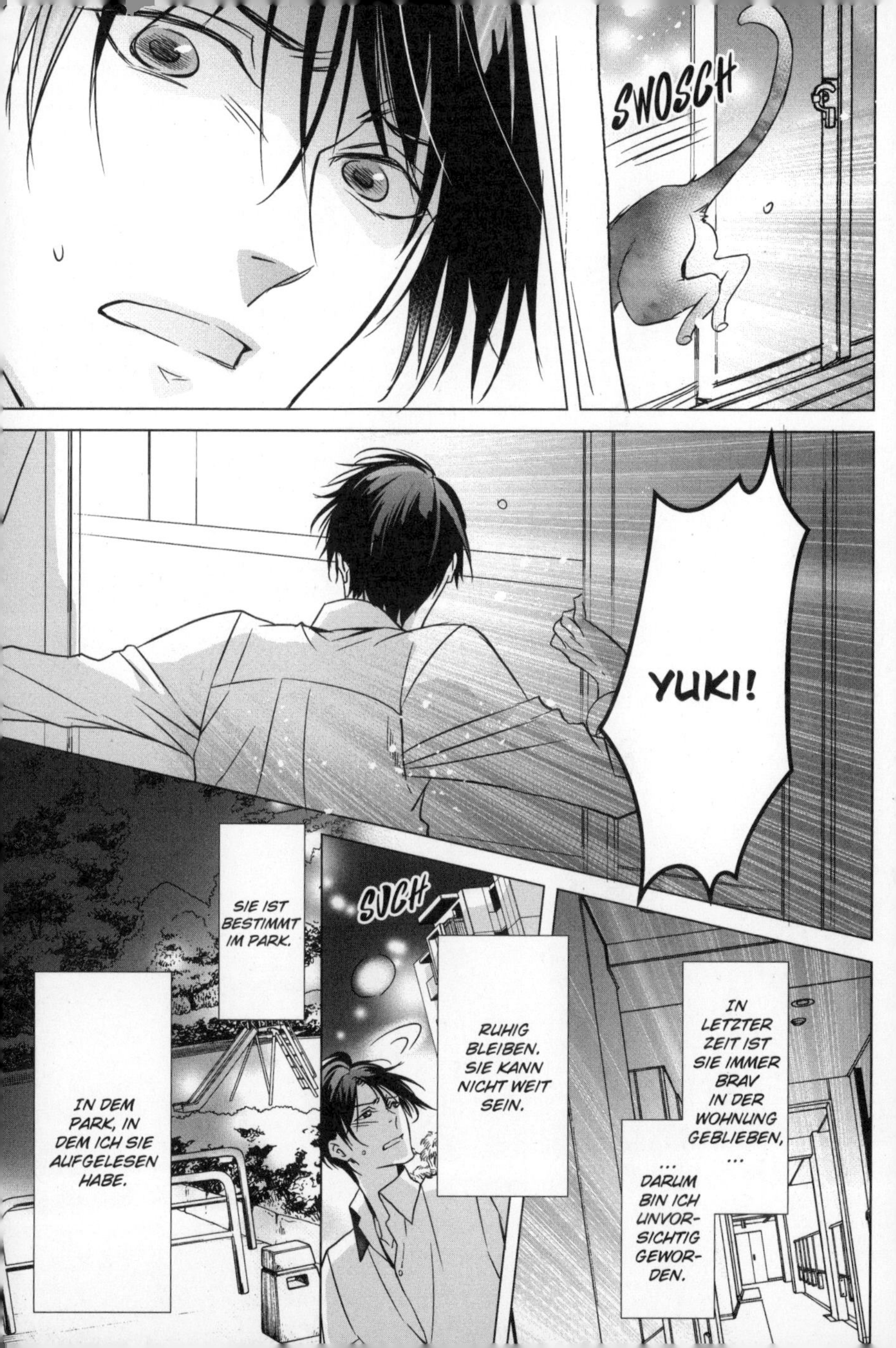
SWOSCH
YUKI!
IN LETZTER ZEIT IST SIE IMMER BRAV IN DER WOHNUNG GEBLIEBEN, ...
... DARUM BIN ICH UNVORSICHTIG GEWORDEN.
RUHIG BLEIBEN. SIE KANN NICHT WEIT SEIN.
SIE IST BESTIMMT IM PARK.
IN DEM PARK, IN DEM ICH SIE AUFGELESEN HABE.

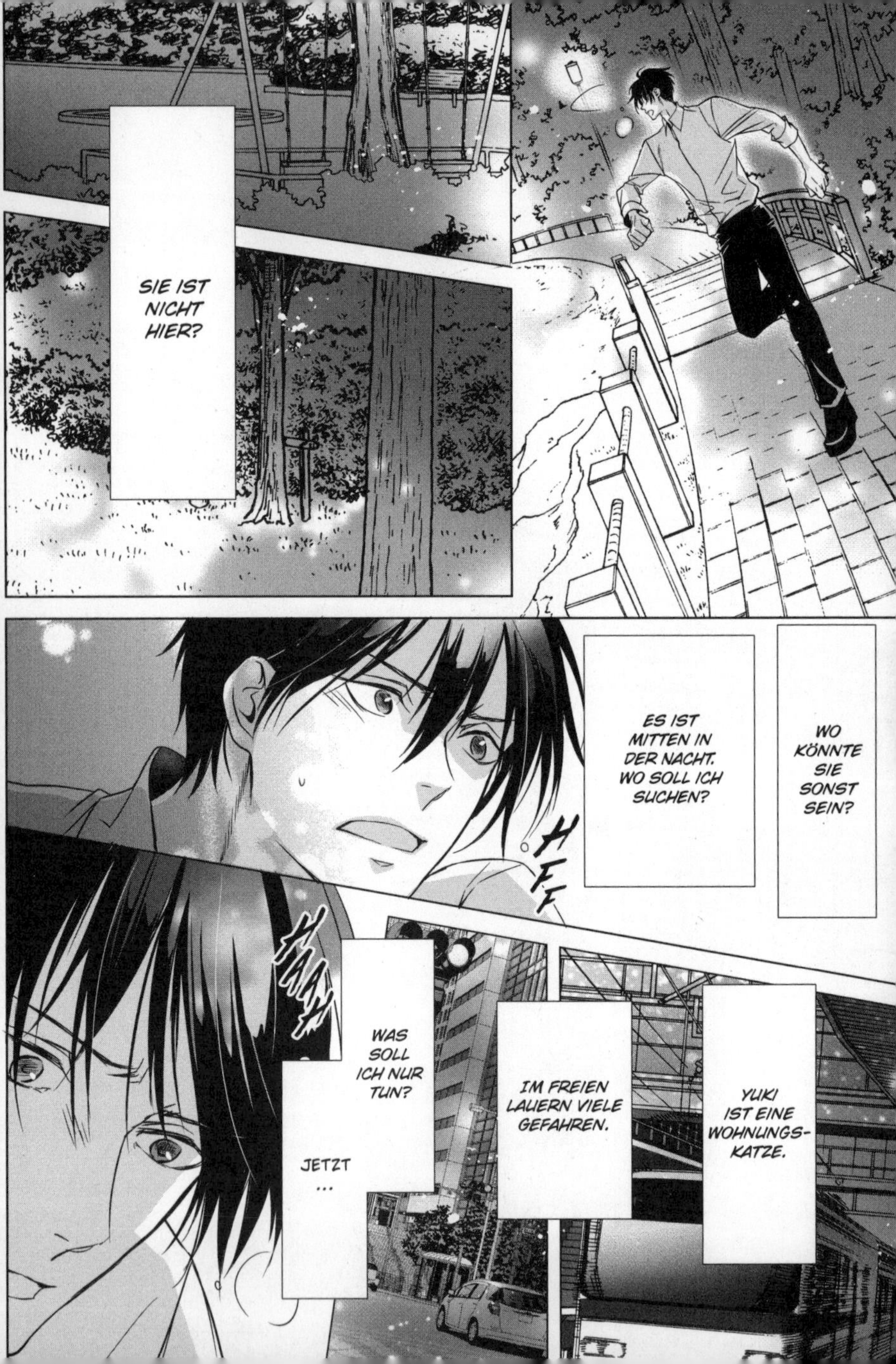
SIE IST NICHT HIER?
WO KÖNNTE SIE SONST SEIN?
ES IST MITTEN IN DER NACHT. WO SOLL ICH SUCHEN?
HFF
YUKI IST EINE WOHNUNGS-KATZE.
IM FREIEN LAUERN VIELE GEFAHREN.
WAS SOLL ICH NUR TUN?
JETZT ...

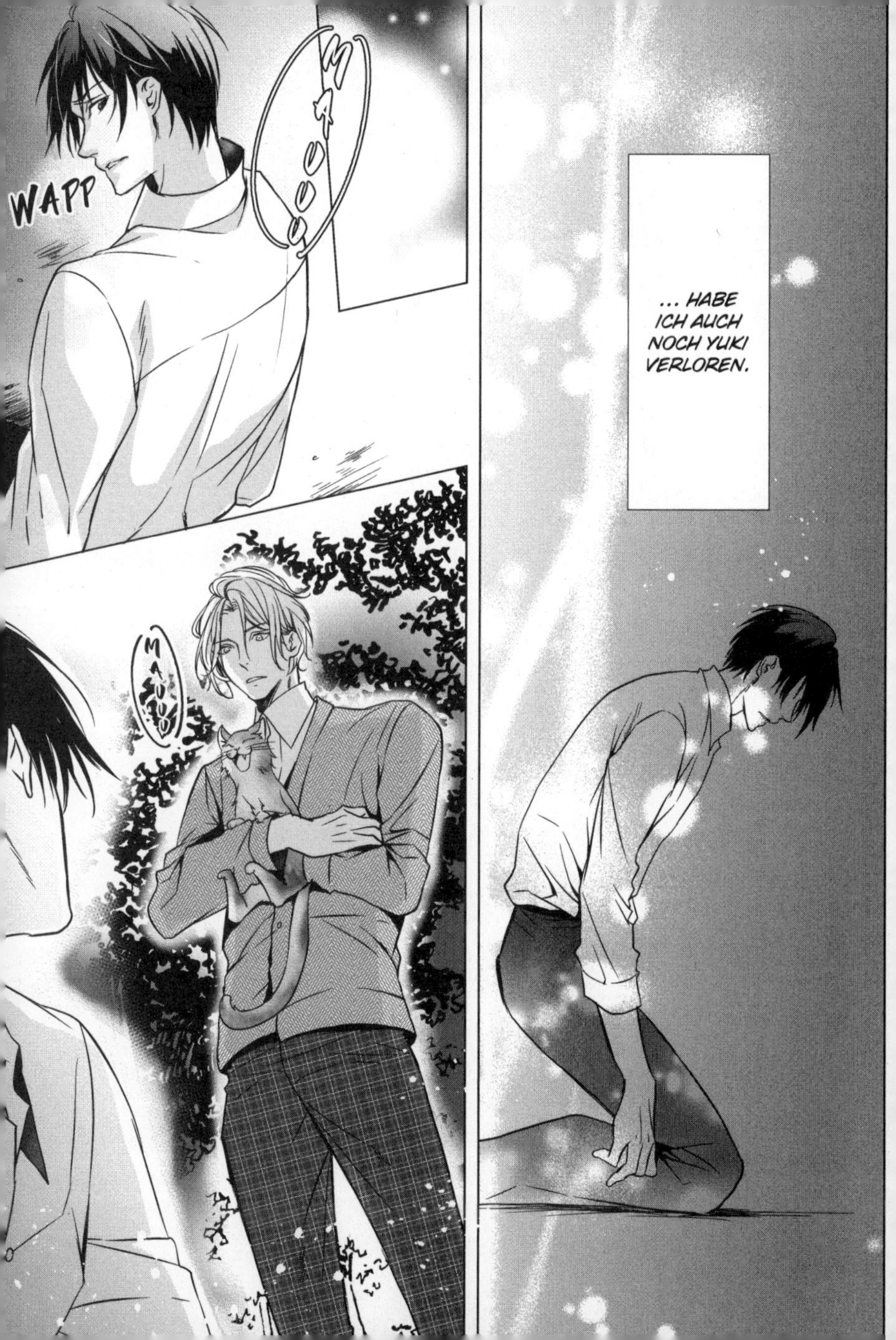
MAUUU
WAPP
MAUUU
... HABE ICH AUCH NOCH YUKI VERLOREN.

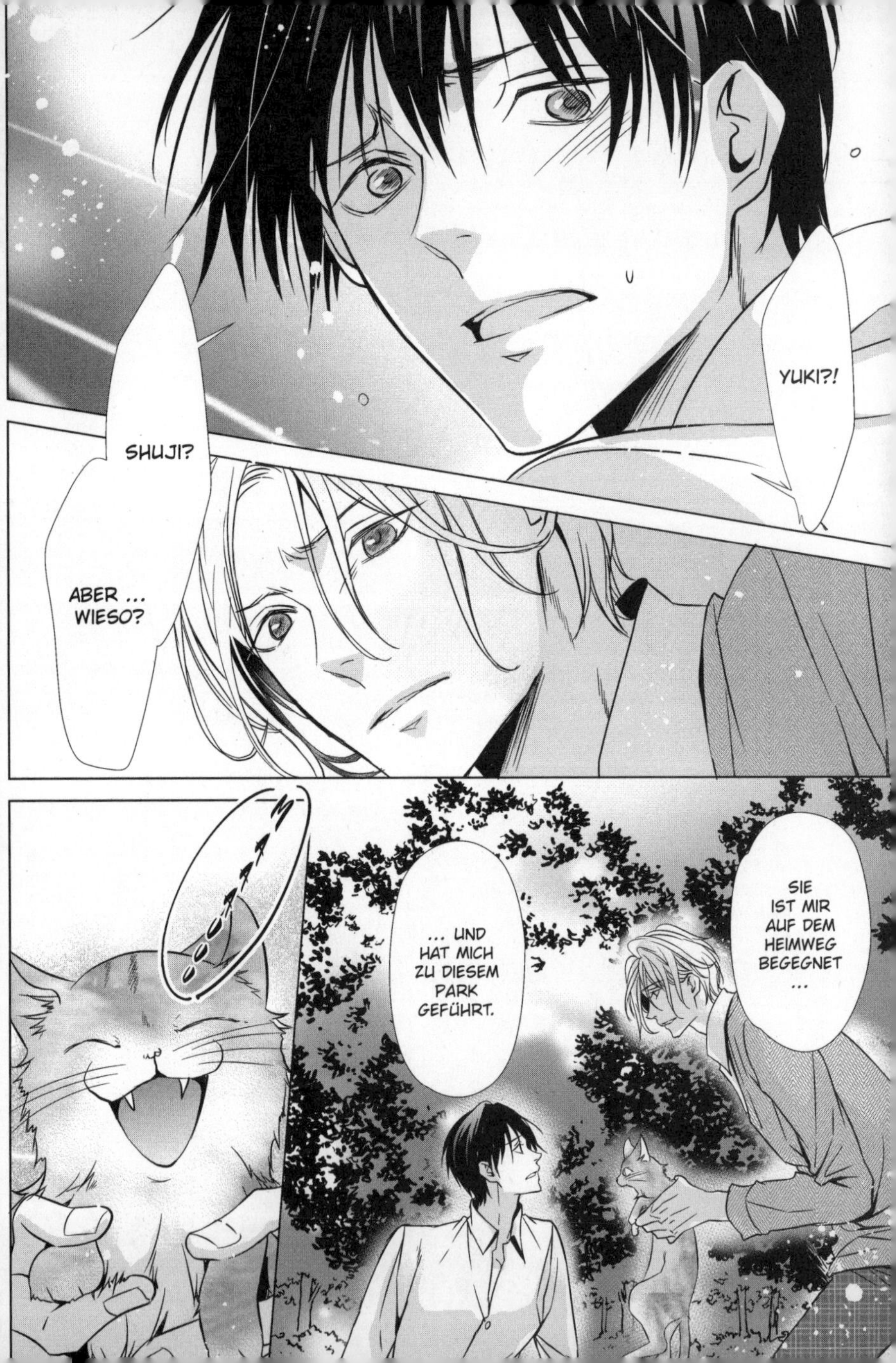
YUKI?!
SHUJI?
ABER ... WIESO?
SIE IST MIR AUF DEM HEIMWEG BEGEGNET ...
... UND HAT MICH ZU DIESEM PARK GEFÜHRT.
MAAAAOOO

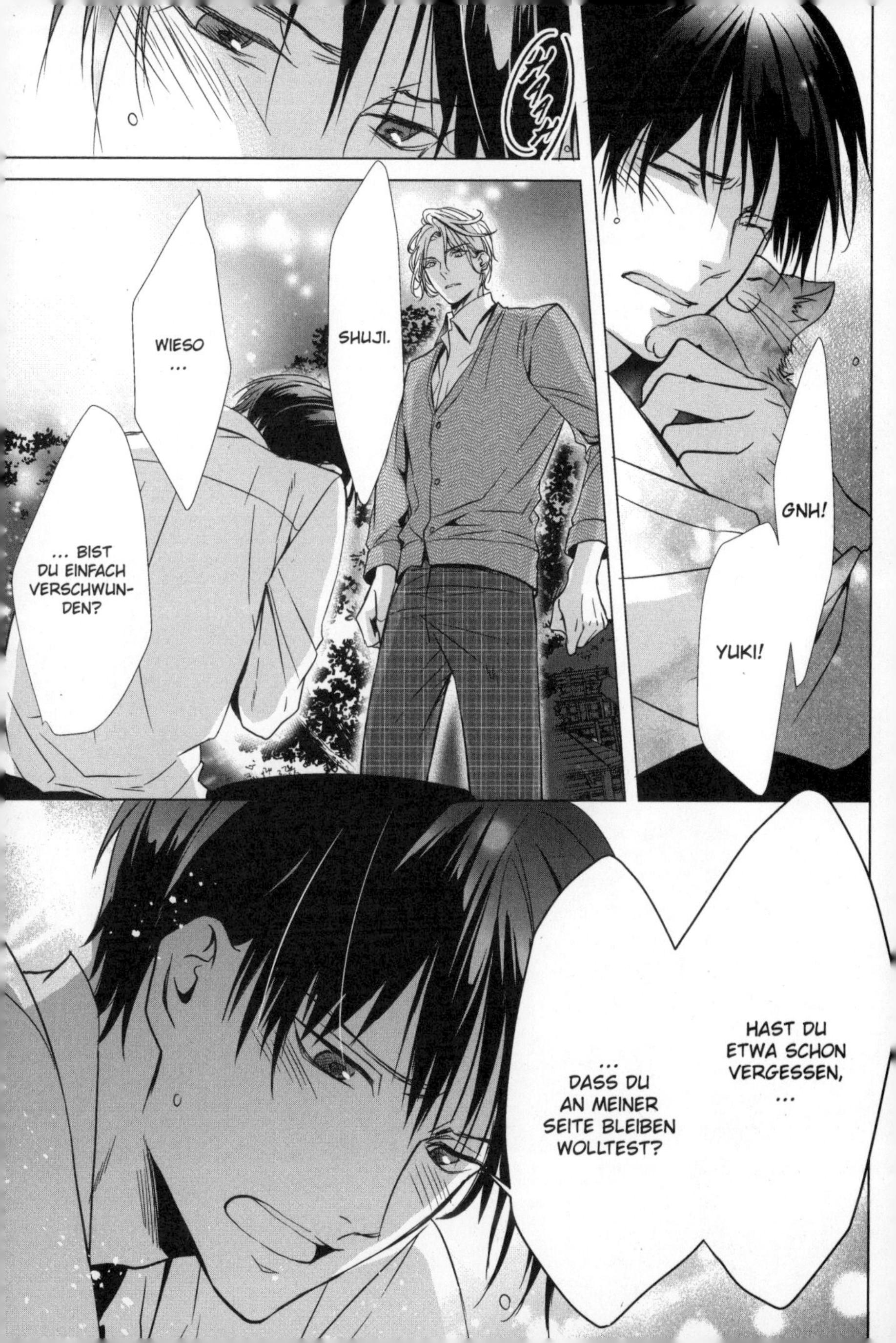
GNH!
YUKI!
SHUJI.
WIESO ...
... BIST DU EINFACH VERSCHWUNDEN?
HAST DU ETWA SCHON VERGESSEN, ...
... DASS DU AN MEINER SEITE BLEIBEN WOLLTEST?

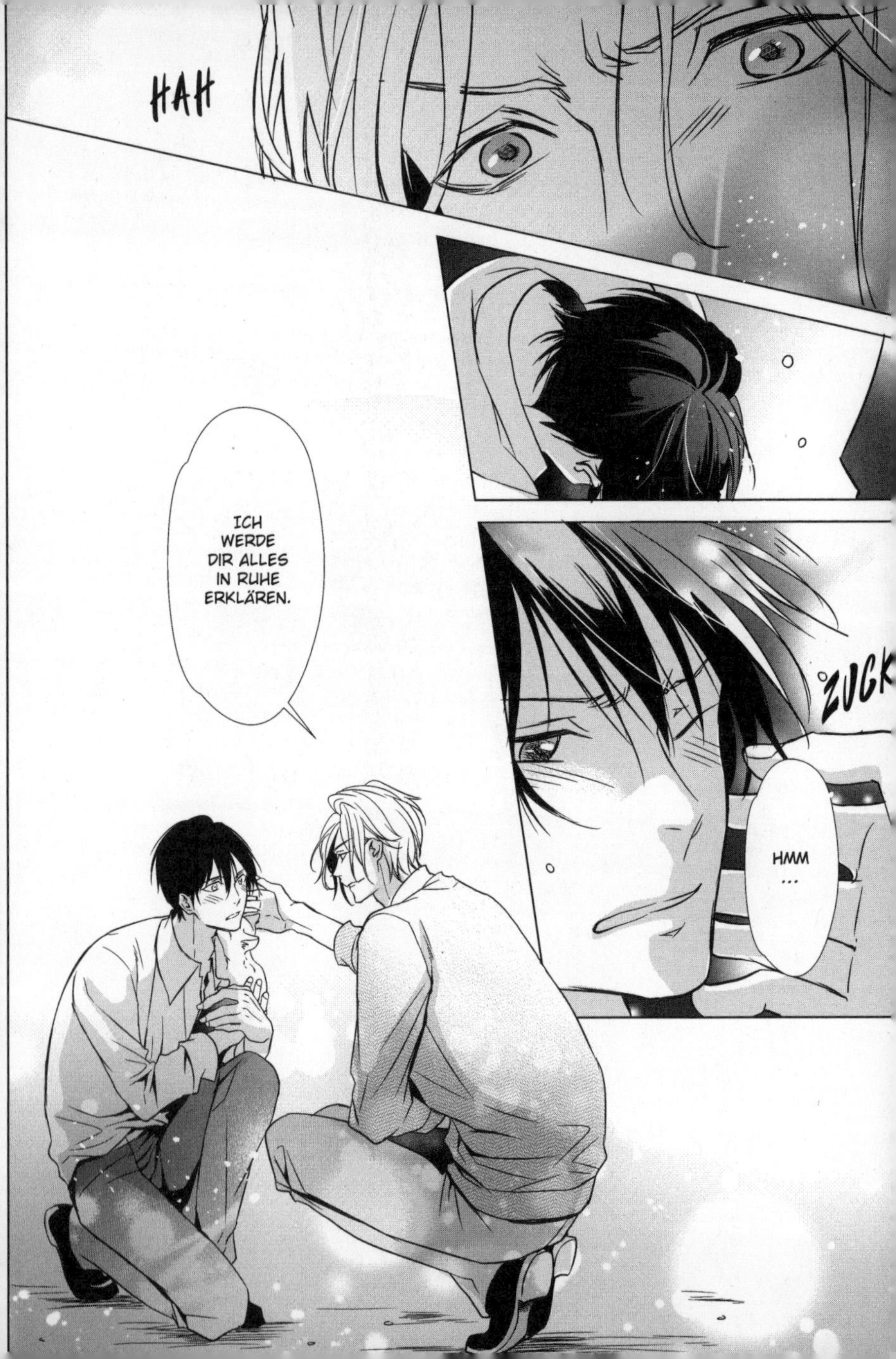
HAH
ZUCK
HMM ...
ICH WERDE DIR ALLES IN RUHE ERKLÄREN.

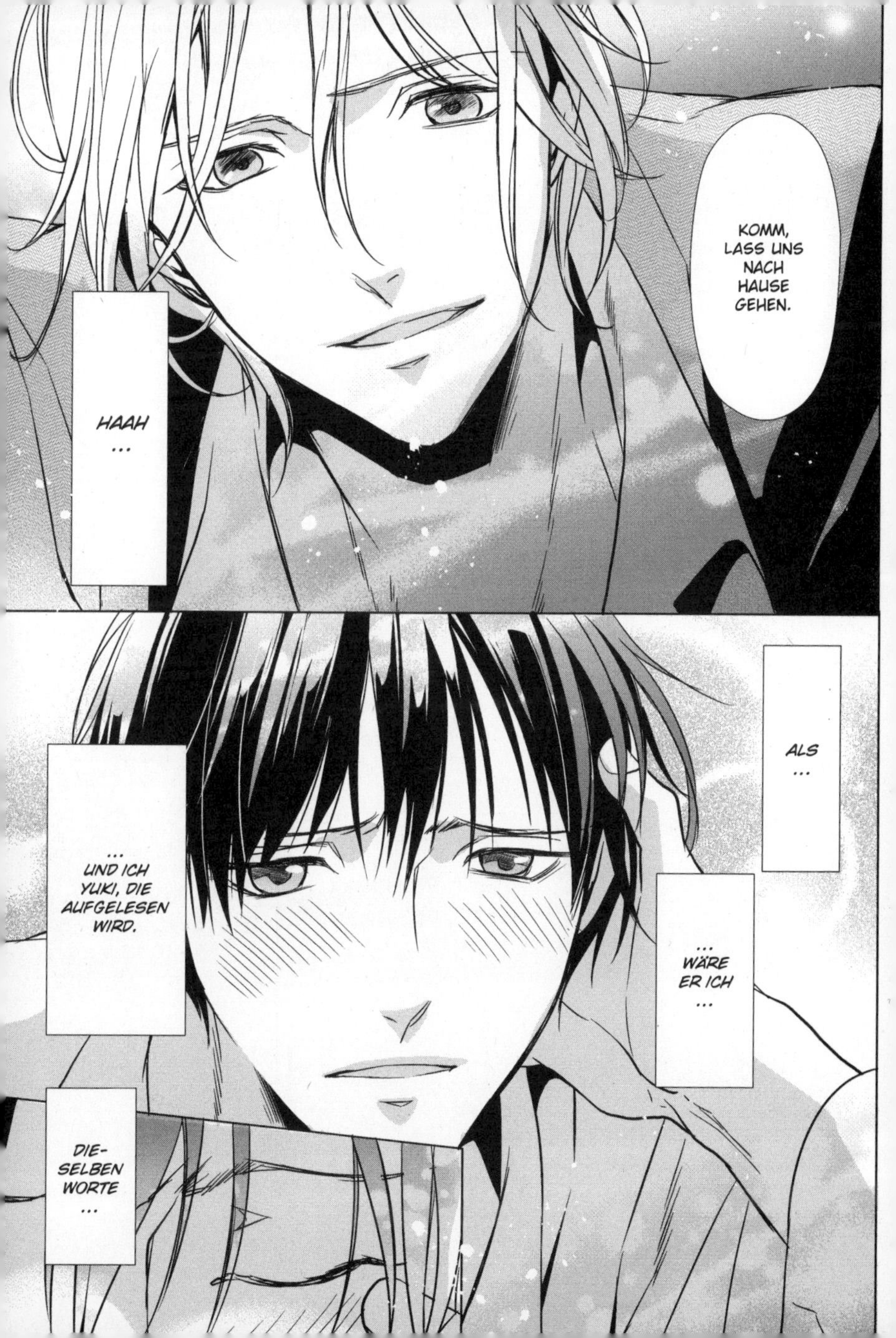
KOMM, LASS UNS NACH HAUSE GEHEN.
HAAH ...
ALS ...
... WÄRE ER ICH ...
... UND ICH YUKI, DIE AUFGELESEN WIRD.
DIE-SELBEN WORTE ...

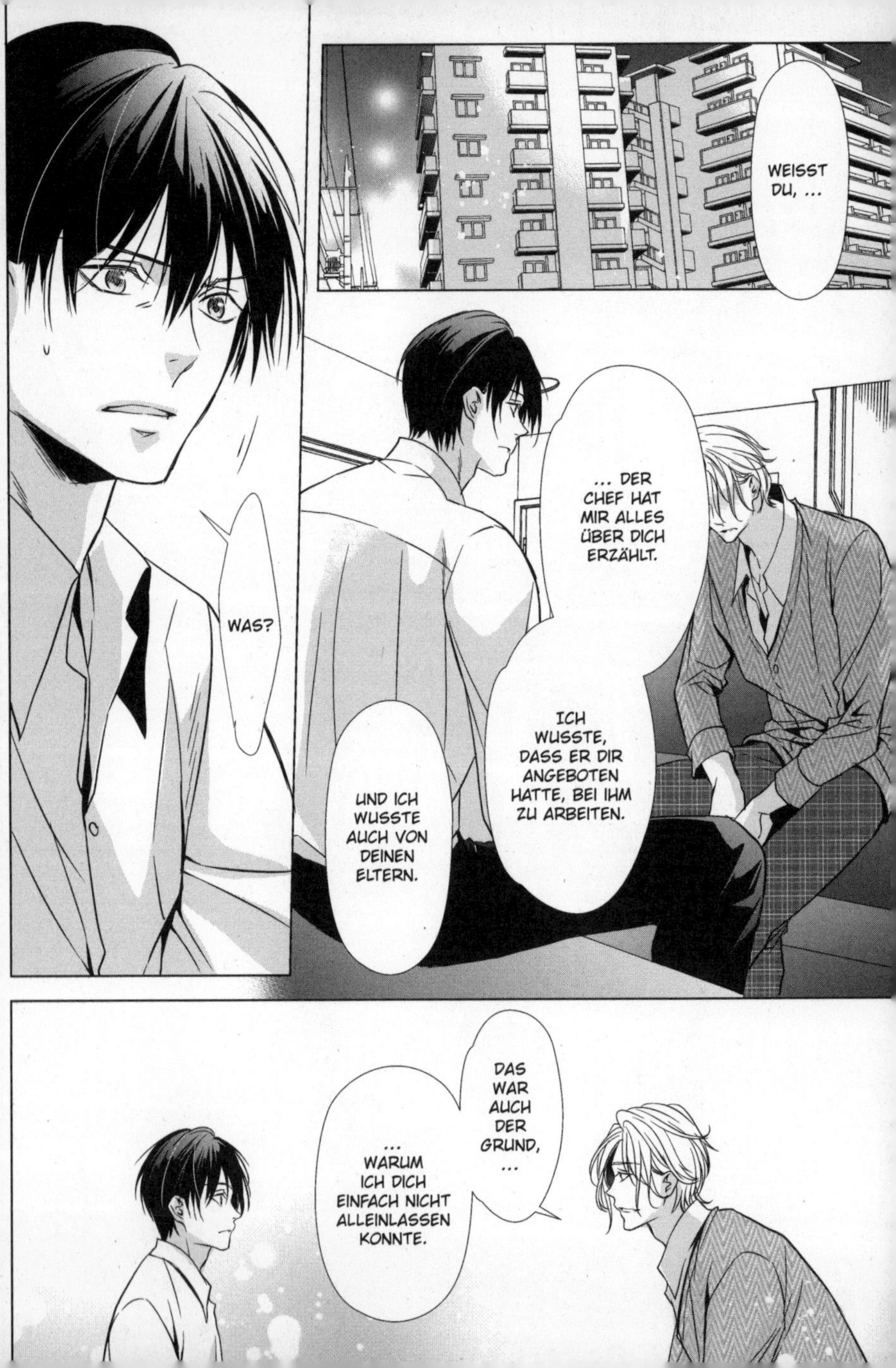
WEISST DU, ...
... DER CHEF HAT MIR ALLES ÜBER DICH ERZÄHLT.
ICH WUSSTE, DASS ER DIR ANGEBOTEN HATTE, BEI IHM ZU ARBEITEN.
UND ICH WUSSTE AUCH VON DEINEN ELTERN.
WAS?
DAS WAR AUCH DER GRUND, ...
... WARUM ICH DICH EINFACH NICHT ALLEINLASSEN KONNTE.

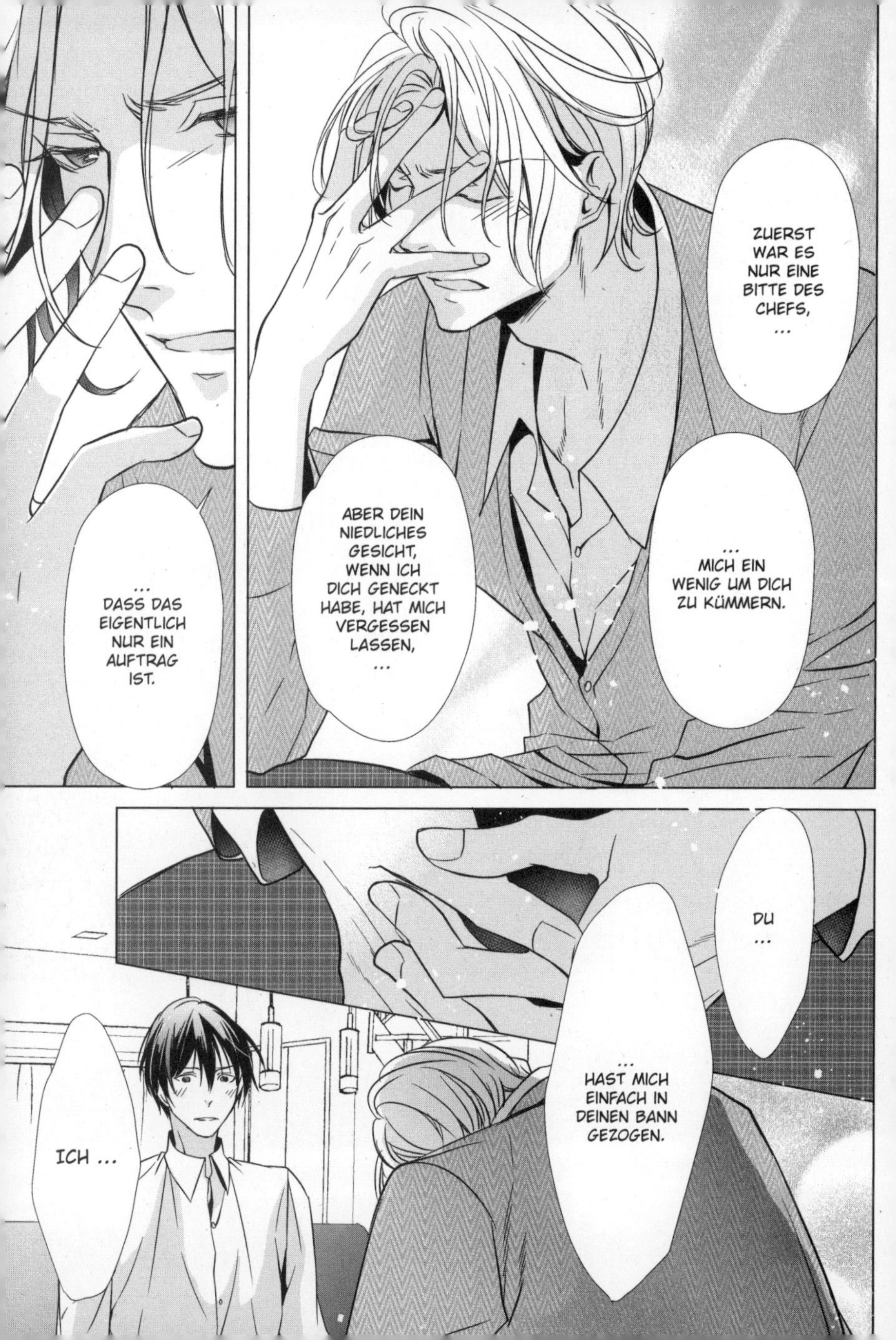
ZUERST WAR ES NUR EINE BITTE DES CHEFS, ...
... MICH EIN WENIG UM DICH ZU KÜMMERN.
ABER DEIN NIEDLICHES GESICHT, WENN ICH DICH GENECKT HABE, HAT MICH VERGESSEN LASSEN, ...
... DASS DAS EIGENTLICH NUR EIN AUFTRAG IST.
DU ...
... HAST MICH EINFACH IN DEINEN BANN GEZOGEN.
ICH ...

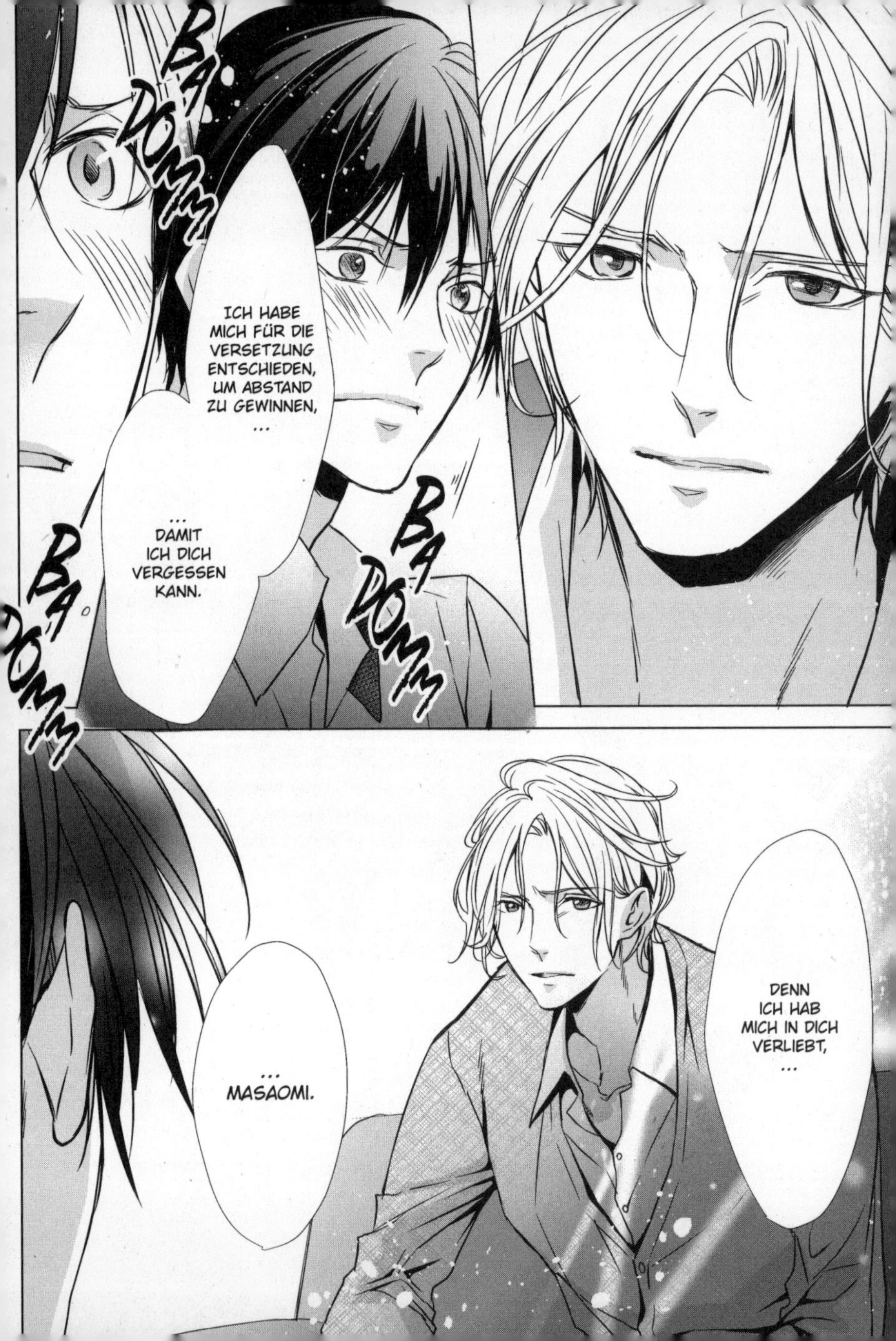
BA DOMM
ICH HABE MICH FÜR DIE VERSETZUNG ENTSCHIEDEN, UM ABSTAND ZU GEWINNEN, ...
BA DOMM
... DAMIT ICH DICH VERGESSEN KANN.
BA DOMM
DENN ICH HAB MICH IN DICH VERLIEBT, ...
... MASAOMI.

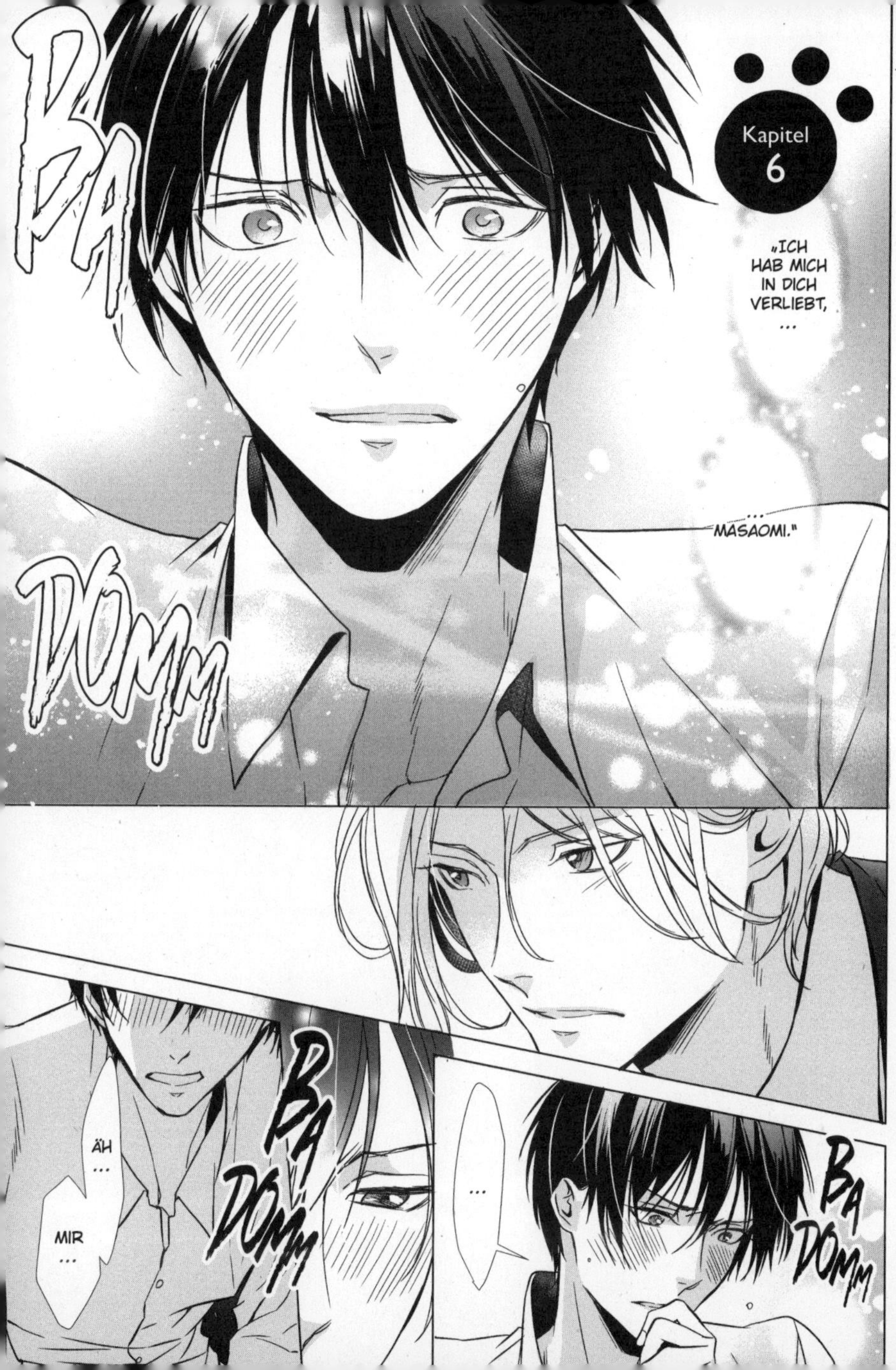
Kapitel 6
„ICH HAB MICH IN DICH VERLIEBT, ...
... MASAOMI."
BA DOMM
BA DOMM
...
BA DOMM
ÄH ...
MIR ...

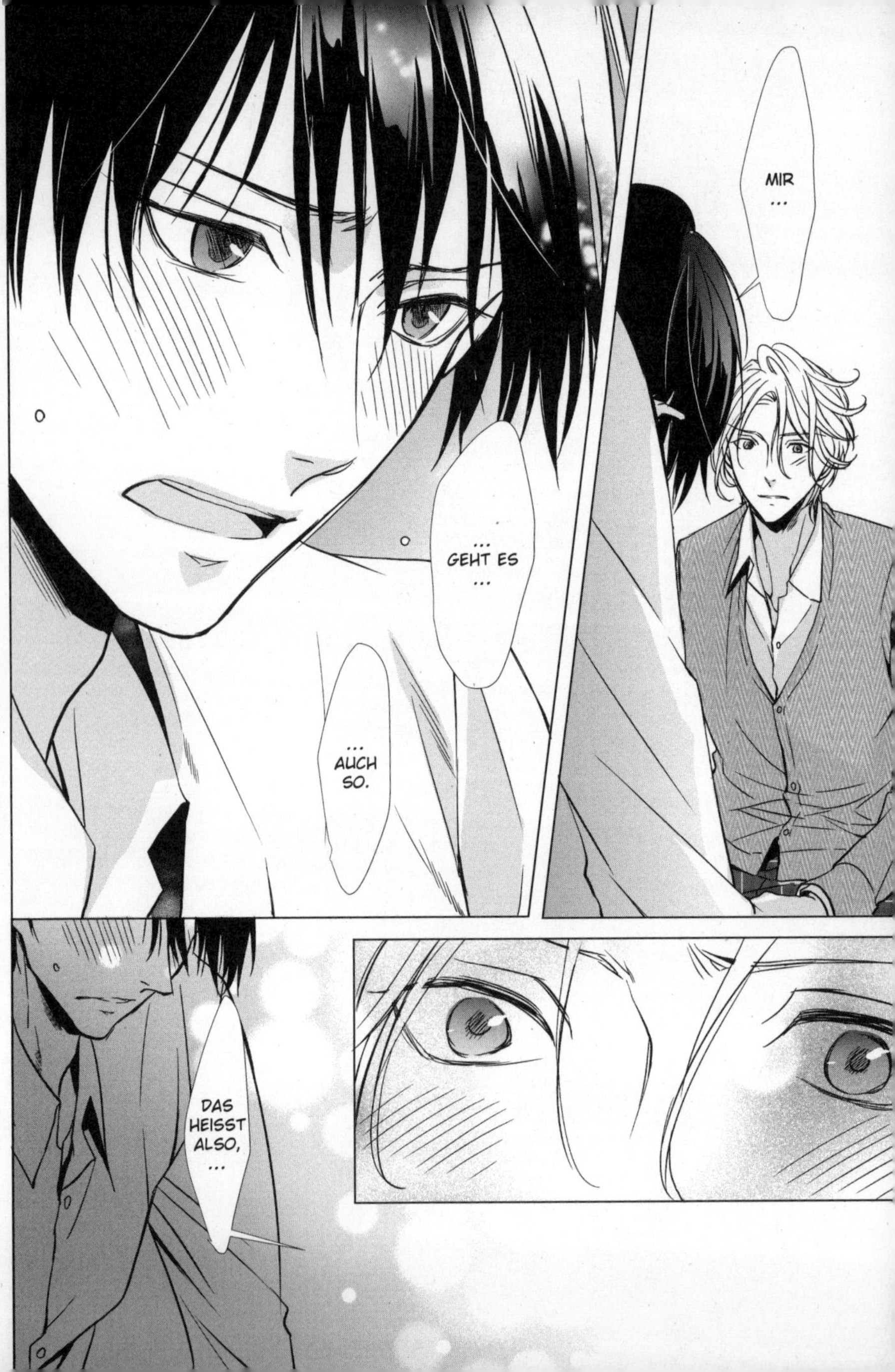
MIR …
… GEHT ES …
… AUCH SO.
DAS HEISST ALSO, …

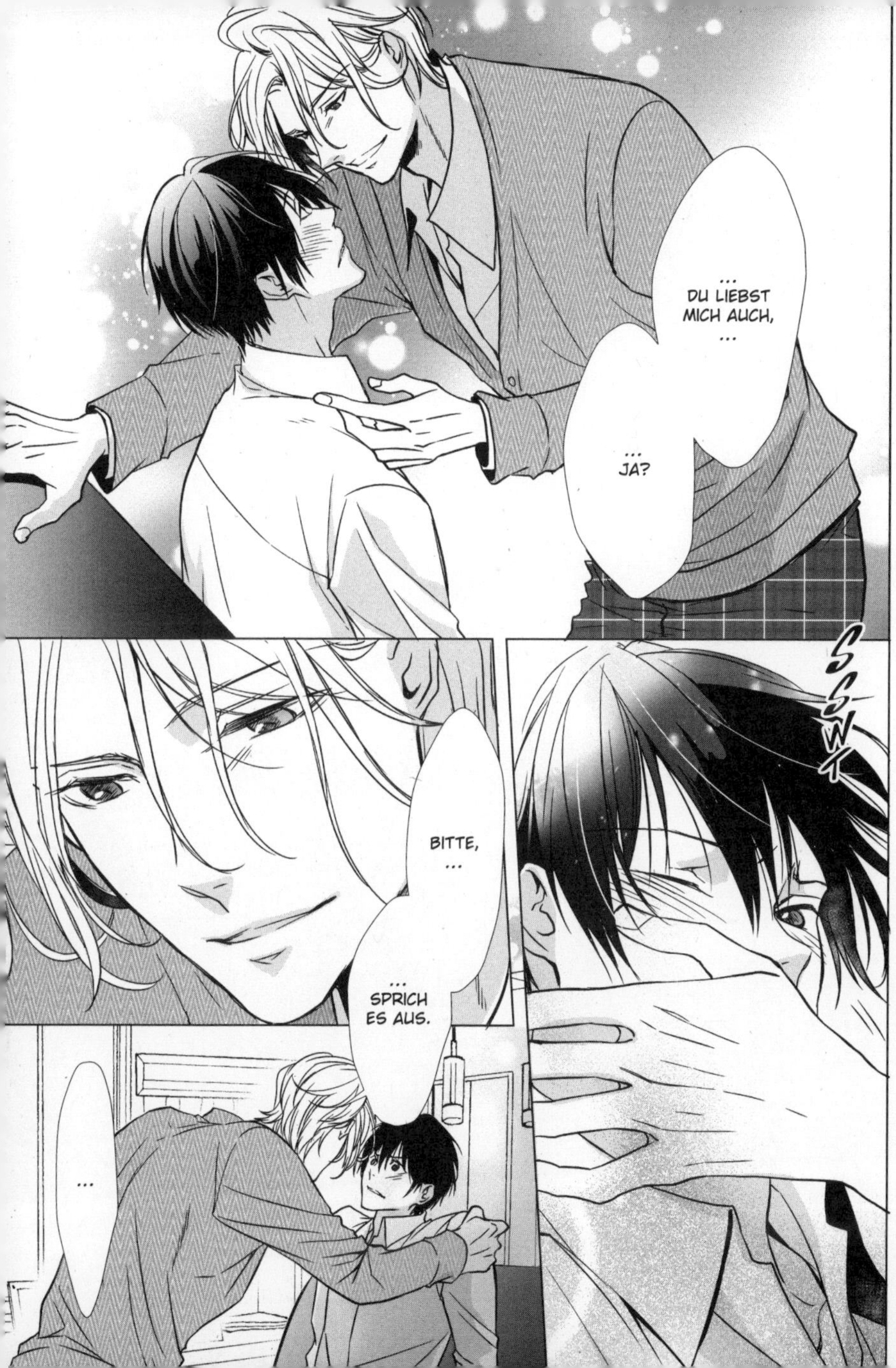
... DU LIEBST MICH AUCH, ...
... JA?
SSWK
BITTE, ...
... SPRICH ES AUS.
...

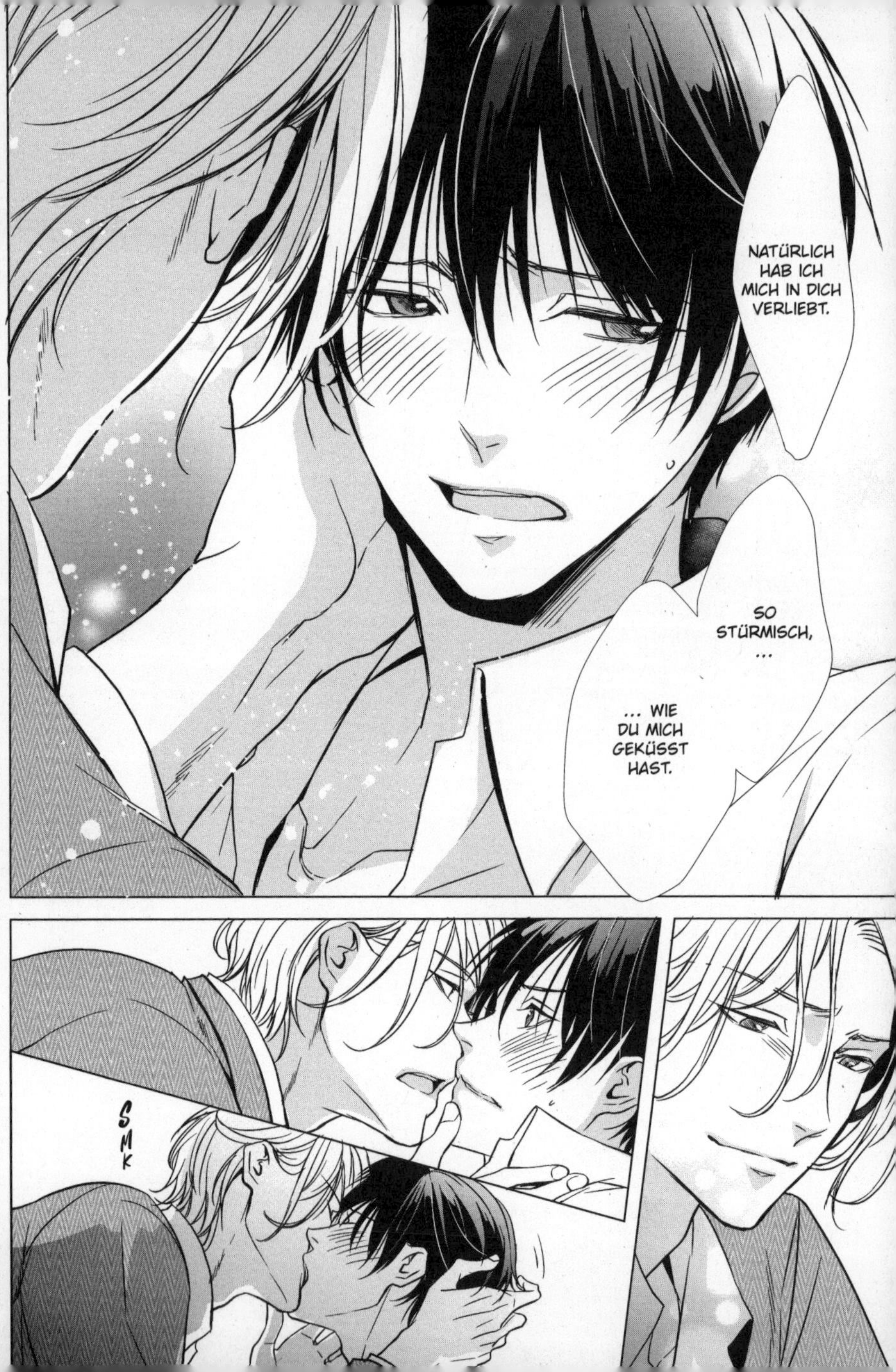
NATÜRLICH HAB ICH MICH IN DICH VERLIEBT.
SO STÜRMISCH, ...
... WIE DU MICH GEKÜSST HAST.
SMK

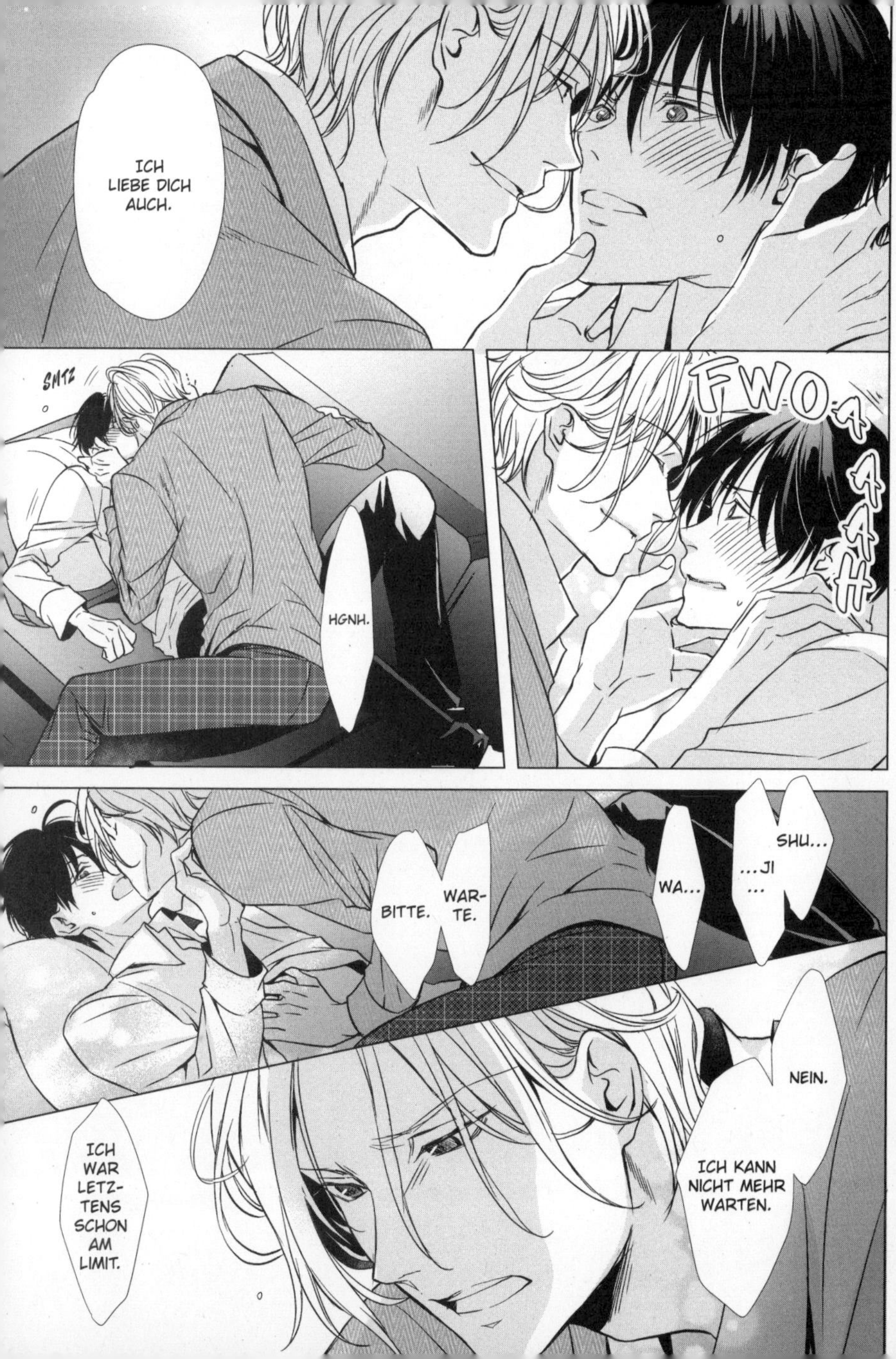
ICH LIEBE DICH AUCH.
FWOAAAH
SMTZ
HGNH.
SHU… …JI …
WA…
WAR-TE.
BITTE.
NEIN.
ICH KANN NICHT MEHR WARTEN.
ICH WAR LETZ-TENS SCHON AM LIMIT.

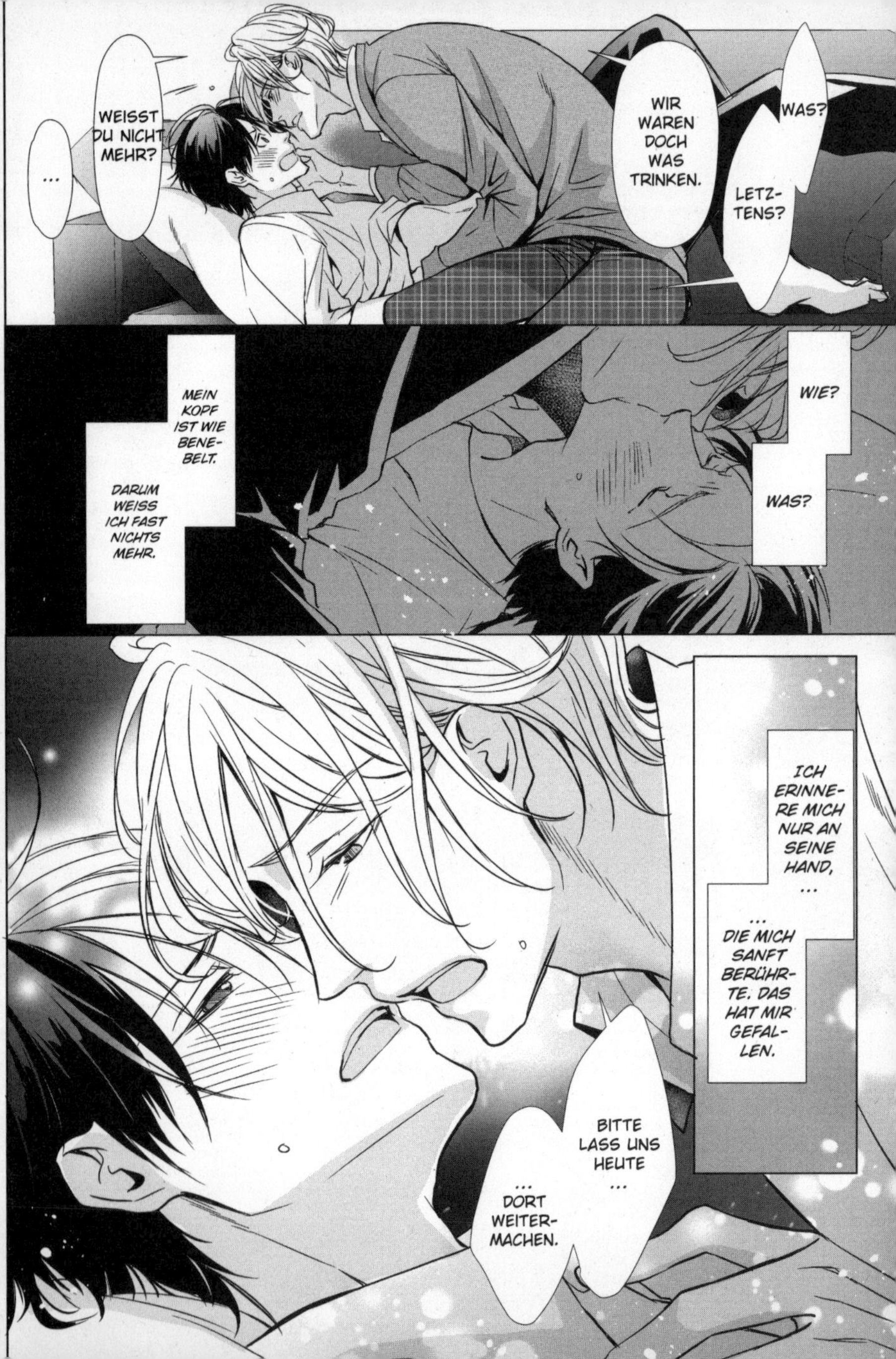
WAS?
LETZTENS?
WIR WAREN DOCH WAS TRINKEN.
WEISST DU NICHT MEHR?
...
WIE?
WAS?
MEIN KOPF IST WIE BENEBELT.
DARUM WEISS ICH FAST NICHTS MEHR.
ICH ERINNERE MICH NUR AN SEINE HAND, ...
... DIE MICH SANFT BERÜHRTE. DAS HAT MIR GEFALLEN.
BITTE LASS UNS HEUTE ...
... DORT WEITERMACHEN.

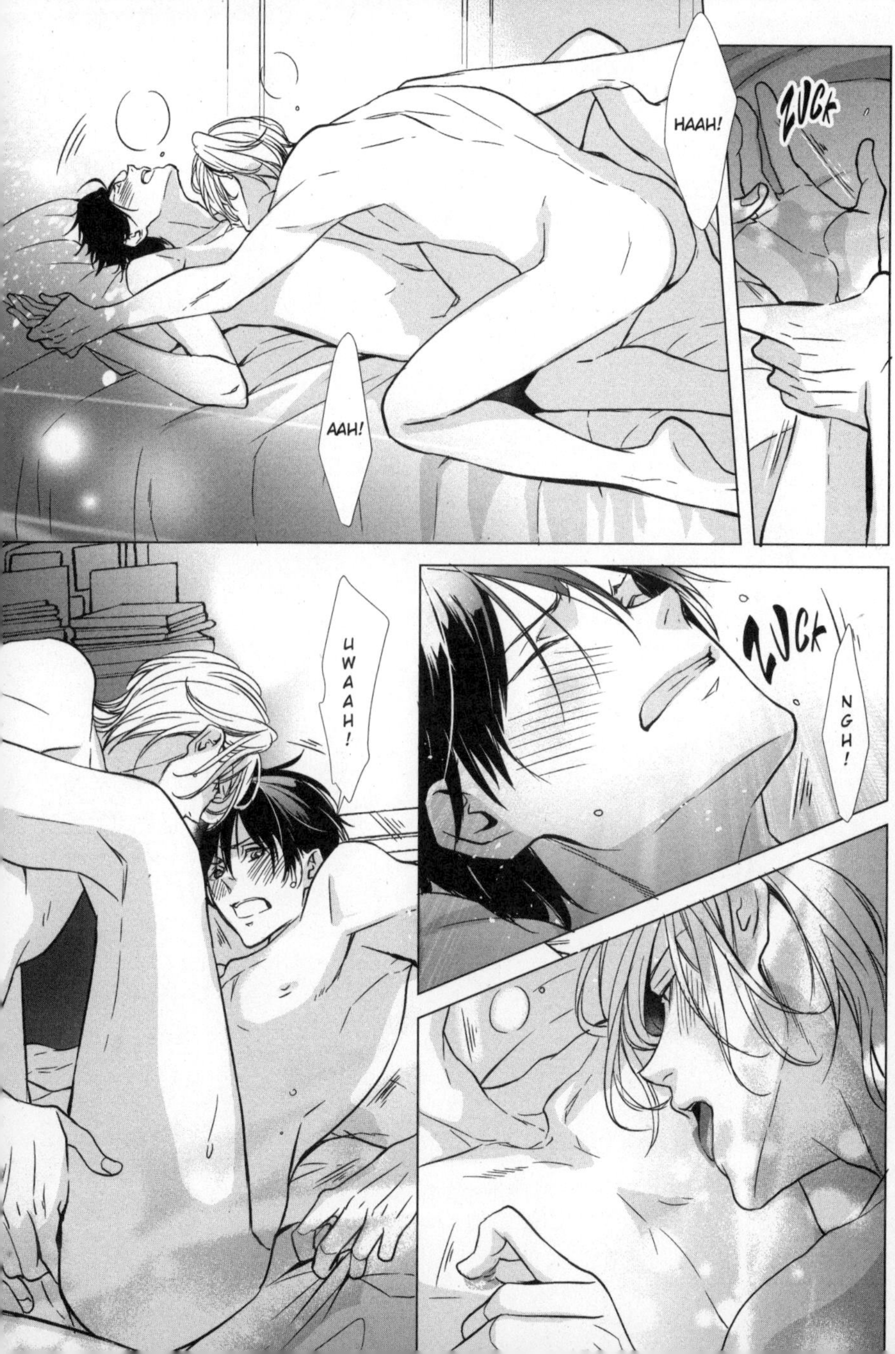
ZUCK
HAAH!
AAH!
ZUCK
NGH!
UWAAAH!

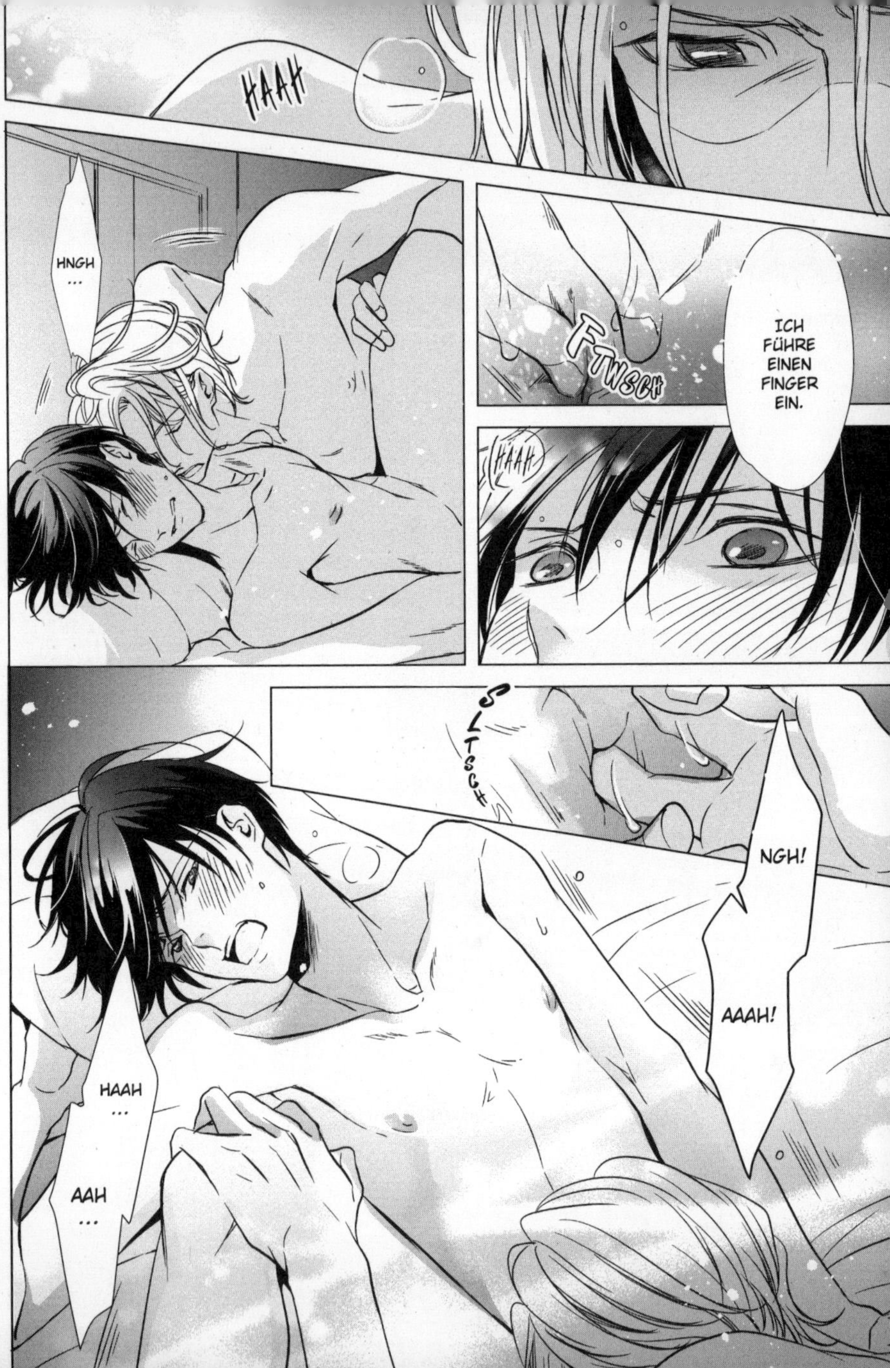
HAAH
FTWSCH
ICH FÜHRE EINEN FINGER EIN.
HAAH
HNGH …
SLTSCH
NGH!
AAAH!
HAAH …
AAH …

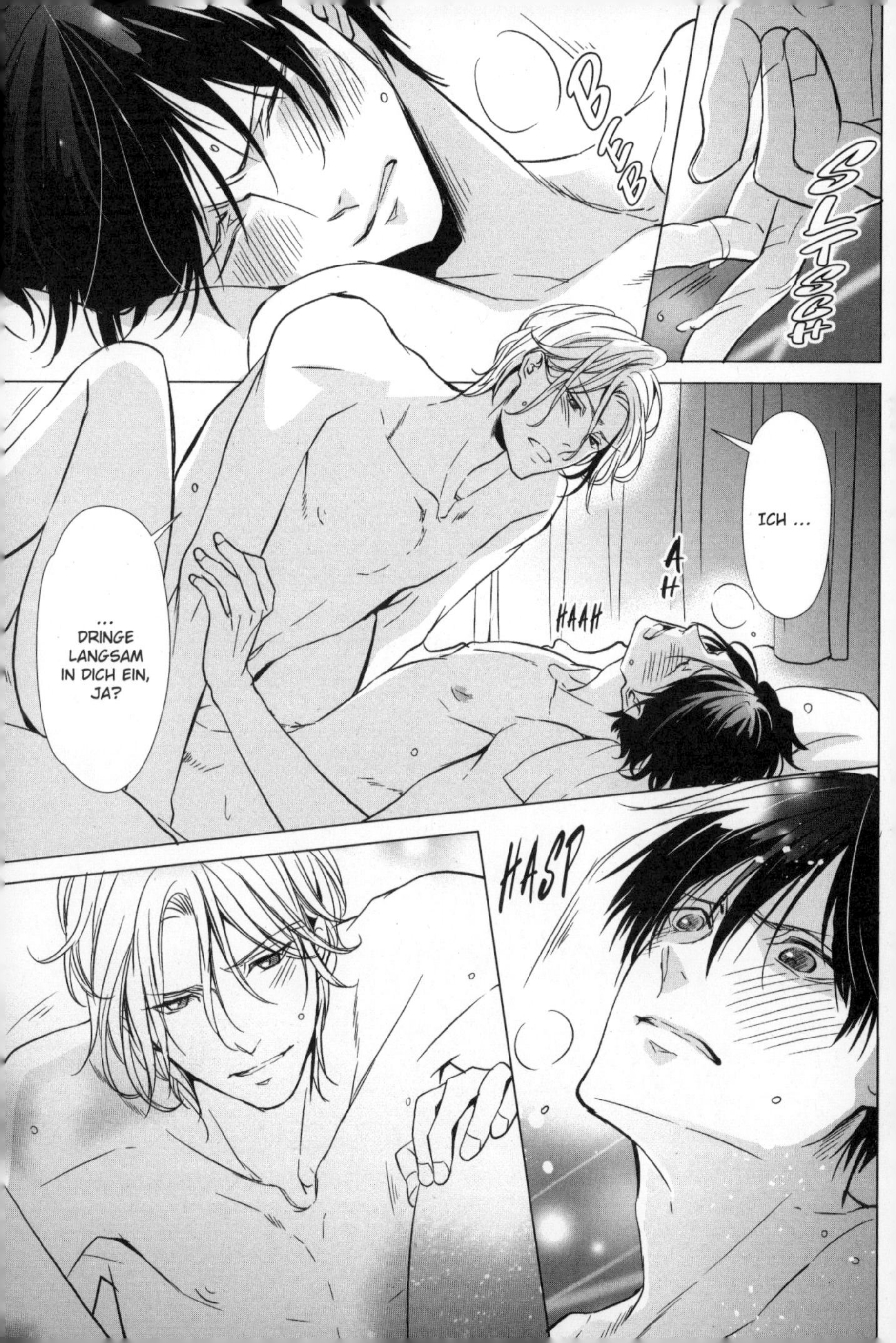
SLTSCH
BEB
ICH …
AH
HAAH
… DRINGE LANGSAM IN DICH EIN, JA?
HASP

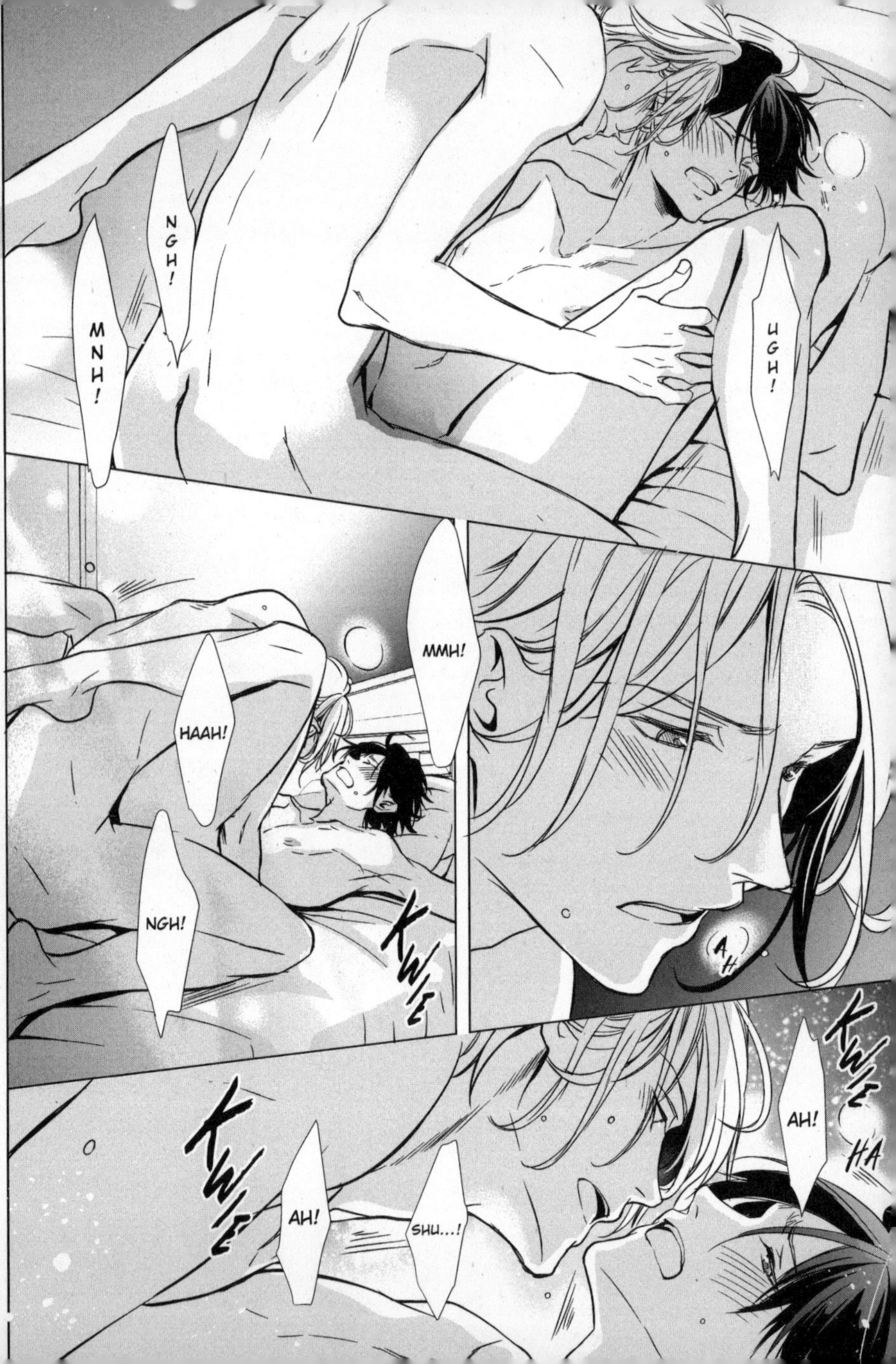
UGH!
NGH!
MNH!
AH
MMH!
HAAH!
NGH!
KWIE
KWIE
AH!
HA
SHU...!
AH!
KWIE

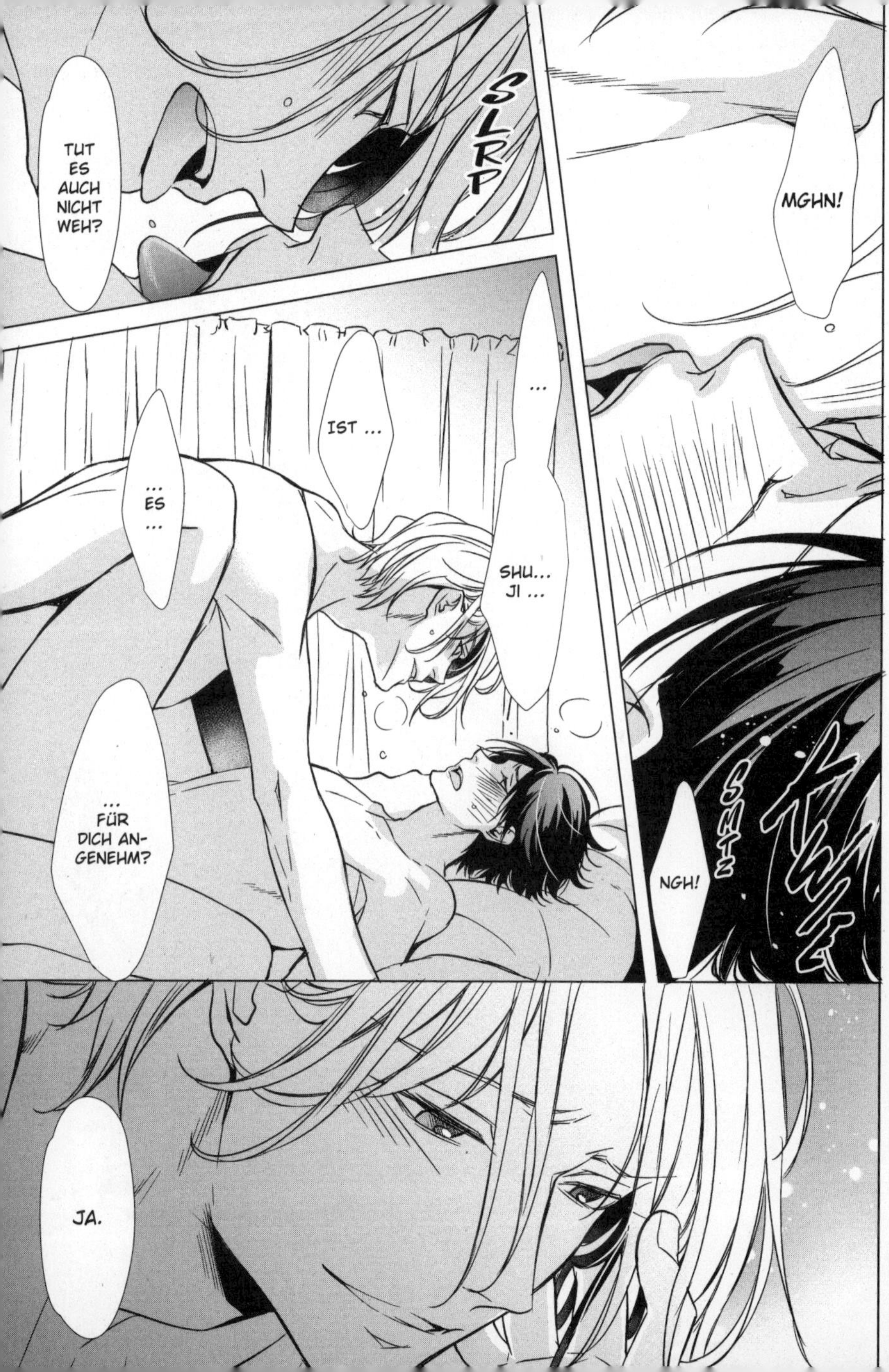
MGHN!
SLRP
TUT ES AUCH NICHT WEH?
NGH!
...
SHU... JI ...
IST ...
... ES ...
... FÜR DICH AN-GENEHM?
JA.

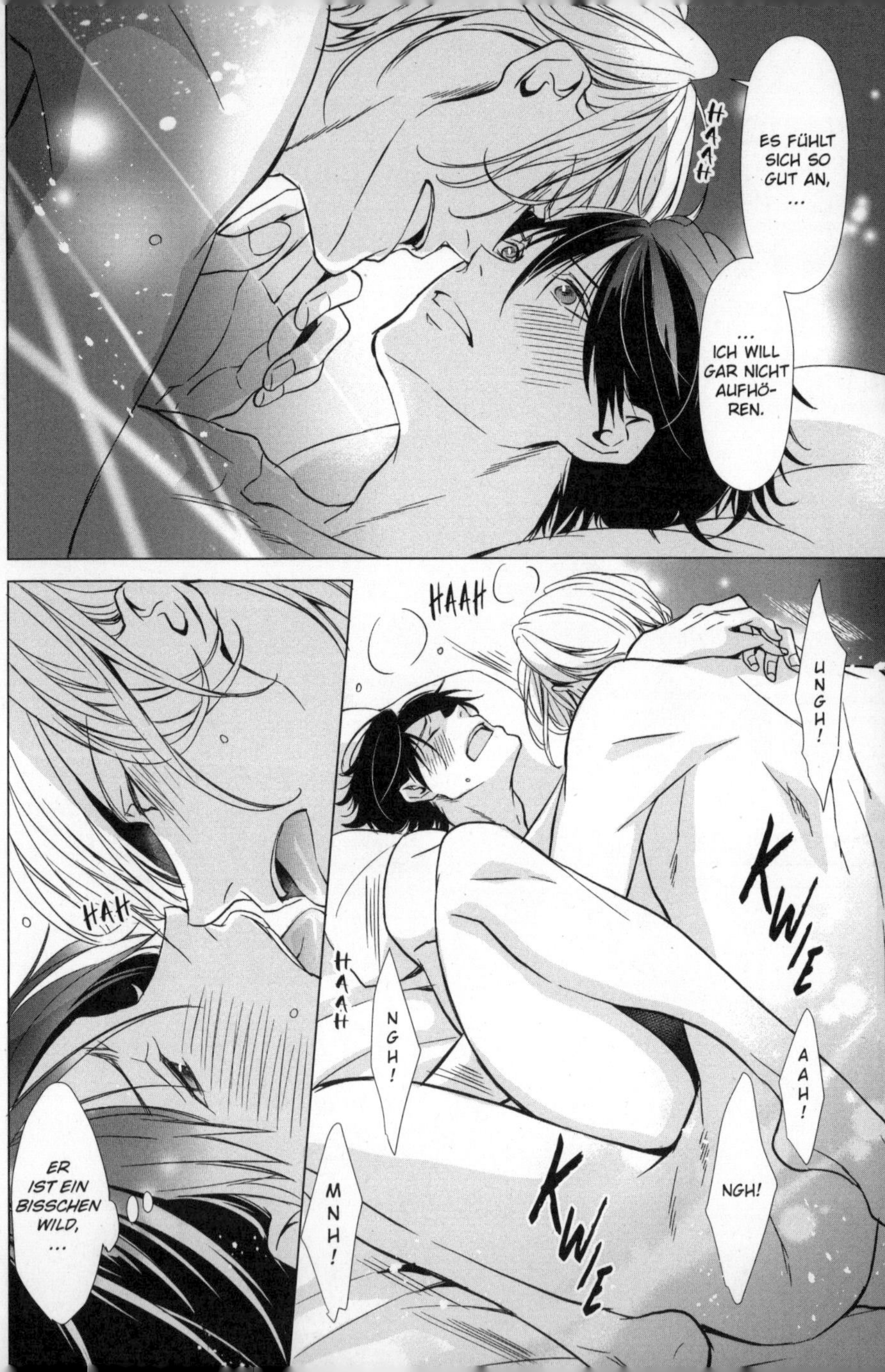
HAAAH
ES FÜHLT SICH SO GUT AN, ...
... ICH WILL GAR NICHT AUFHÖREN.
UNGH!
HAAAH
KWIE
AAH!
NGH!
KWIE
HAAAH
NGH!
MNH!
HAH
ER IST EIN BISSCHEN WILD, ...

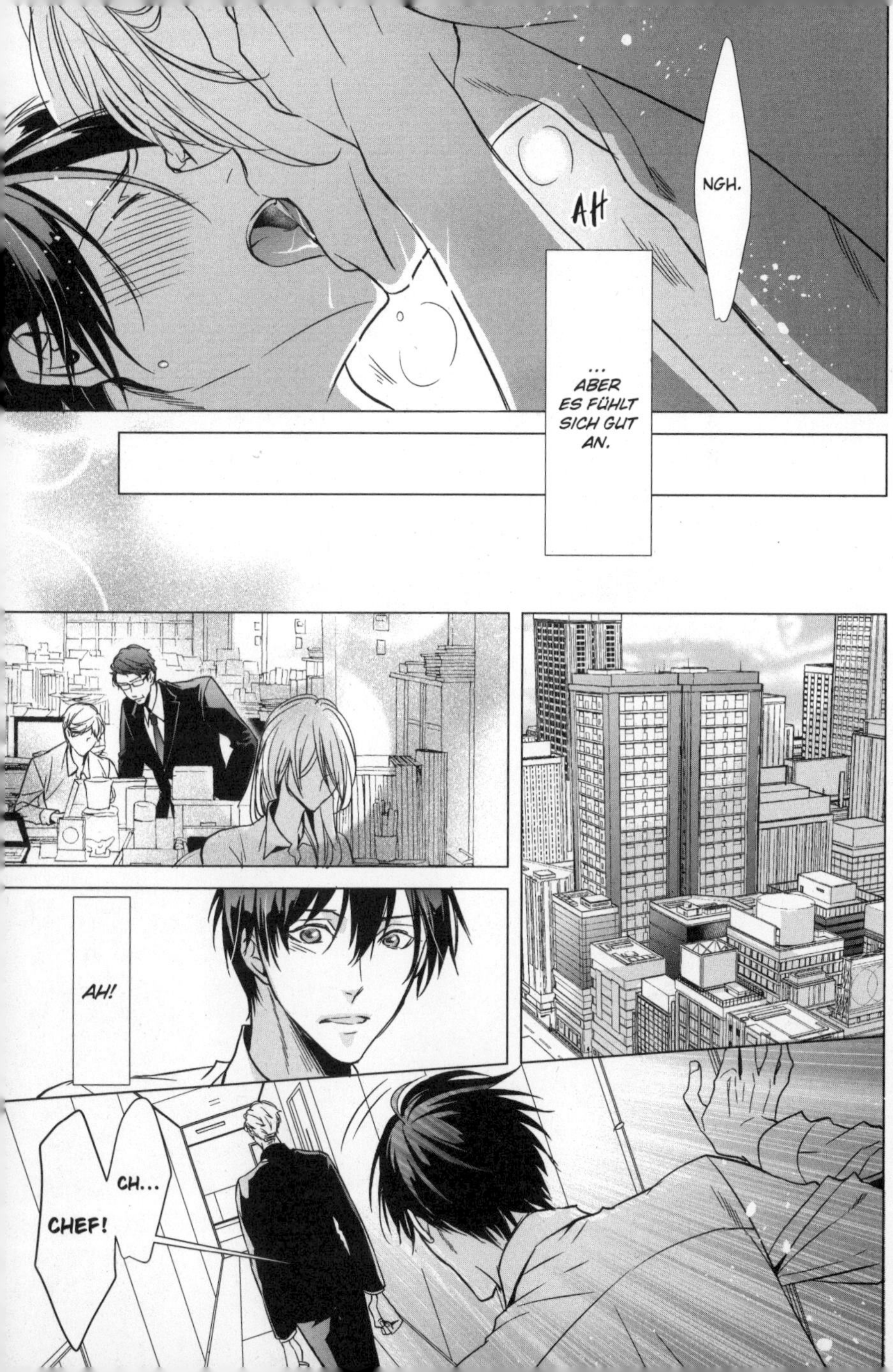
NGH.
AH
... ABER ES FÜHLT SICH GUT AN.
AH!
CH... CHEF!

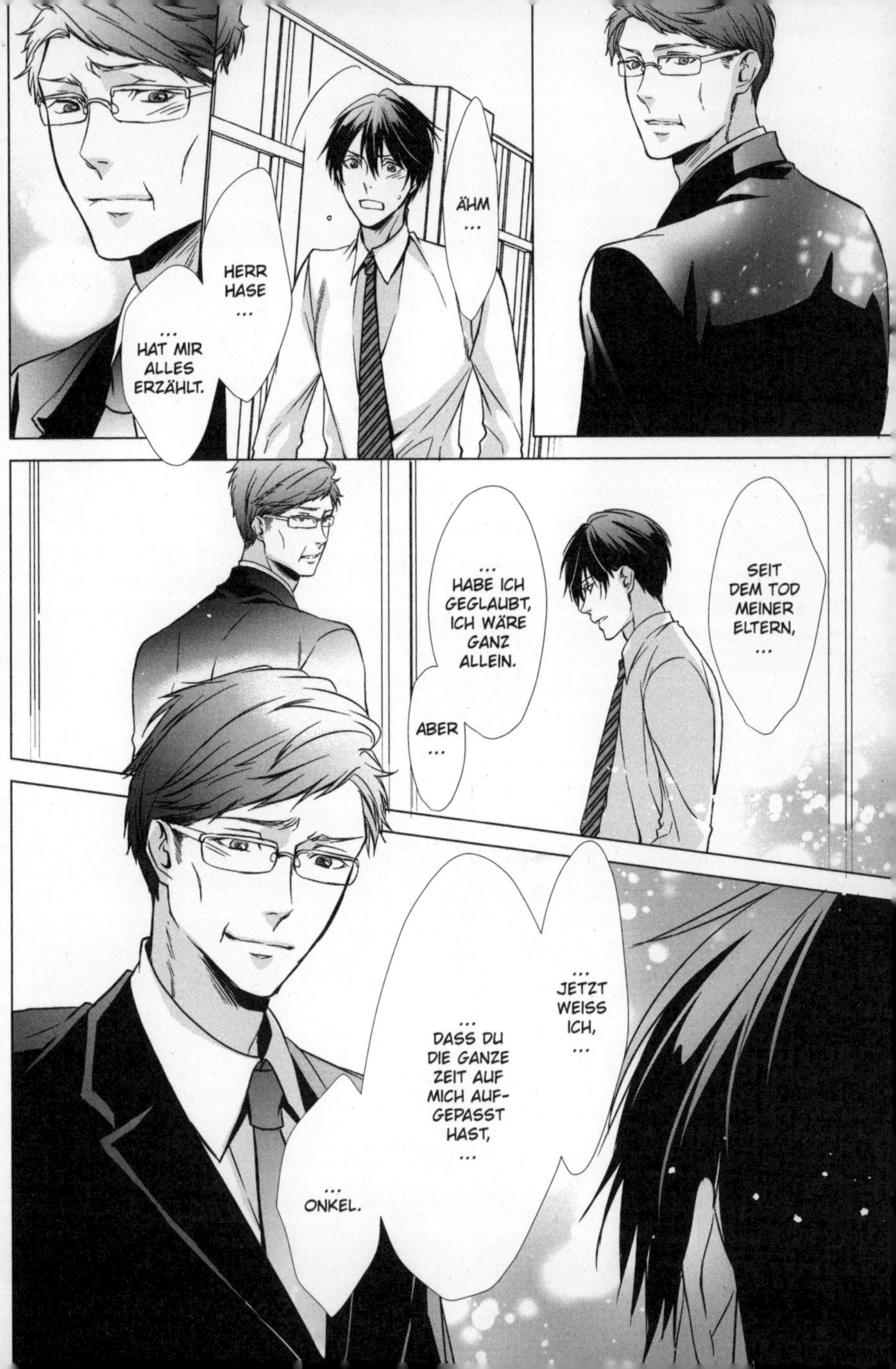
ÄHM ...
HERR HASE ...
... HAT MIR ALLES ERZÄHLT.
SEIT DEM TOD MEINER ELTERN, ...
... HABE ICH GEGLAUBT, ICH WÄRE GANZ ALLEIN.
ABER ...
... JETZT WEISS ICH, ...
... DASS DU DIE GANZE ZEIT AUF MICH AUF-GEPASST HAST, ...
... ONKEL.

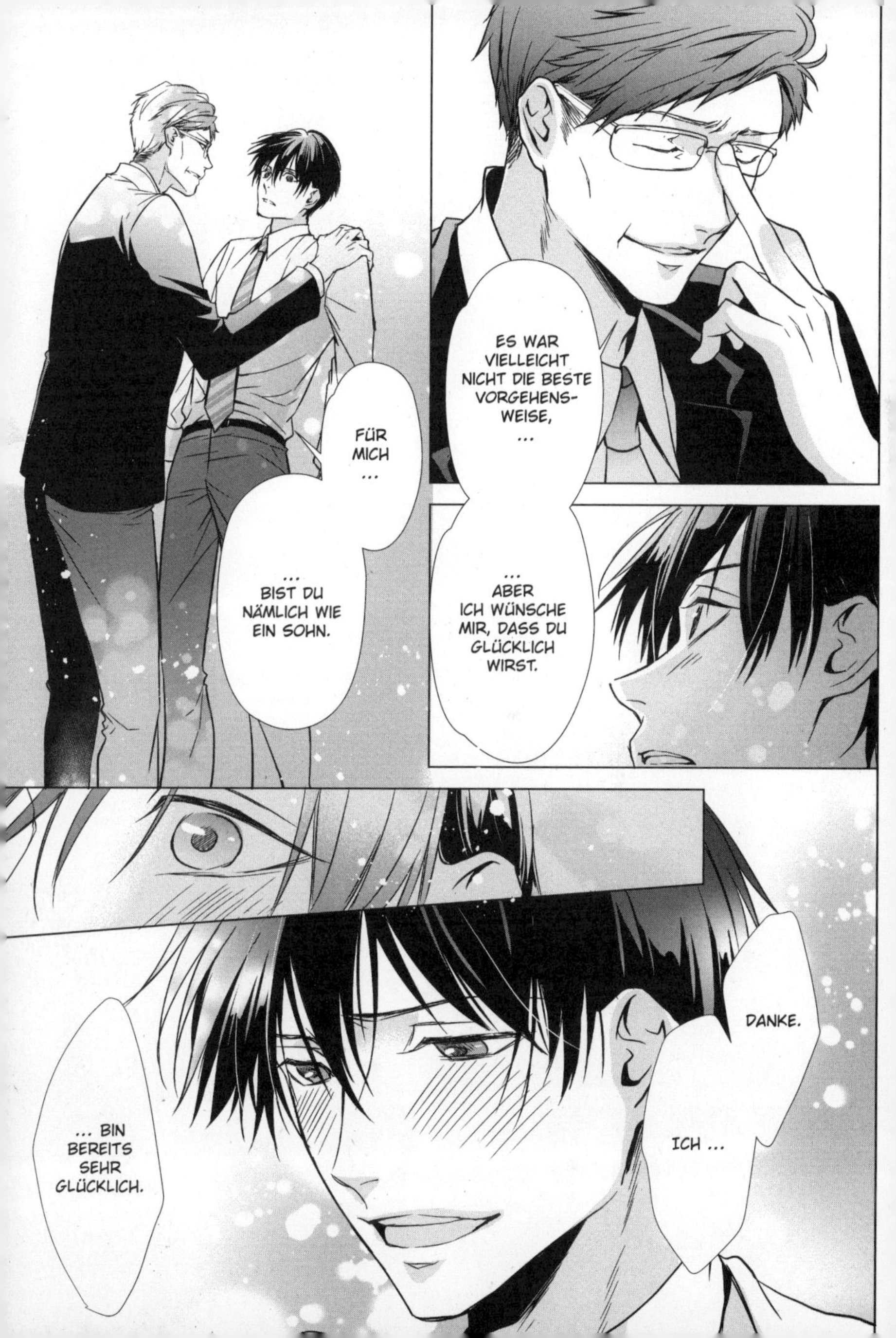
ES WAR VIELLEICHT NICHT DIE BESTE VORGEHENSWEISE, ...
... ABER ICH WÜNSCHE MIR, DASS DU GLÜCKLICH WIRST.
FÜR MICH ...
... BIST DU NÄMLICH WIE EIN SOHN.
DANKE.
ICH ...
... BIN BEREITS SEHR GLÜCKLICH.

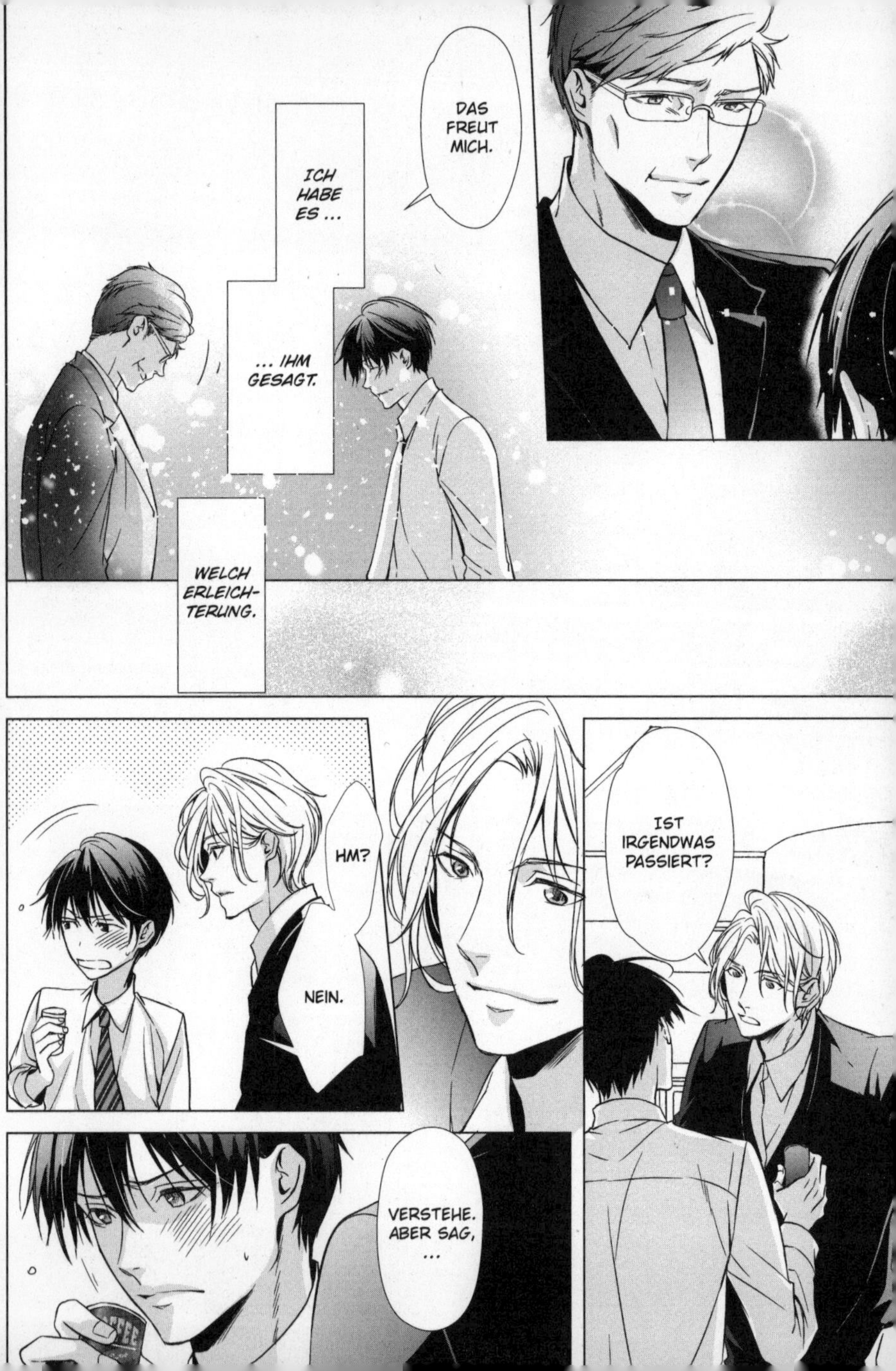
DAS FREUT MICH.
ICH HABE ES ...
... IHM GESAGT.
WELCH ERLEICH-TERUNG.
IST IRGENDWAS PASSIERT?
HM?
NEIN.
VERSTEHE. ABER SAG, ...

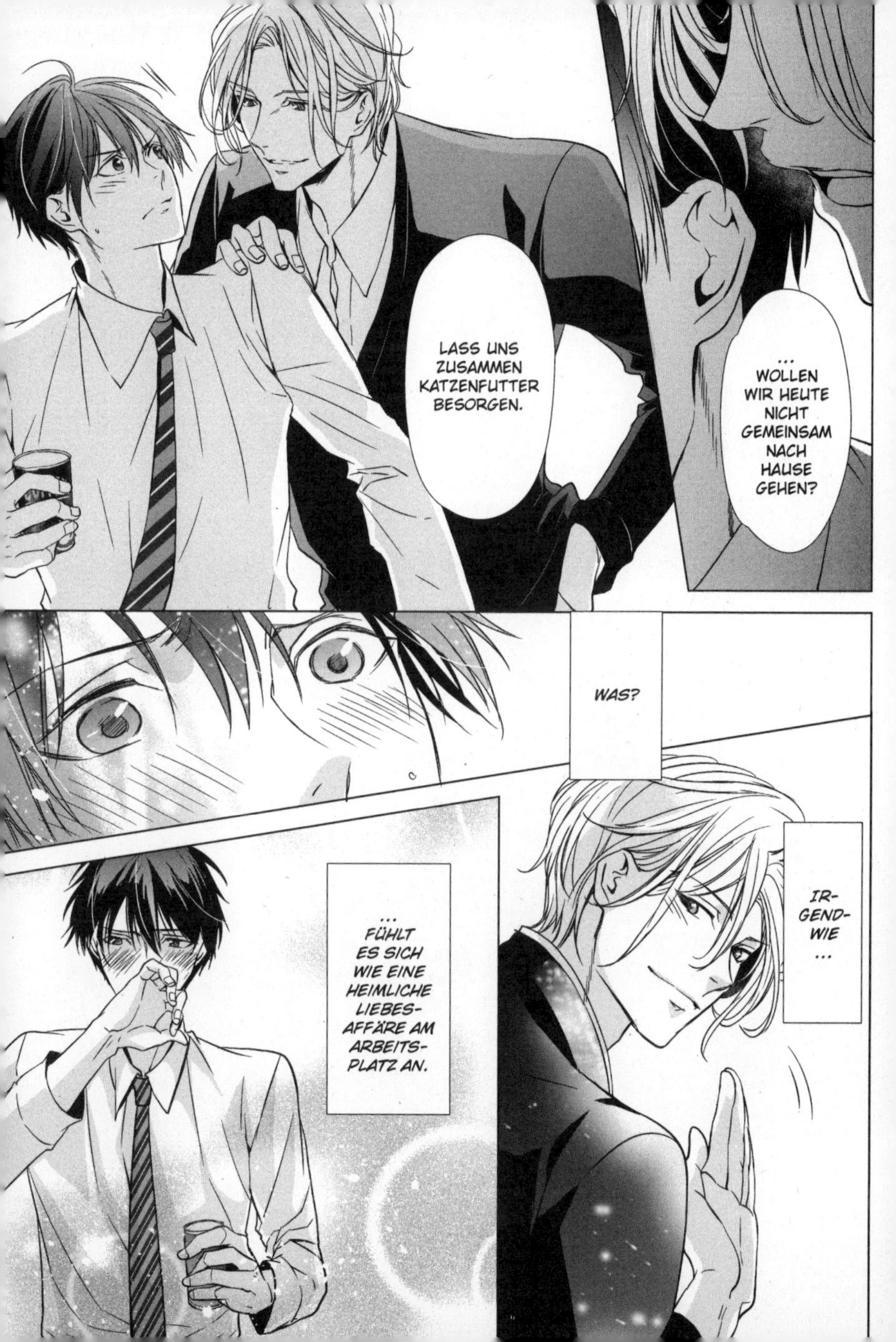
... WOLLEN WIR HEUTE NICHT GEMEINSAM NACH HAUSE GEHEN?
LASS UNS ZUSAMMEN KATZENFUTTER BESORGEN.
WAS?
IRGEND-WIE ...
... FÜHLT ES SICH WIE EINE HEIMLICHE LIEBES-AFFÄRE AM ARBEITS-PLATZ AN.

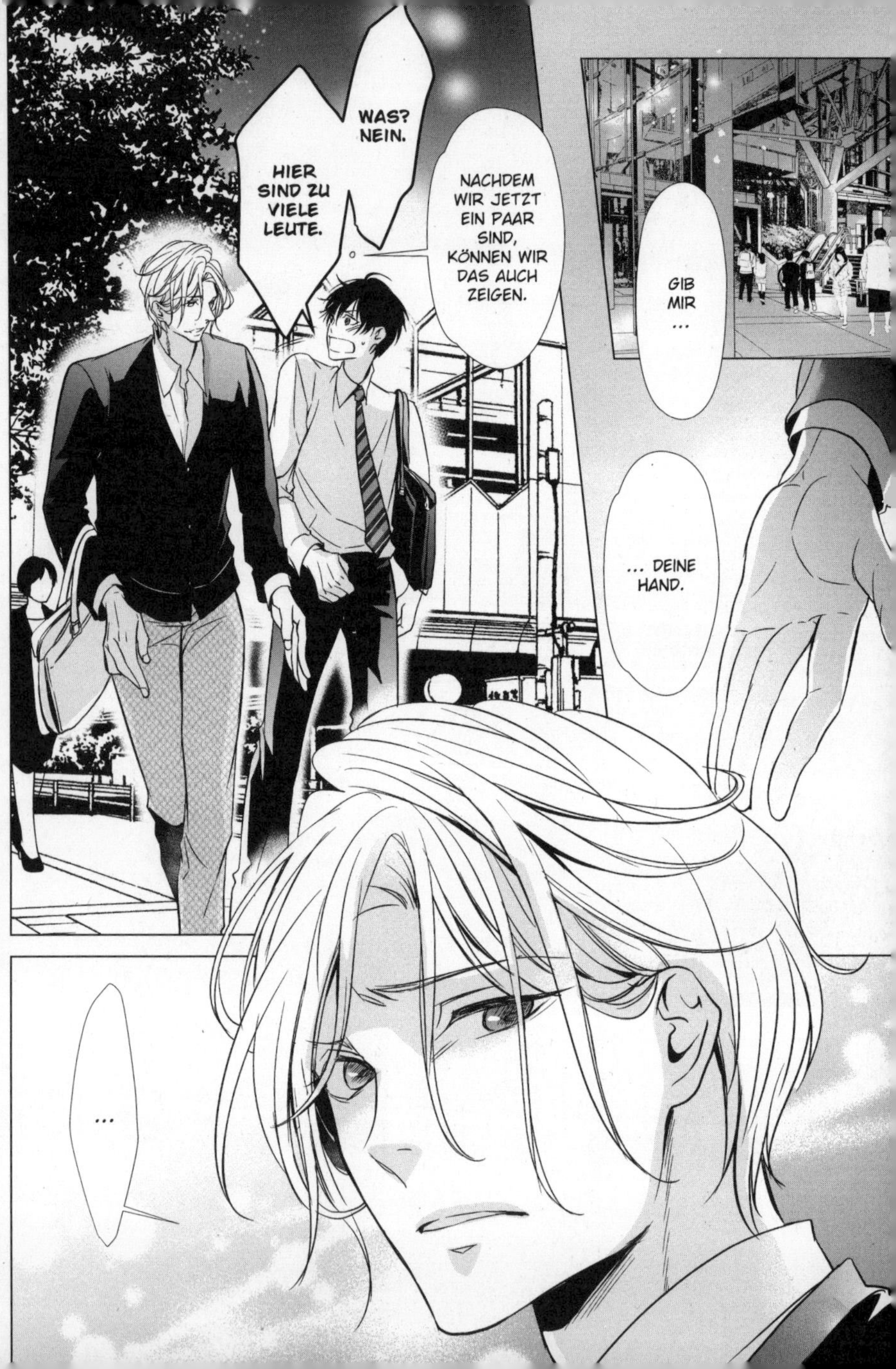

NACHDEM WIR JETZT EIN PAAR SIND, KÖNNEN WIR DAS AUCH ZEIGEN.
WAS? NEIN.
HIER SIND ZU VIELE LEUTE.
GIB MIR ...
... DEINE HAND.
...

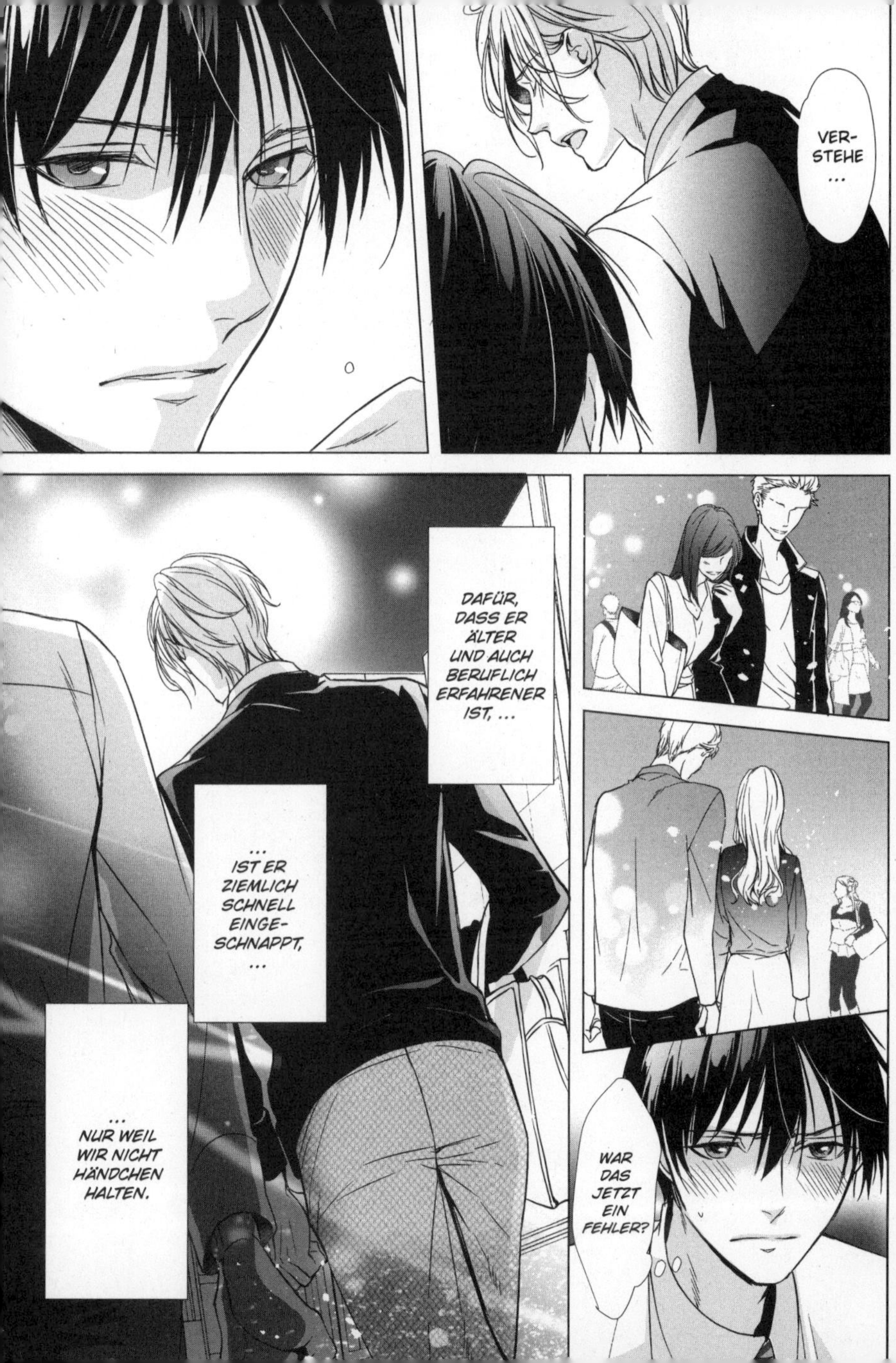

VER-
STEHE
...
DAFÜR, DASS ER ÄLTER UND AUCH BERUFLICH ERFAHRENER IST, ...
... IST ER ZIEMLICH SCHNELL EINGE-SCHNAPPT, ...
... NUR WEIL WIR NICHT HÄNDCHEN HALTEN.
WAR DAS JETZT EIN FEHLER?

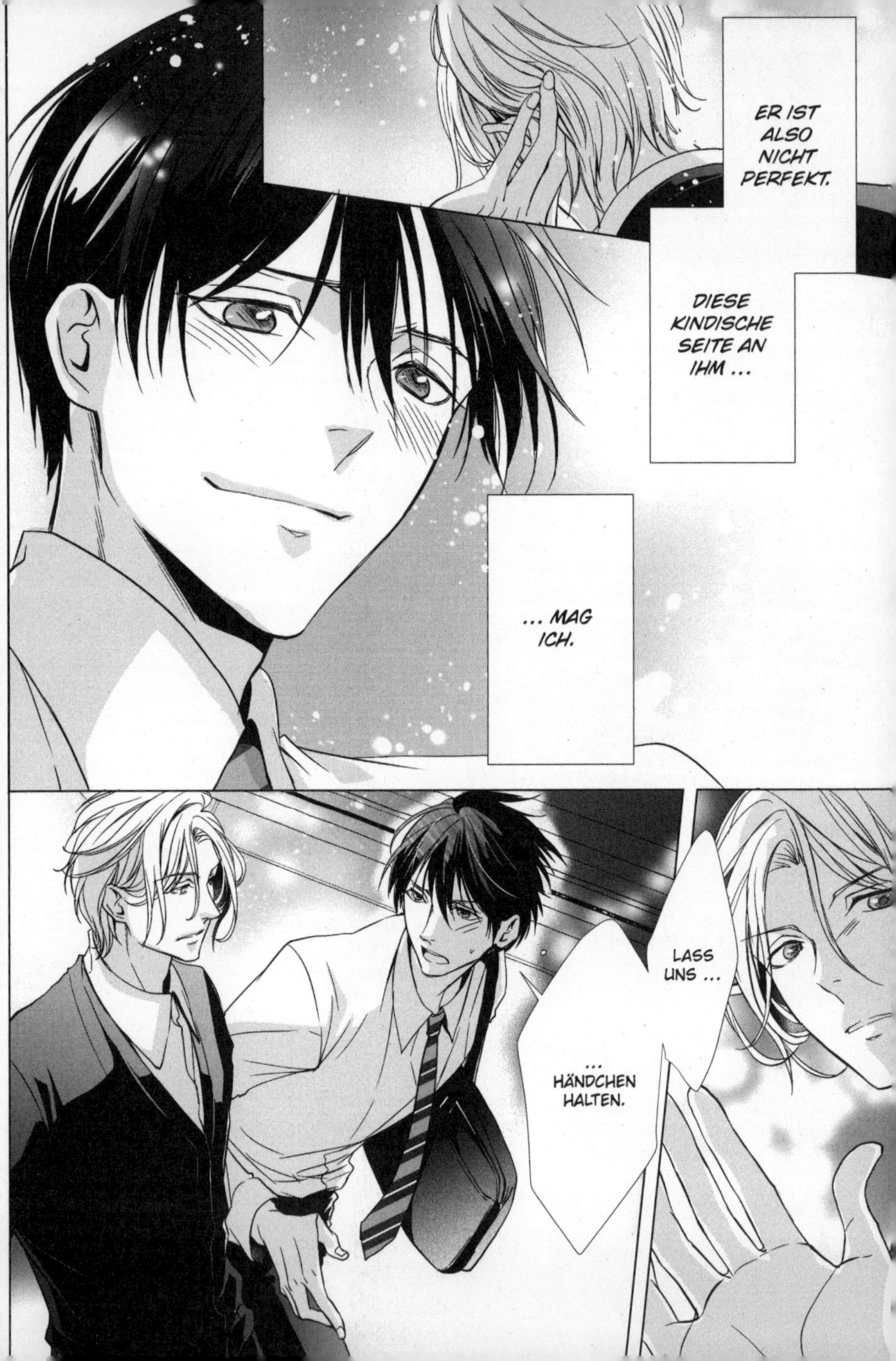
ER IST ALSO NICHT PERFEKT.
DIESE KINDISCHE SEITE AN IHM ...
... MAG ICH.
LASS UNS ...
... HÄNDCHEN HALTEN.

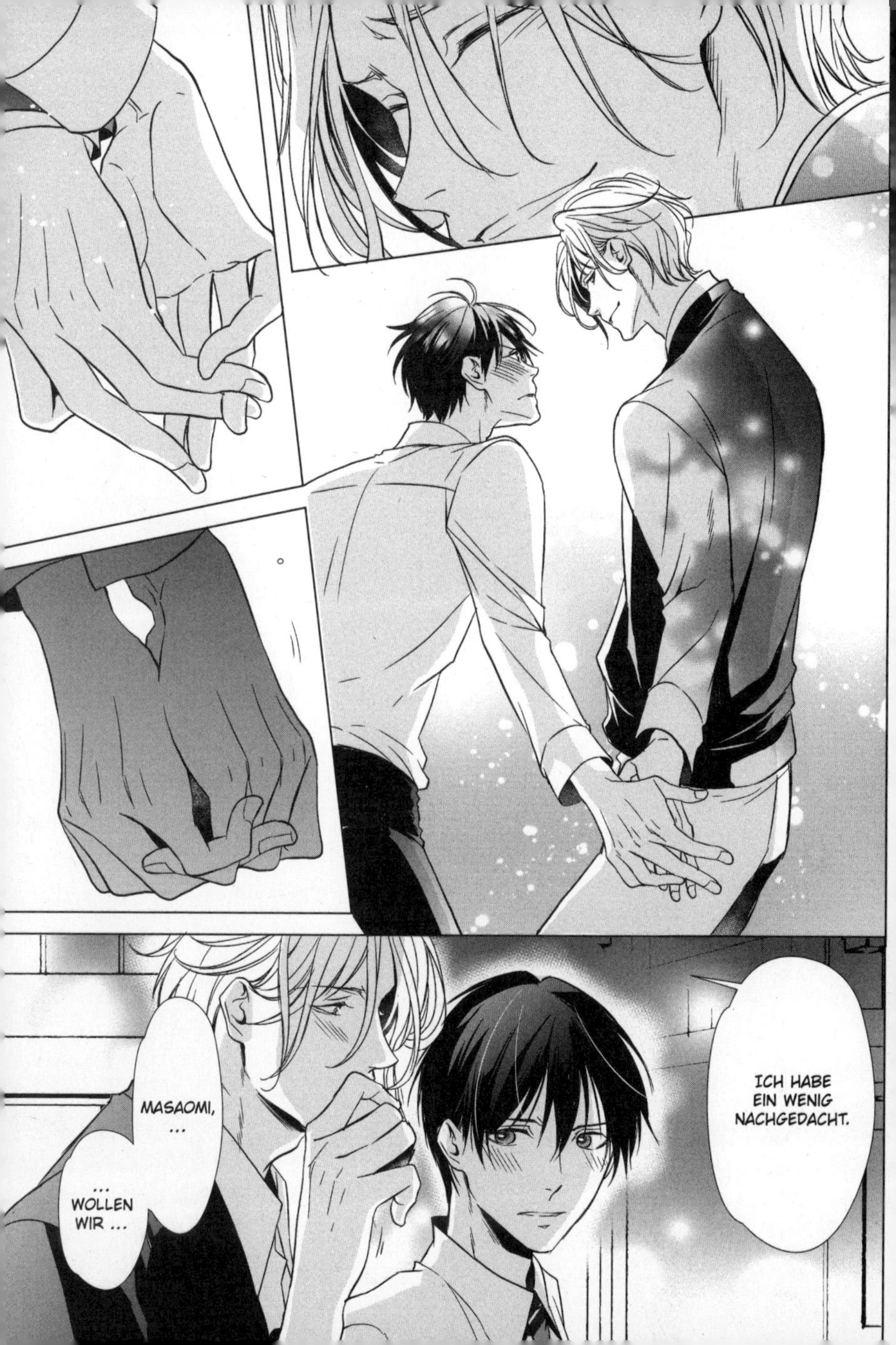
ICH HABE EIN WENIG NACHGEDACHT.
MASAOMI, ...
... WOLLEN WIR ...

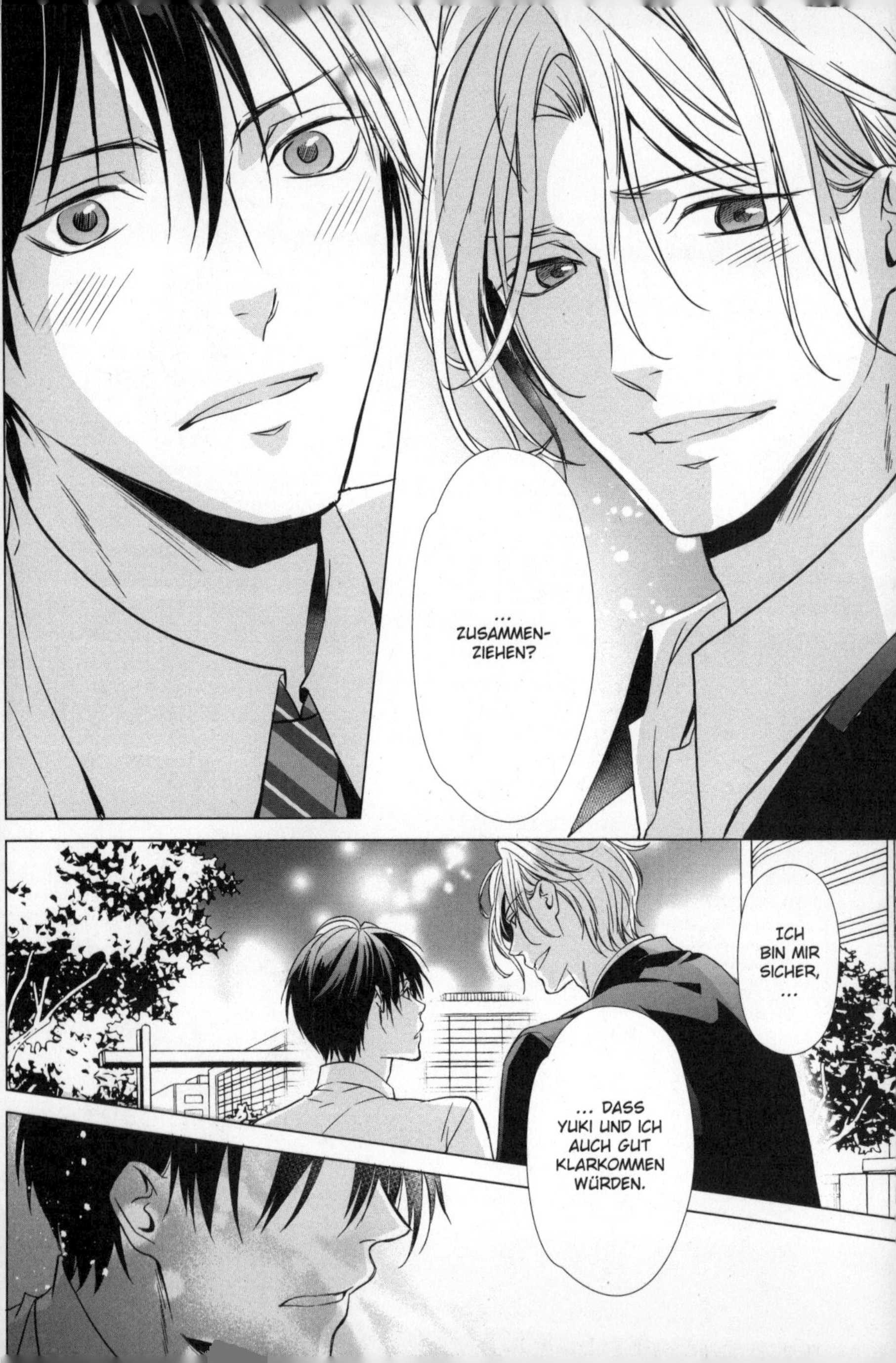
... ZUSAMMEN-ZIEHEN?
ICH BIN MIR SICHER, ...
... DASS YUKI UND ICH AUCH GUT KLARKOMMEN WÜRDEN.

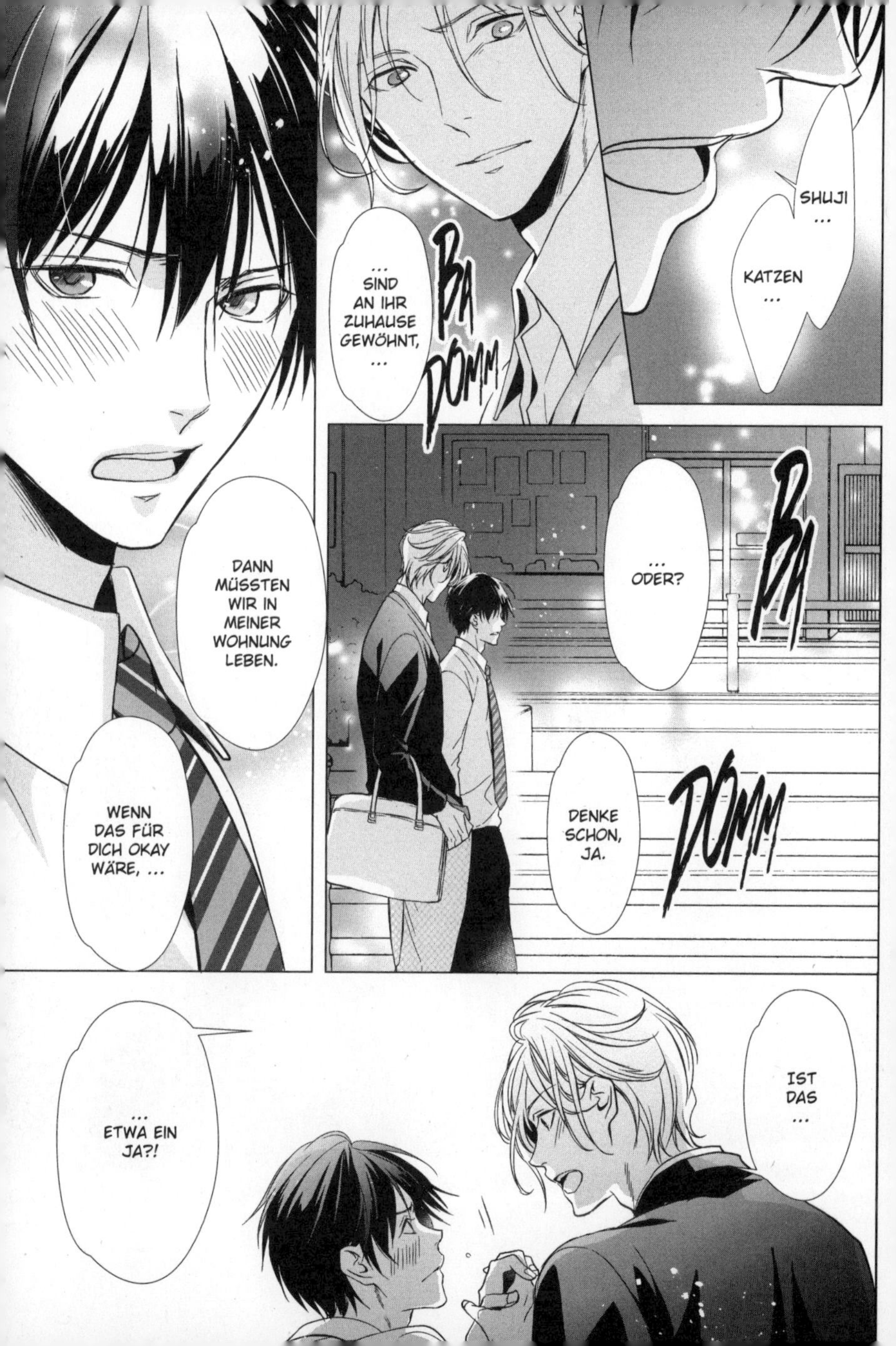
SHUJI ...
KATZEN ...
... SIND AN IHR ZUHAUSE GEWÖHNT, ...
BA DOMM
... ODER?
BA
DENKE SCHON, JA.
DOMM
DANN MÜSSTEN WIR IN MEINER WOHNUNG LEBEN.
WENN DAS FÜR DICH OKAY WÄRE, ...
IST DAS ...
... ETWA EIN JA?!

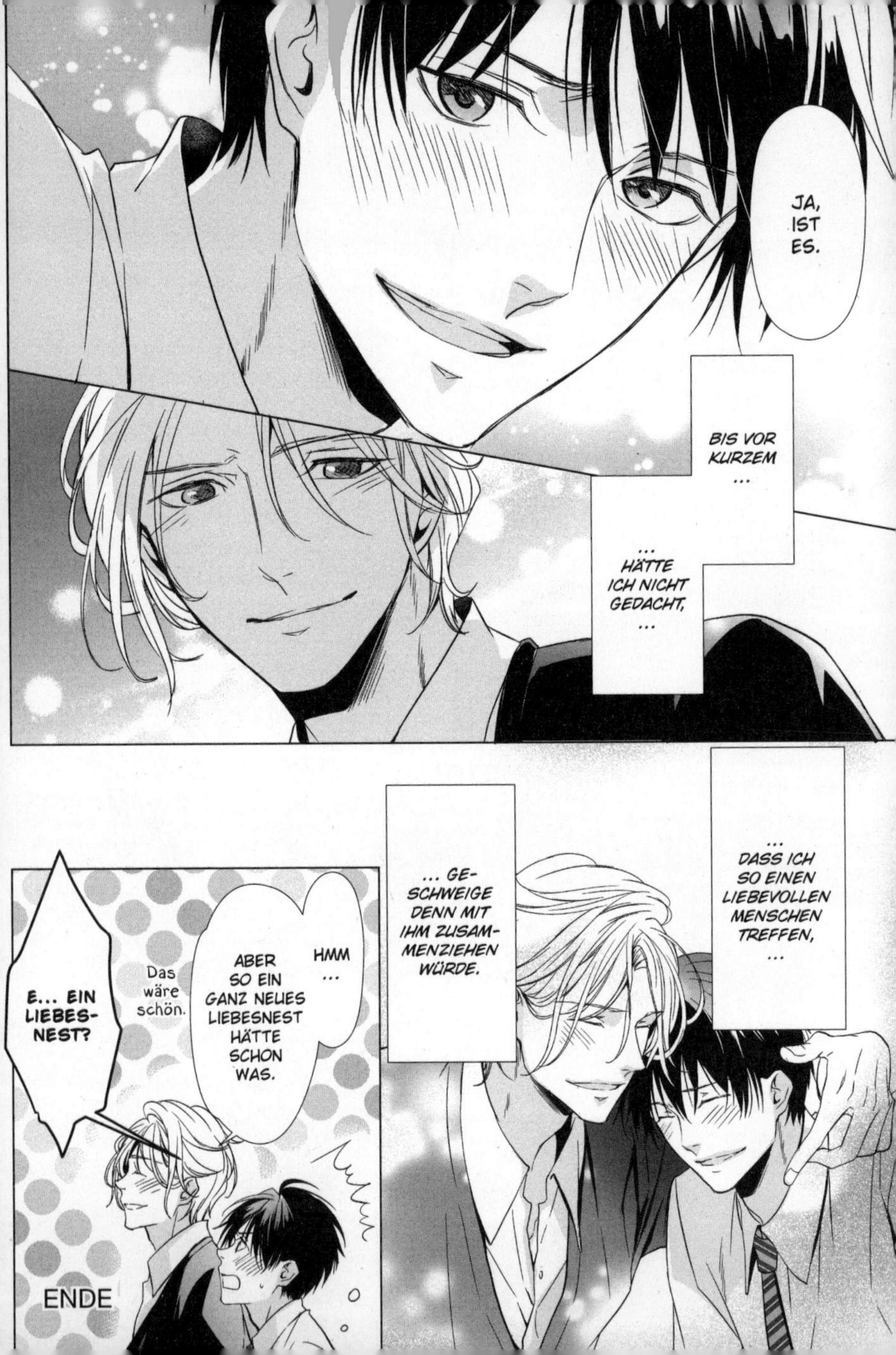
JA, IST ES.
BIS VOR KURZEM …
… HÄTTE ICH NICHT GEDACHT, …
… DASS ICH SO EINEN LIEBEVOLLEN MENSCHEN TREFFEN, …
… GE-SCHWEIGE DENN MIT IHM ZUSAM-MENZIEHEN WÜRDE.
HMM …
ABER SO EIN GANZ NEUES LIEBESNEST HÄTTE SCHON WAS.
Das wäre schön.
E… EIN LIEBES-NEST?
ENDE

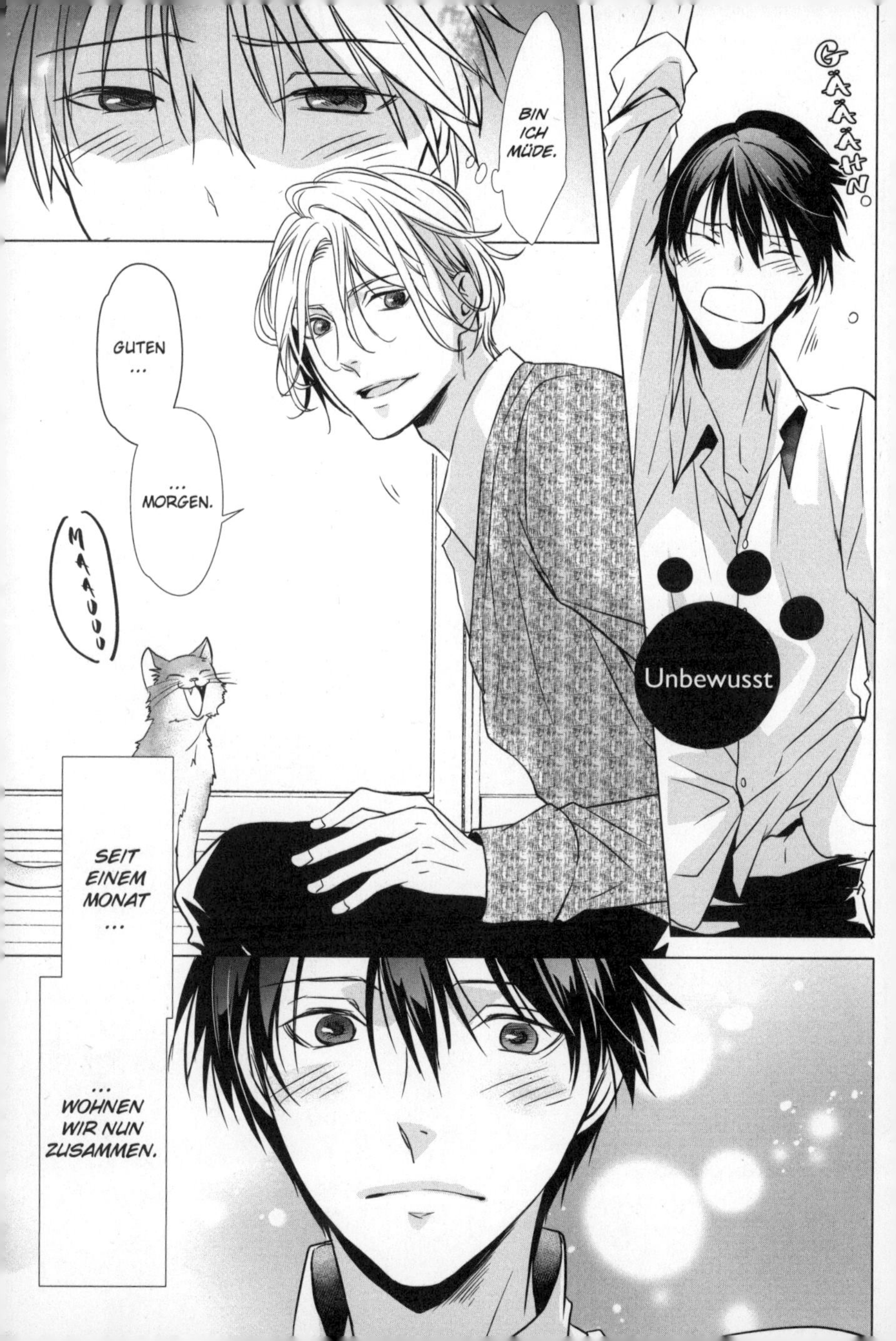
GÄÄÄHN.
BIN ICH MÜDE.
Unbewusst
GUTEN ...
... MORGEN.
MAAUUU
SEIT EINEM MONAT ...
... WOHNEN WIR NUN ZUSAMMEN.

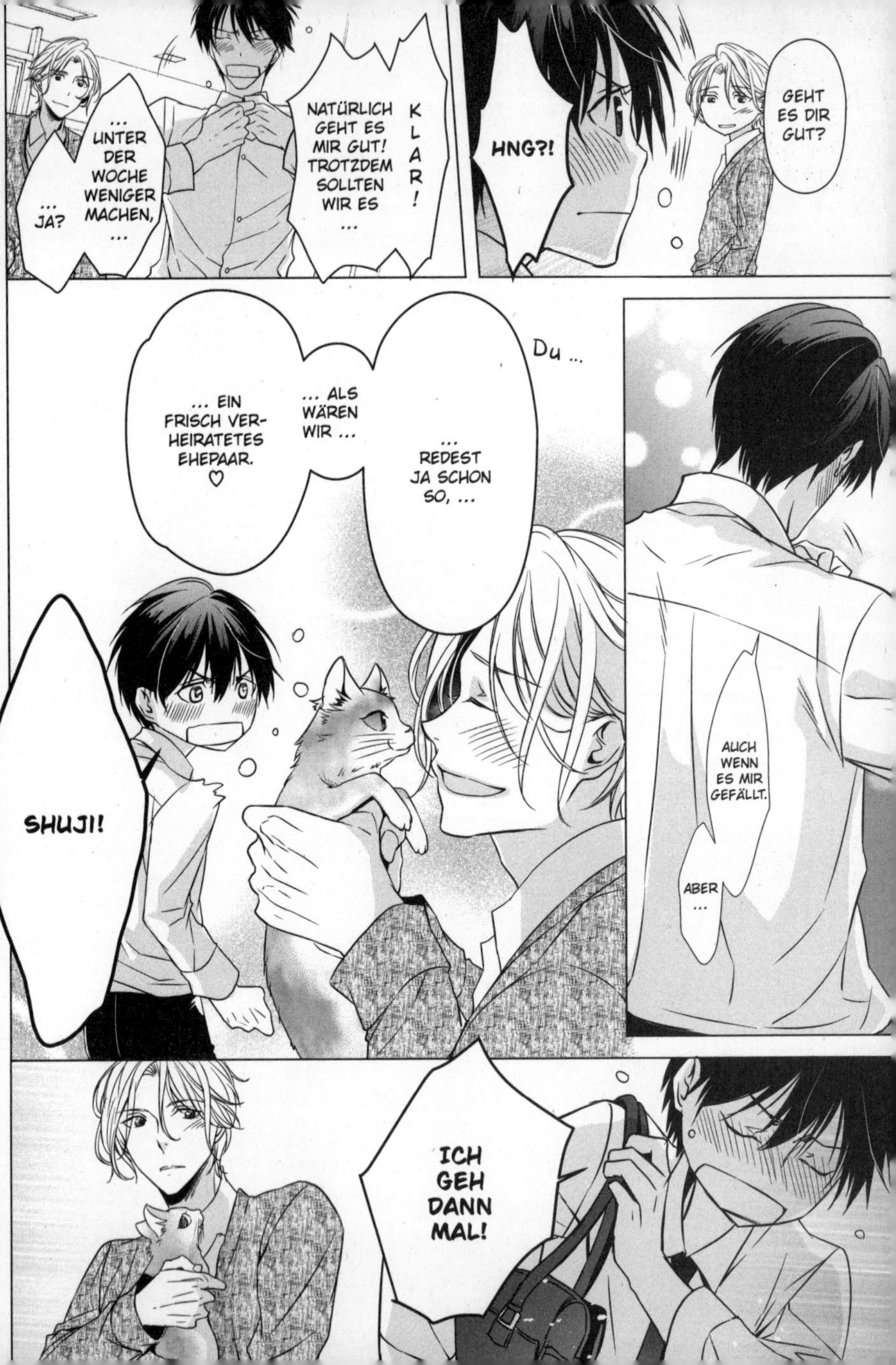
GEHT ES DIR GUT?
HNG?!
KLAR!
NATÜRLICH GEHT ES MIR GUT! TROTZDEM SOLLTEN WIR ES ...
... UNTER DER WOCHE WENIGER MACHEN, ...
... JA?
AUCH WENN ES MIR GEFÄLLT.
ABER ...
Du ...
... REDEST JA SCHON SO, ...
... ALS WÄREN WIR ...
... EIN FRISCH VERHEIRATETES EHEPAAR. ♡
SHUJI!
ICH GEH DANN MAL!

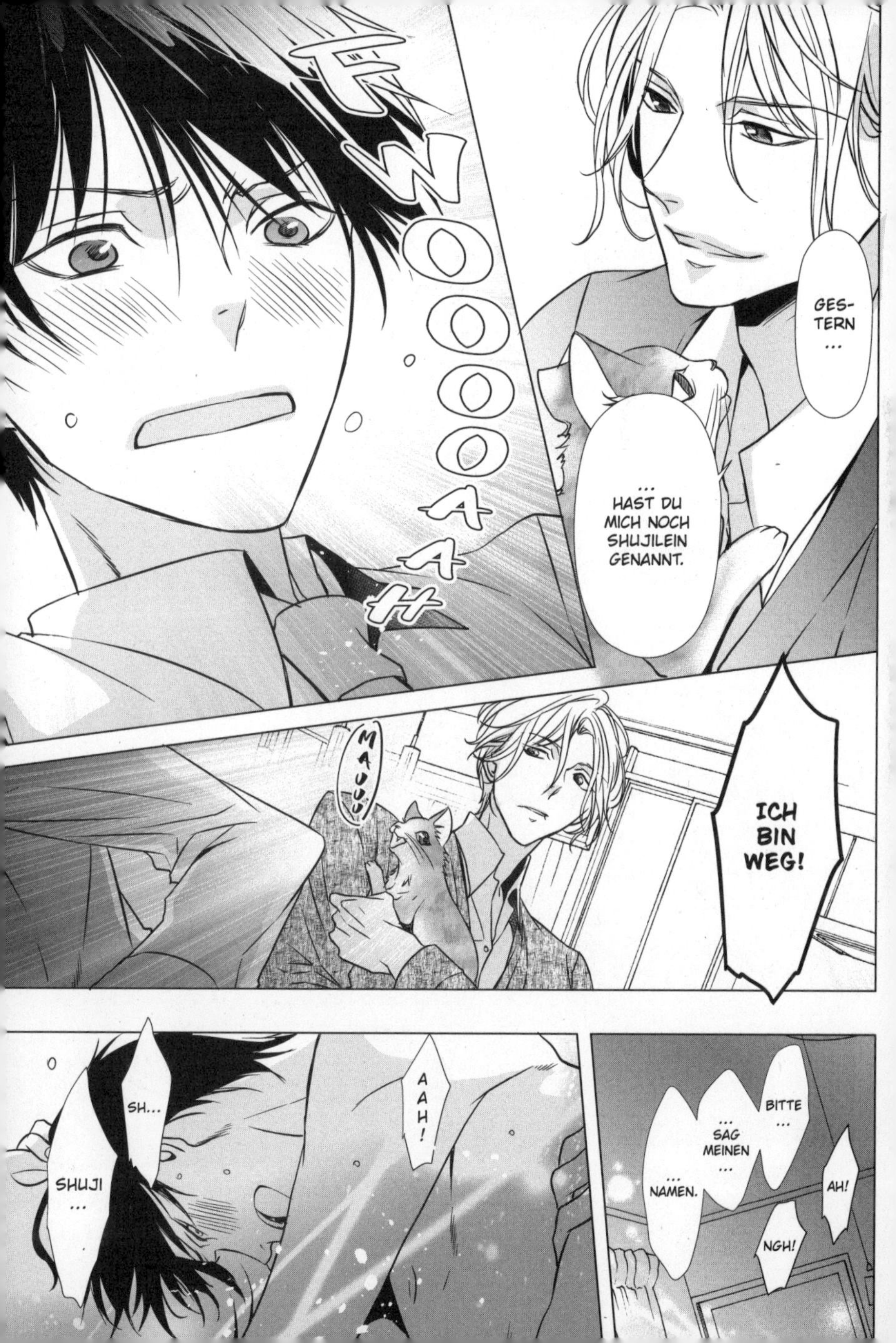

GES-
TERN
...
... HAST DU MICH NOCH SHUJILEIN GENANNT.
FWOOOOAAH
ICH BIN WEG!
MAUUU
BITTE ...
... SAG MEINEN ...
... NAMEN.
AH!
NGH!
AAH!
SH...
SHUJI ...

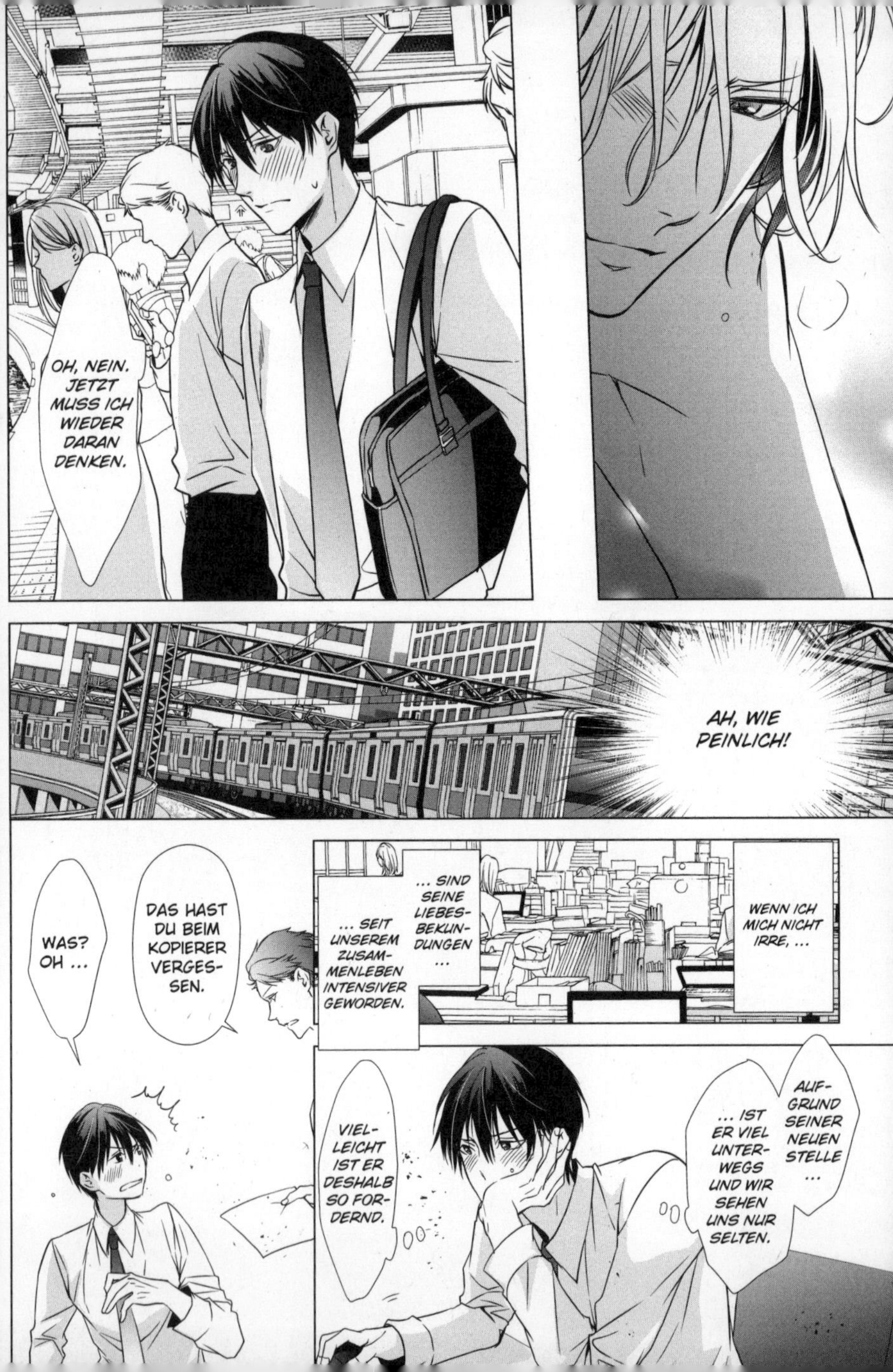
OH, NEIN. JETZT MUSS ICH WIEDER DARAN DENKEN.
AH, WIE PEINLICH!
WENN ICH MICH NICHT IRRE, …
… SIND SEINE LIEBESBEKUNDUNGEN …
… SEIT UNSEREM ZUSAMMENLEBEN INTENSIVER GEWORDEN.
AUFGRUND SEINER NEUEN STELLE …
… IST ER VIEL UNTERWEGS UND WIR SEHEN UNS NUR SELTEN.
VIELLEICHT IST ER DESHALB SO FORDERND.
DAS HAST DU BEIM KOPIERER VERGESSEN.
WAS? OH …

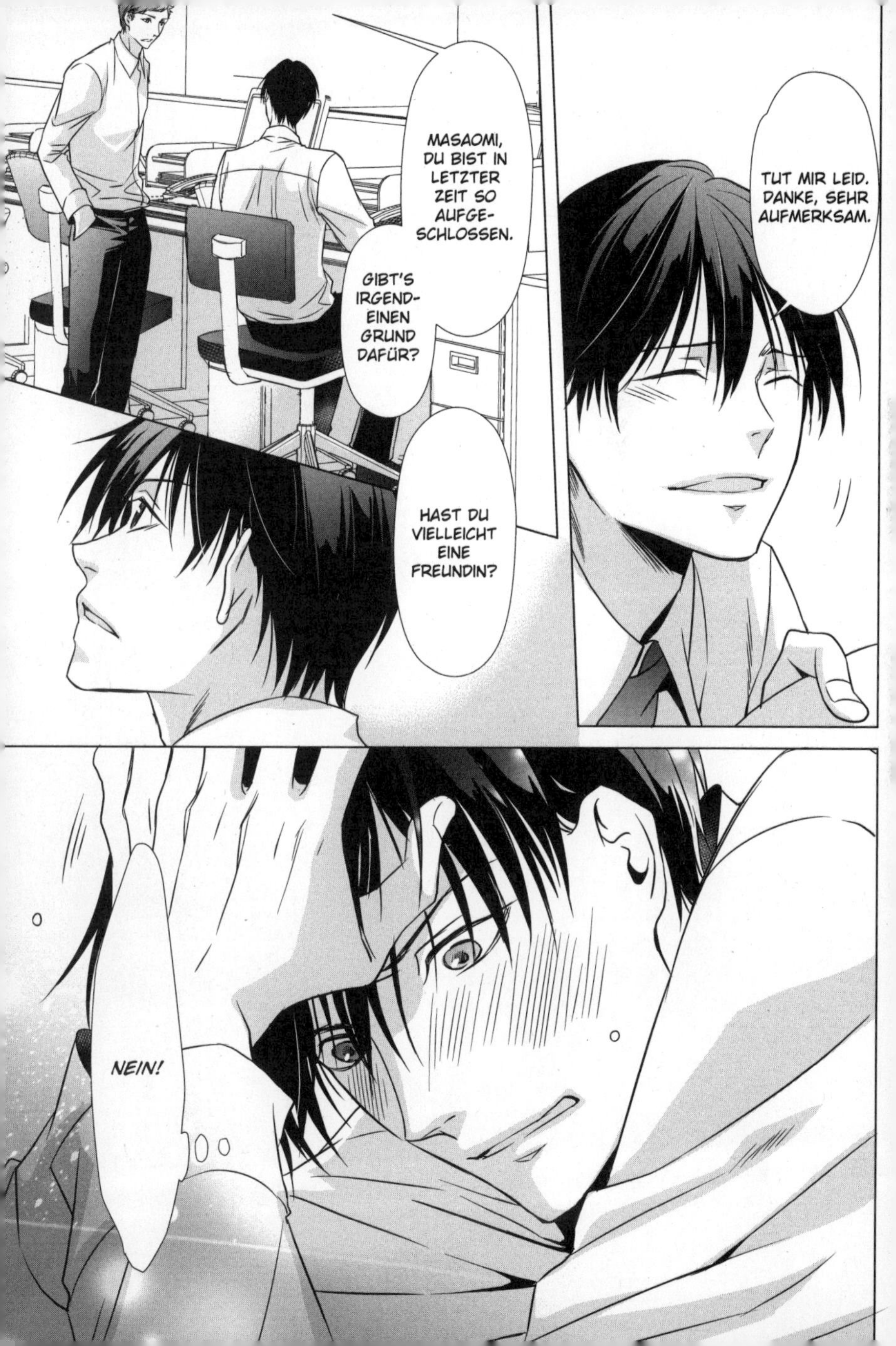
TUT MIR LEID. DANKE, SEHR AUFMERKSAM.
MASAOMI, DU BIST IN LETZTER ZEIT SO AUFGE-SCHLOSSEN.
GIBT'S IRGEND-EINEN GRUND DAFÜR?
HAST DU VIELLEICHT EINE FREUNDIN?
NEIN!

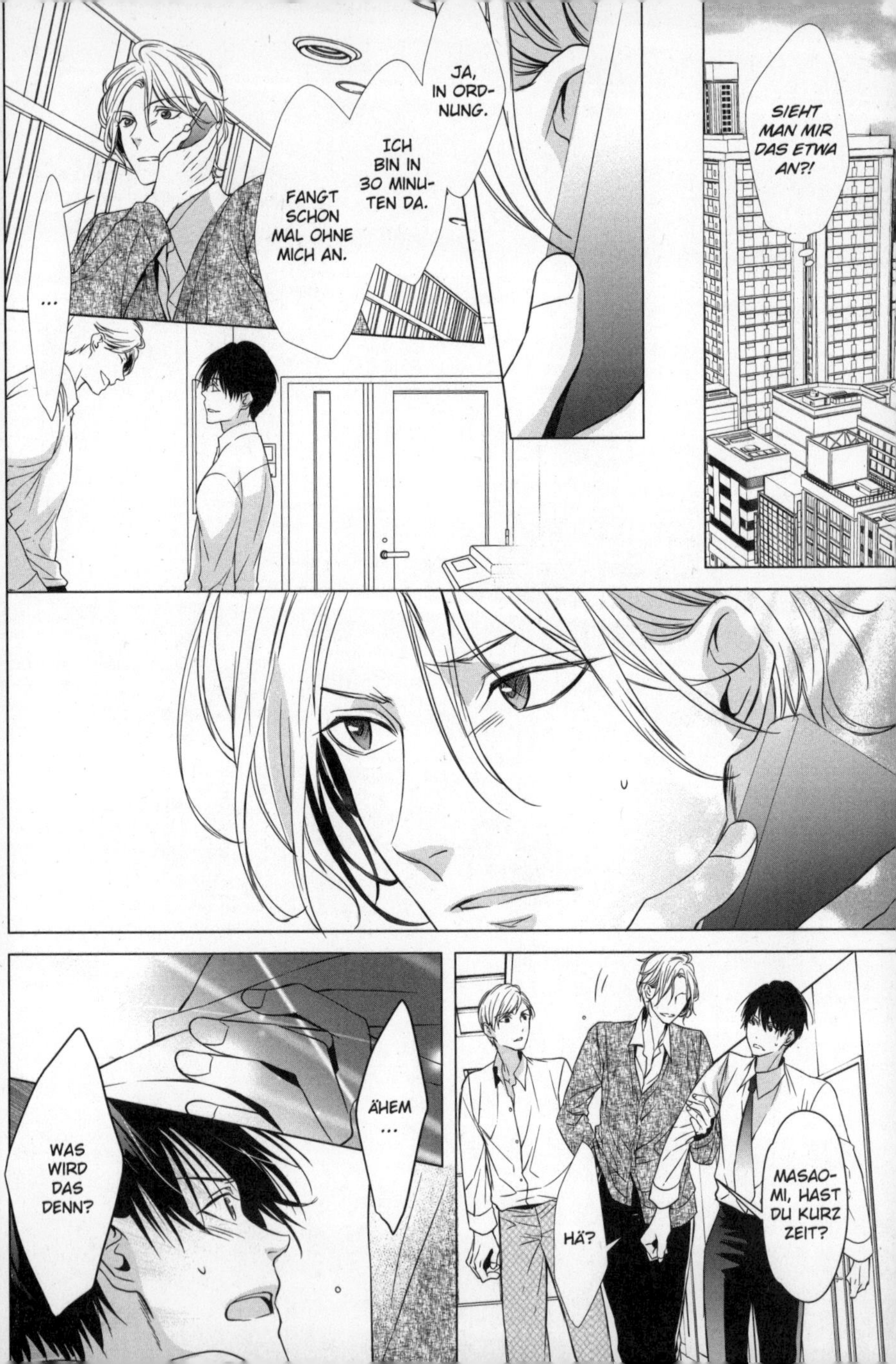
SIEHT MAN MIR DAS ETWA AN?!
JA, IN ORDNUNG.
ICH BIN IN 30 MINUTEN DA.
FANGT SCHON MAL OHNE MICH AN.
...
MASAOMI, HAST DU KURZ ZEIT?
HÄ?
ÄHEM ...
WAS WIRD DAS DENN?

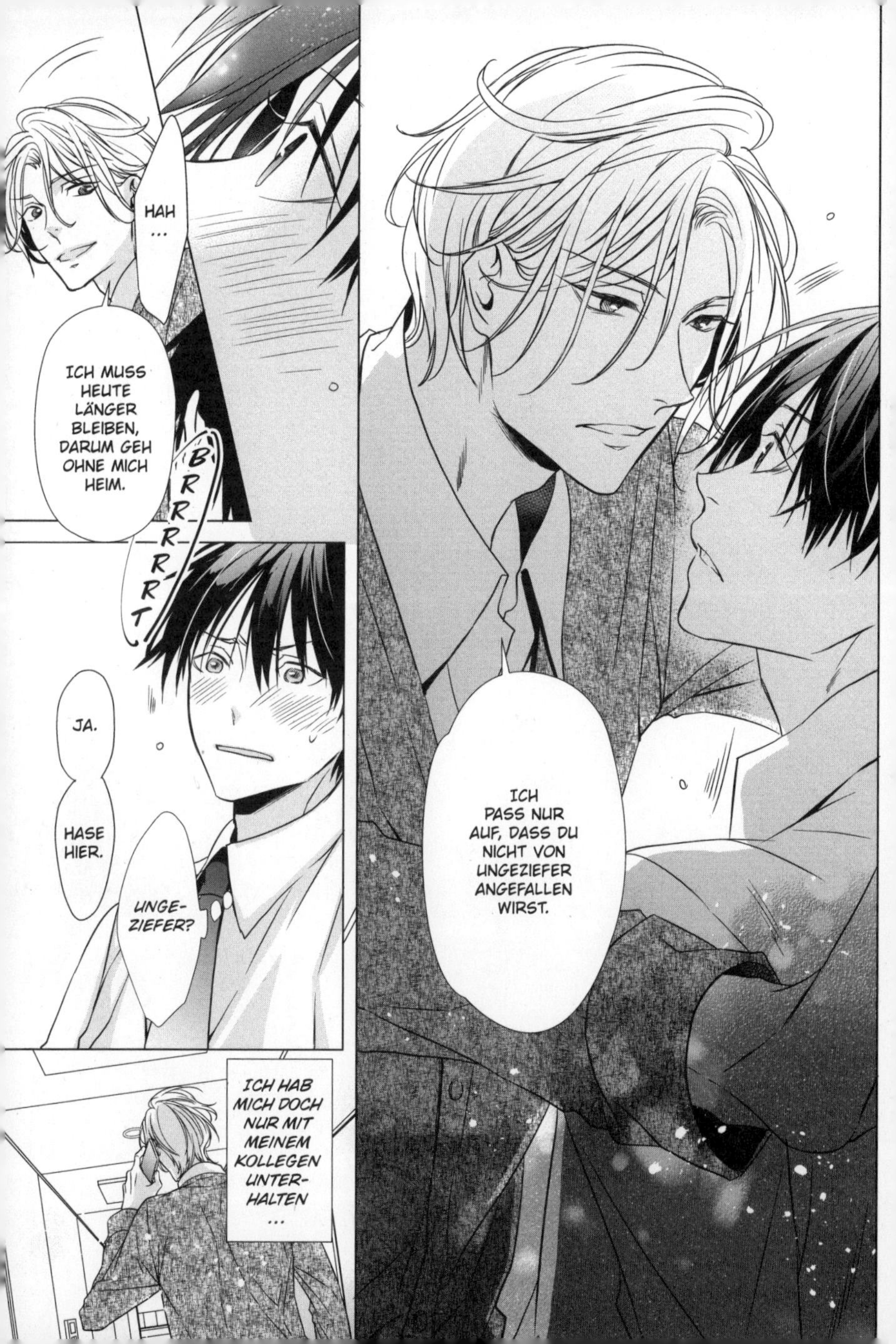
ICH PASS NUR AUF, DASS DU NICHT VON UNGEZIEFER ANGEFALLEN WIRST.
HAH ...
ICH MUSS HEUTE LÄNGER BLEIBEN, DARUM GEH OHNE MICH HEIM.
BRRRRRT
JA.
HASE HIER.
UNGE-ZIEFER?
ICH HAB MICH DOCH NUR MIT MEINEM KOLLEGEN UNTER-HALTEN ...

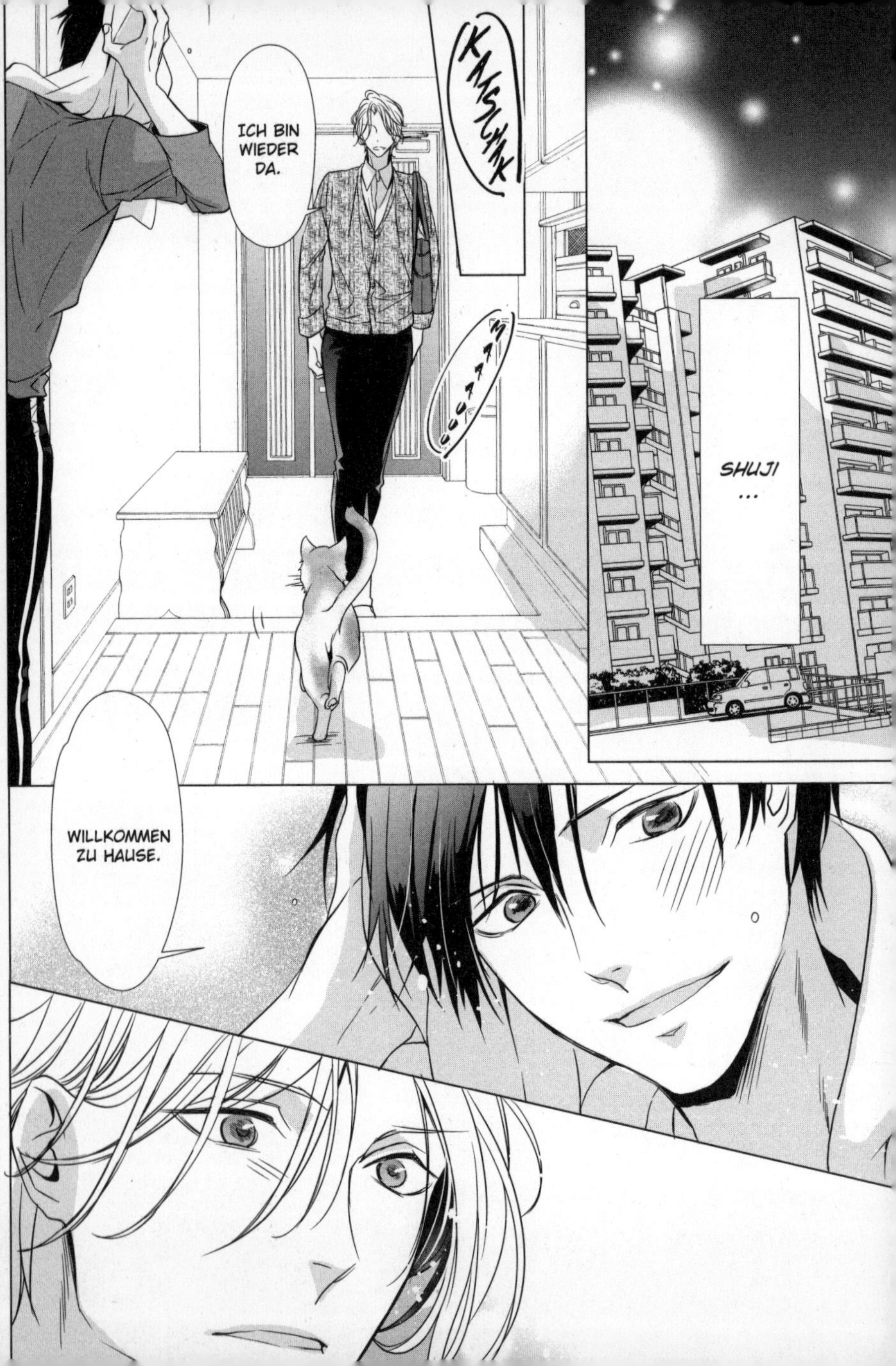
SHUJI ...
KASCHAK
ICH BIN WIEDER DA.
MAAAUUU
WILLKOMMEN ZU HAUSE.

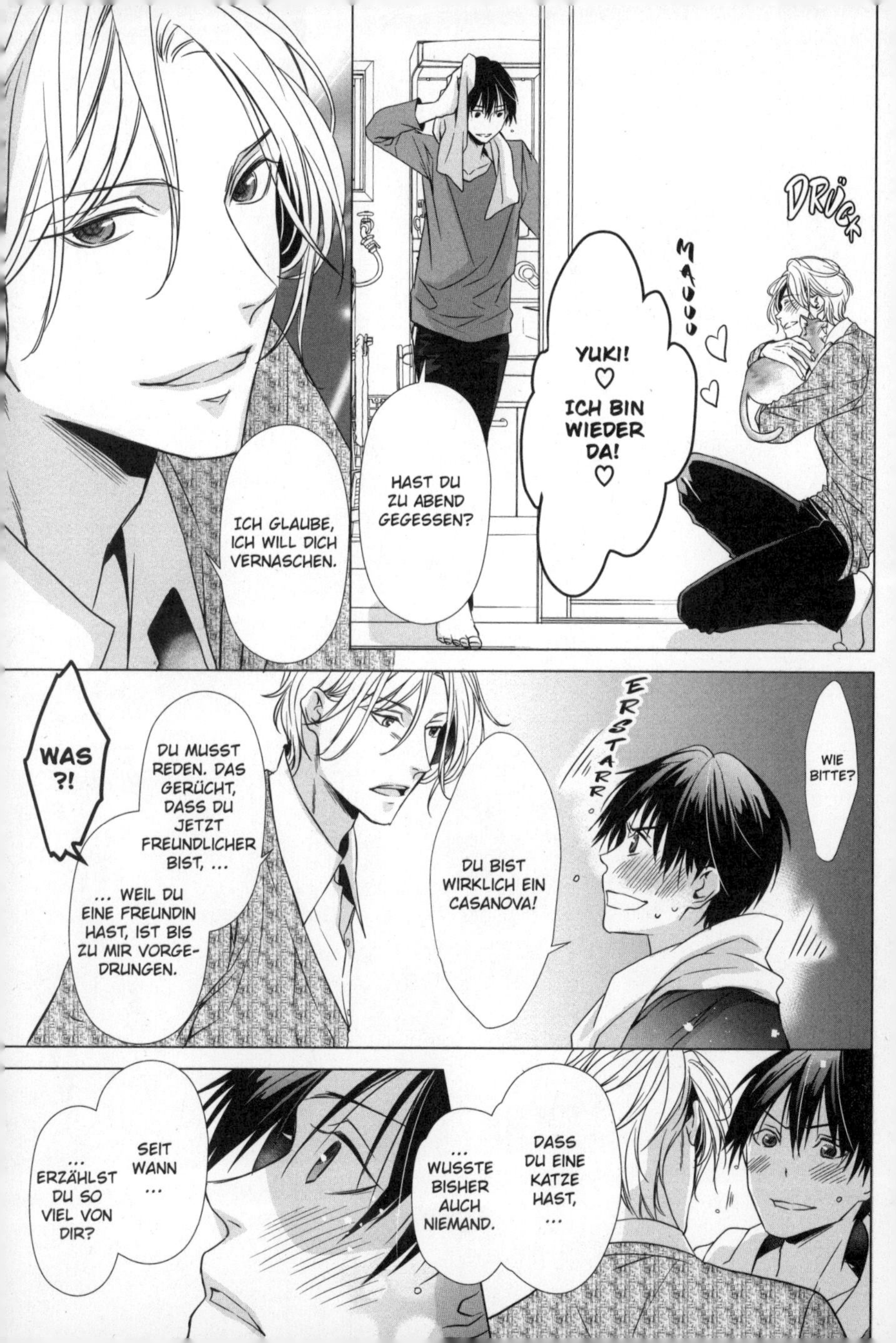

DRÜCK
MAUUU
YUKI! ♡ ICH BIN WIEDER DA! ♡
HAST DU ZU ABEND GEGESSEN?
ICH GLAUBE, ICH WILL DICH VERNASCHEN.
WIE BITTE?
ERSTARR
DU BIST WIRKLICH EIN CASANOVA!
DU MUSST REDEN. DAS GERÜCHT, DASS DU JETZT FREUNDLICHER BIST, ...
... WEIL DU EINE FREUNDIN HAST, IST BIS ZU MIR VORGE-DRUNGEN.
WAS ?!
DASS DU EINE KATZE HAST, ...
... WUSSTE BISHER AUCH NIEMAND.
SEIT WANN ...
... ERZÄHLST DU SO VIEL VON DIR?

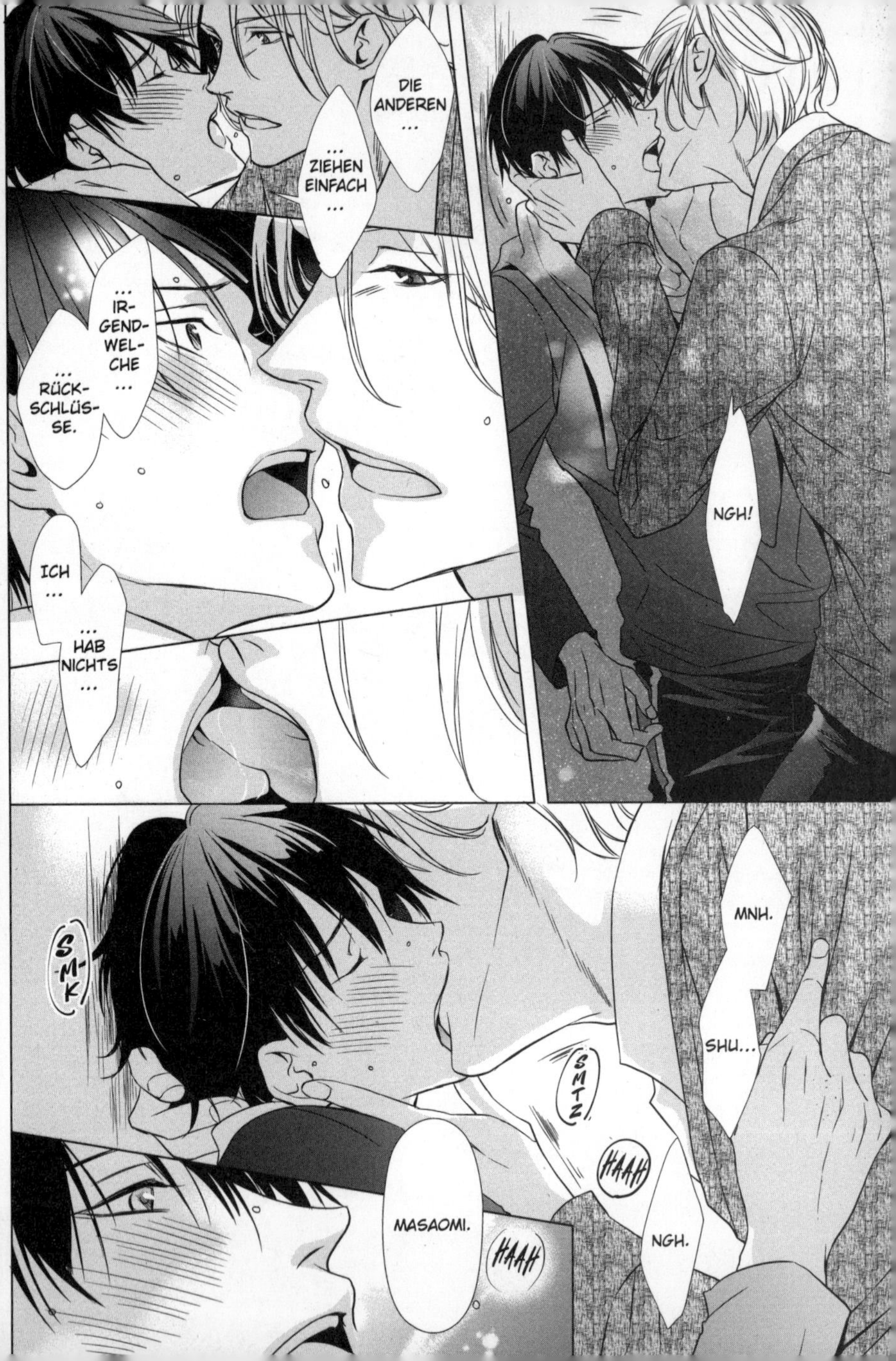
NGH!
DIE ANDEREN ...
... ZIEHEN EINFACH ...
... IRGEND-WEL-CHE ...
... RÜCK-SCHLÜS-SE.
ICH ...
... HAB NICHTS ...
MNH.
SHU...
SMTZ
S-M-K
HAAH
NGH.
MASAOMI.
HAAH

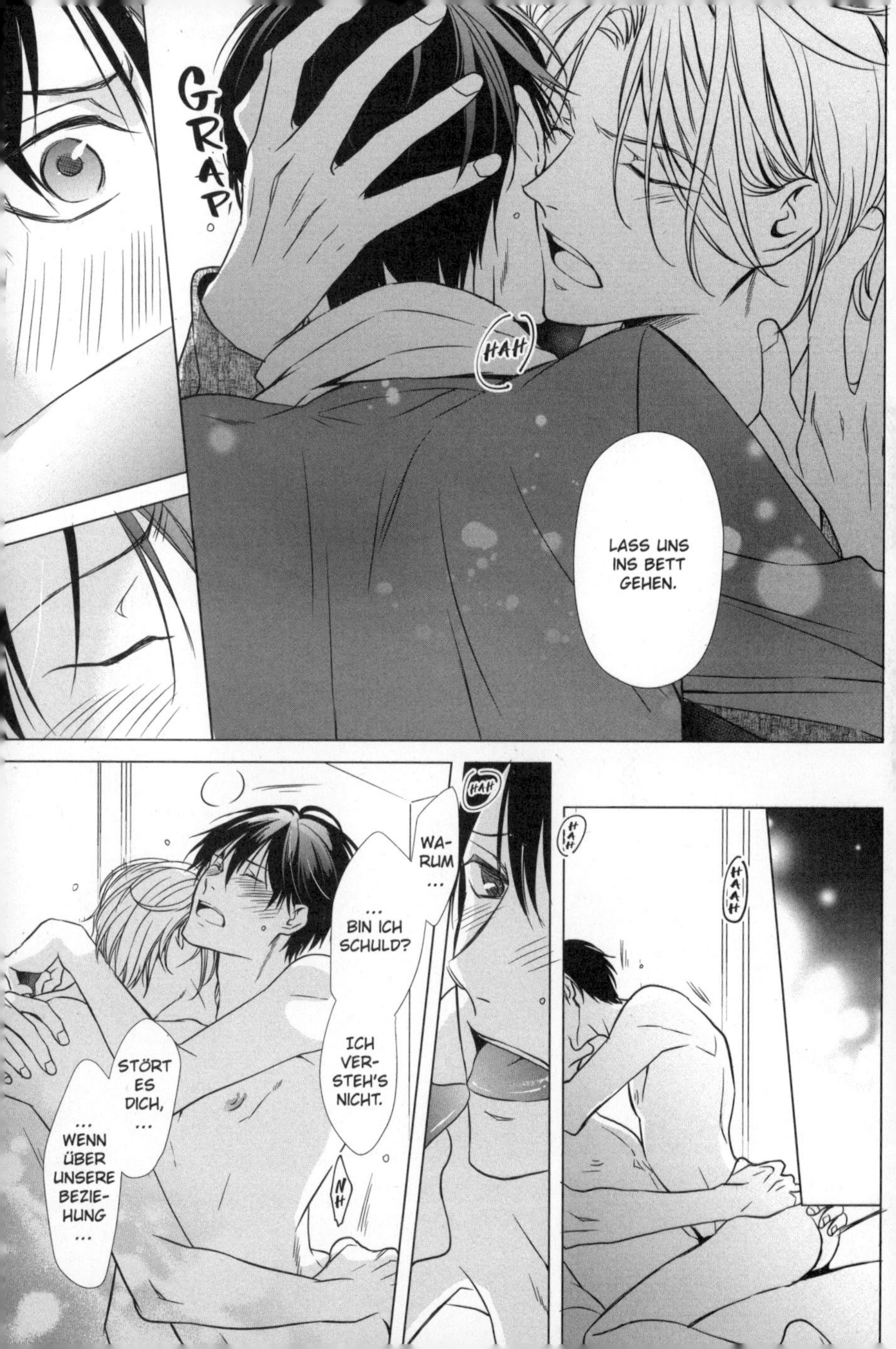
HAH
LASS UNS INS BETT GEHEN.
GRAP
HAH
WARUM …
… BIN ICH SCHULD?
ICH VERSTEH'S NICHT.
NH
STÖRT ES DICH, …
… WENN ÜBER UNSERE BEZIEHUNG …

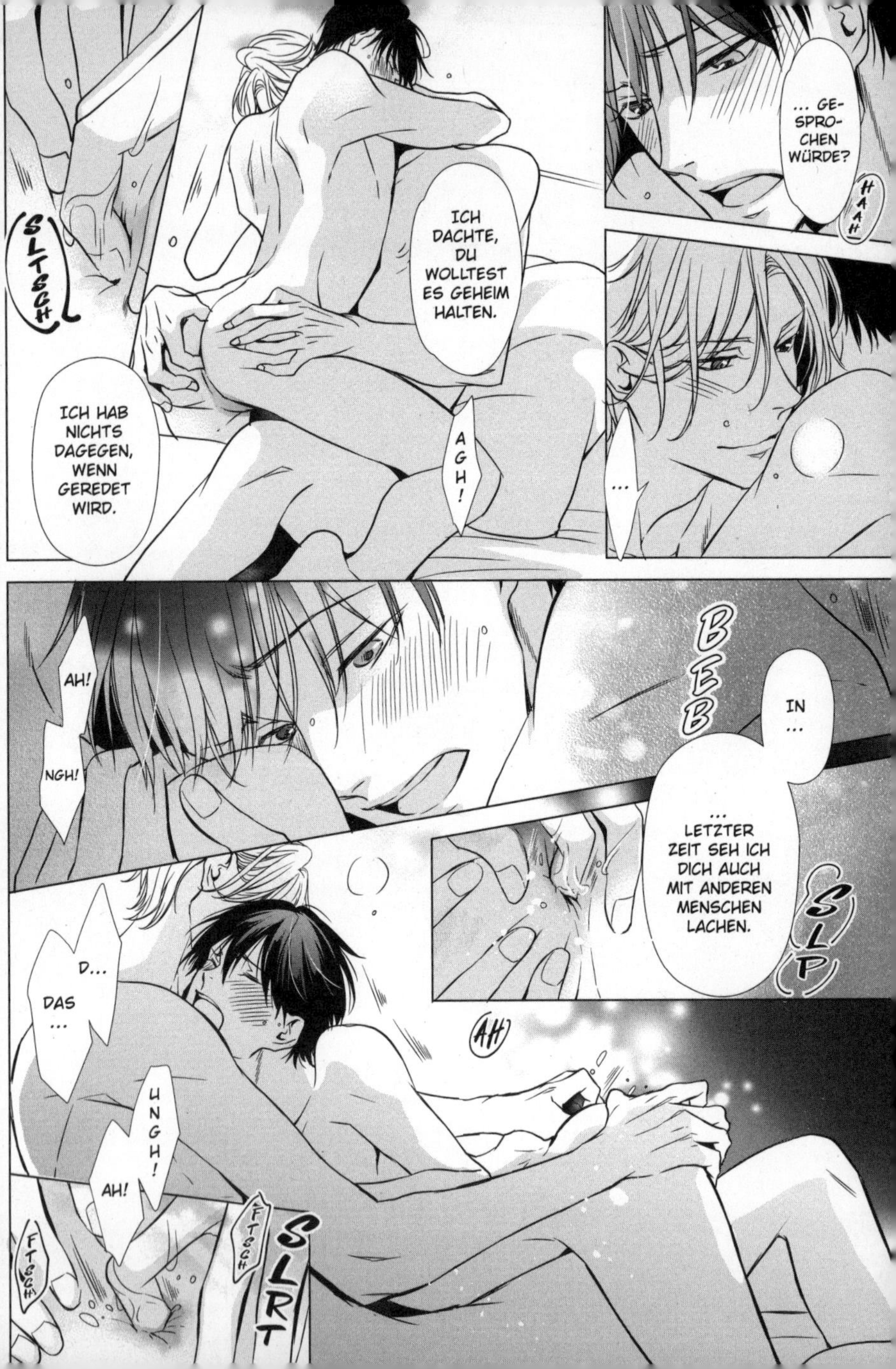
... GESPROCHEN WÜRDE?
HAAH
...
ICH DACHTE, DU WOLLTEST ES GEHEIM HALTEN.
AGH!
ICH HAB NICHTS DAGEGEN, WENN GEREDET WIRD.
SLTSCH
BEB
IN ...
... LETZTER ZEIT SEH ICH DICH AUCH MIT ANDEREN MENSCHEN LACHEN.
AH!
NGH!
SLP
D... DAS ...
AH
UNGH!
AH!
SLRT
FTSCH
FTSCH

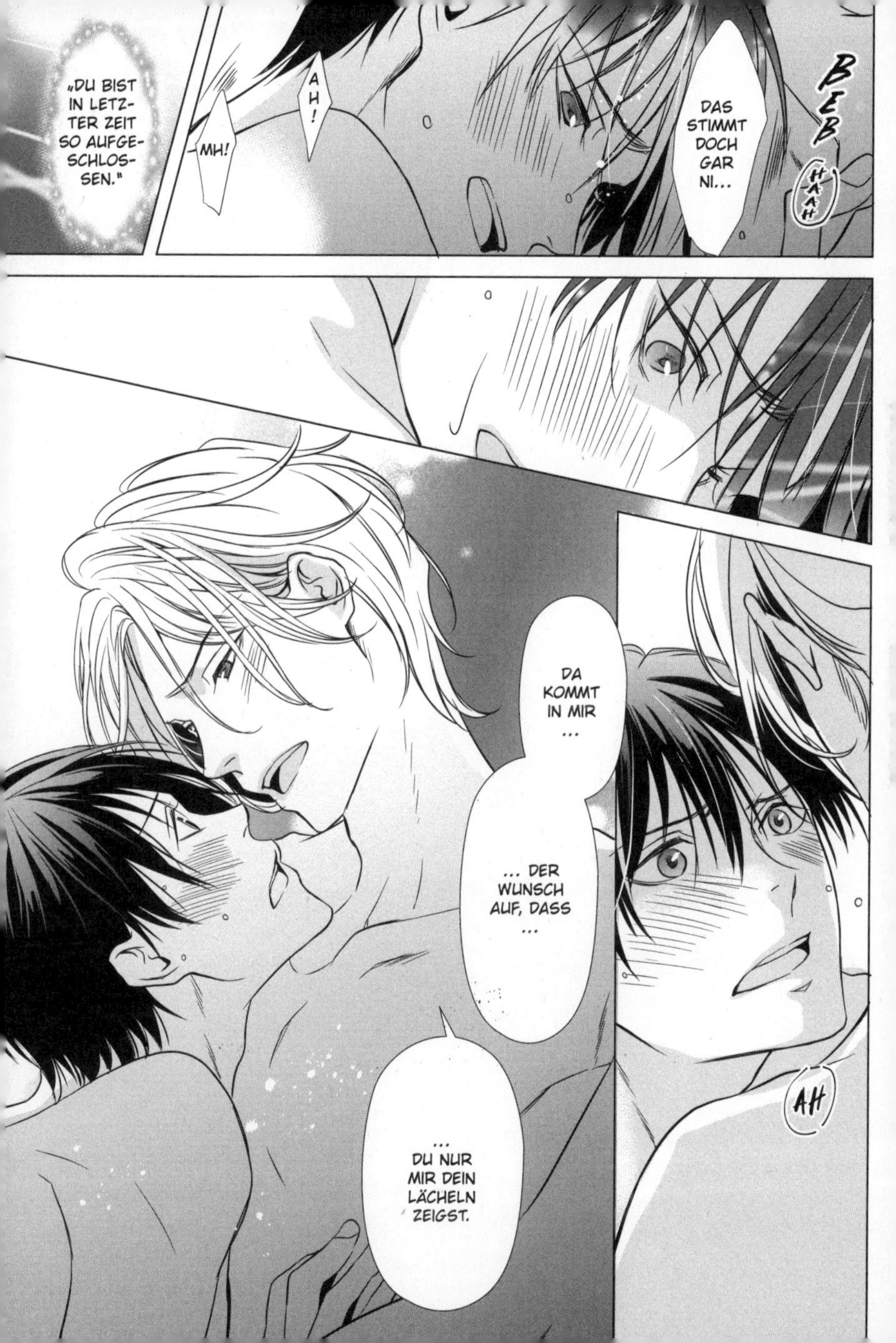
BEB
HAAH
DAS STIMMT DOCH GAR NI...
AH!
MH!
„DU BIST IN LETZTER ZEIT SO AUFGESCHLOSSEN.“
DA KOMMT IN MIR ...
... DER WUNSCH AUF, DASS ...
... DU NUR MIR DEIN LÄCHELN ZEIGST.
AH

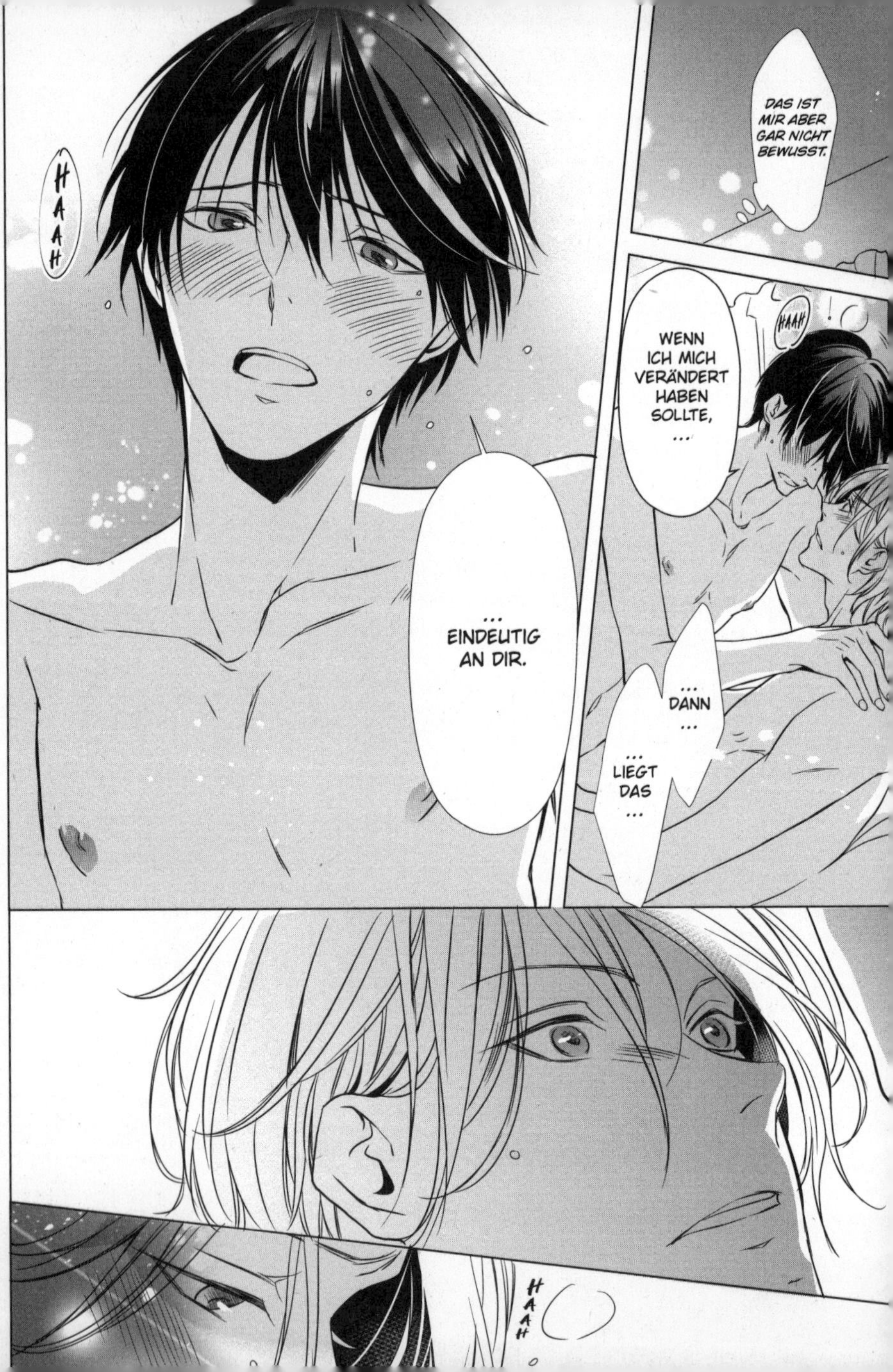
DAS IST MIR ABER GAR NICHT BEWUSST.
HAAH
!
WENN ICH MICH VERÄNDERT HABEN SOLLTE, …
… DANN …
… LIEGT DAS …
… EINDEUTIG AN DIR.
HAAAH
HAAAH

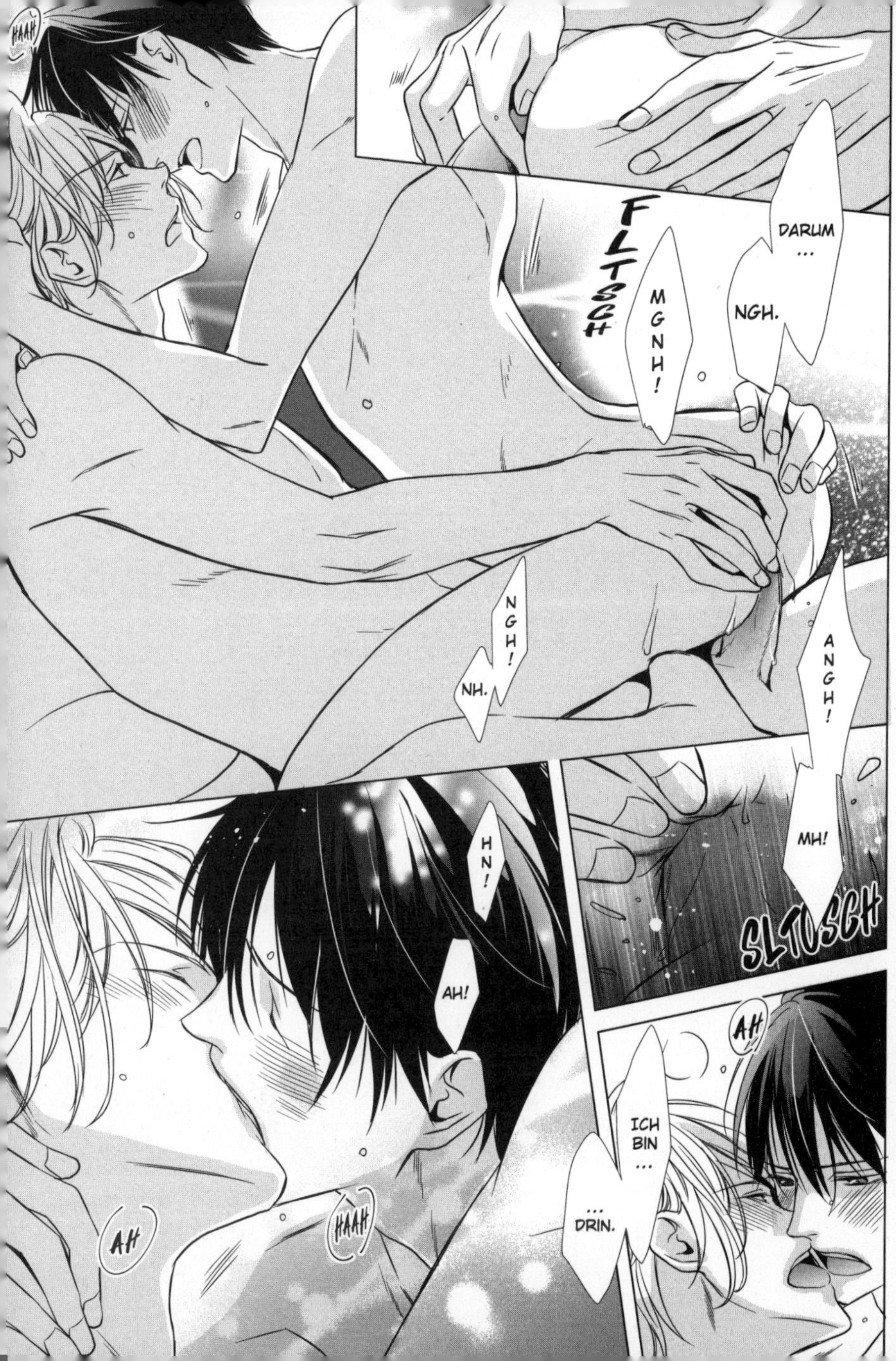
DARUM ...
NGH.
MGNH!
FLTSCH
HAAH
ANGH!
NGH!
NH.
MH!
SLTSCH
HN!
AH!
AH
ICH BIN ...
... DRIN.
HAAH
AH

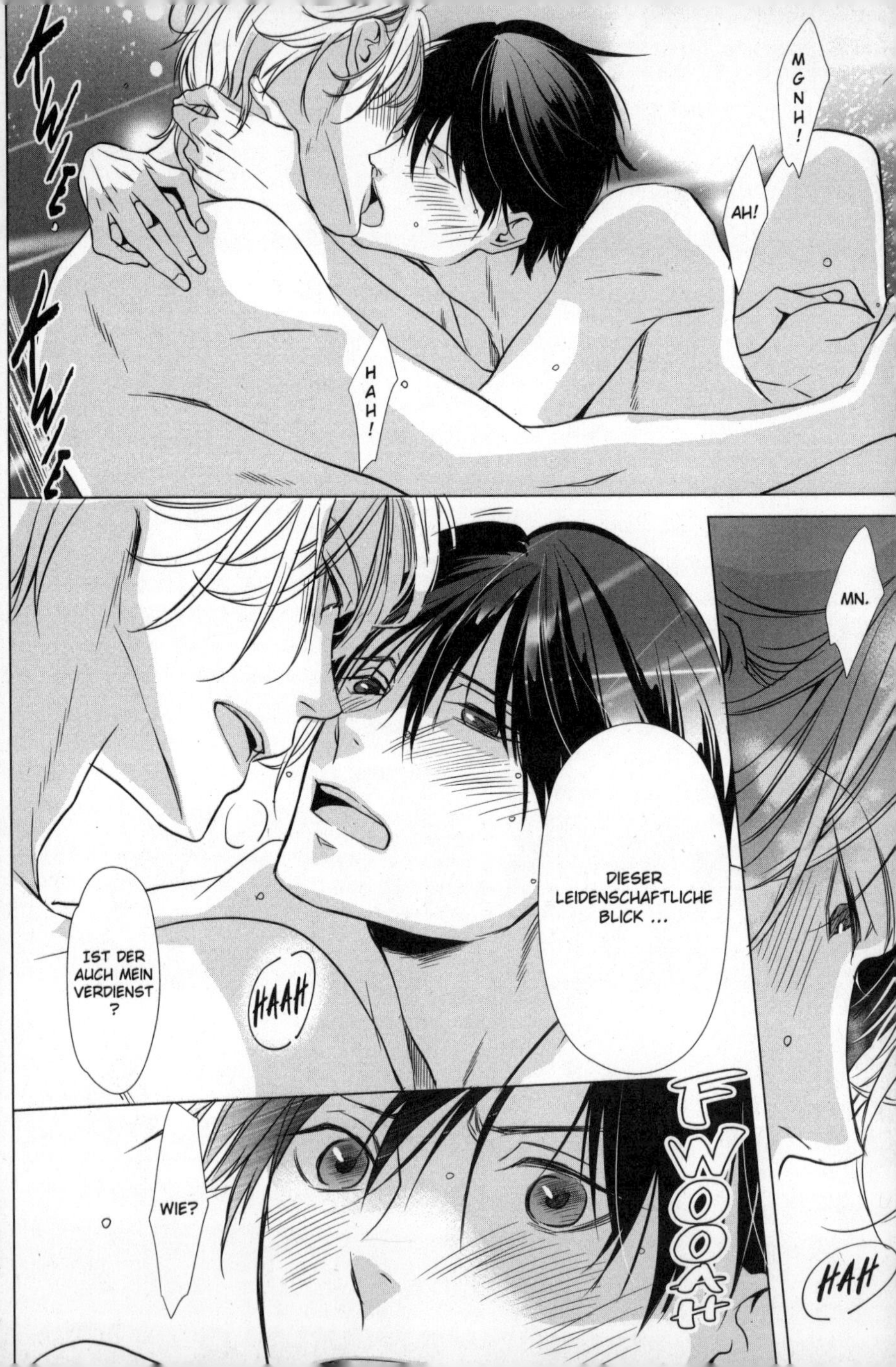
MGNH!
AH!
HAH!
KWIE
KWIE
MN.
DIESER LEIDENSCHAFTLICHE BLICK ...
HAAH
IST DER AUCH MEIN VERDIENST ?
HAH
FWOOAH
WIE?

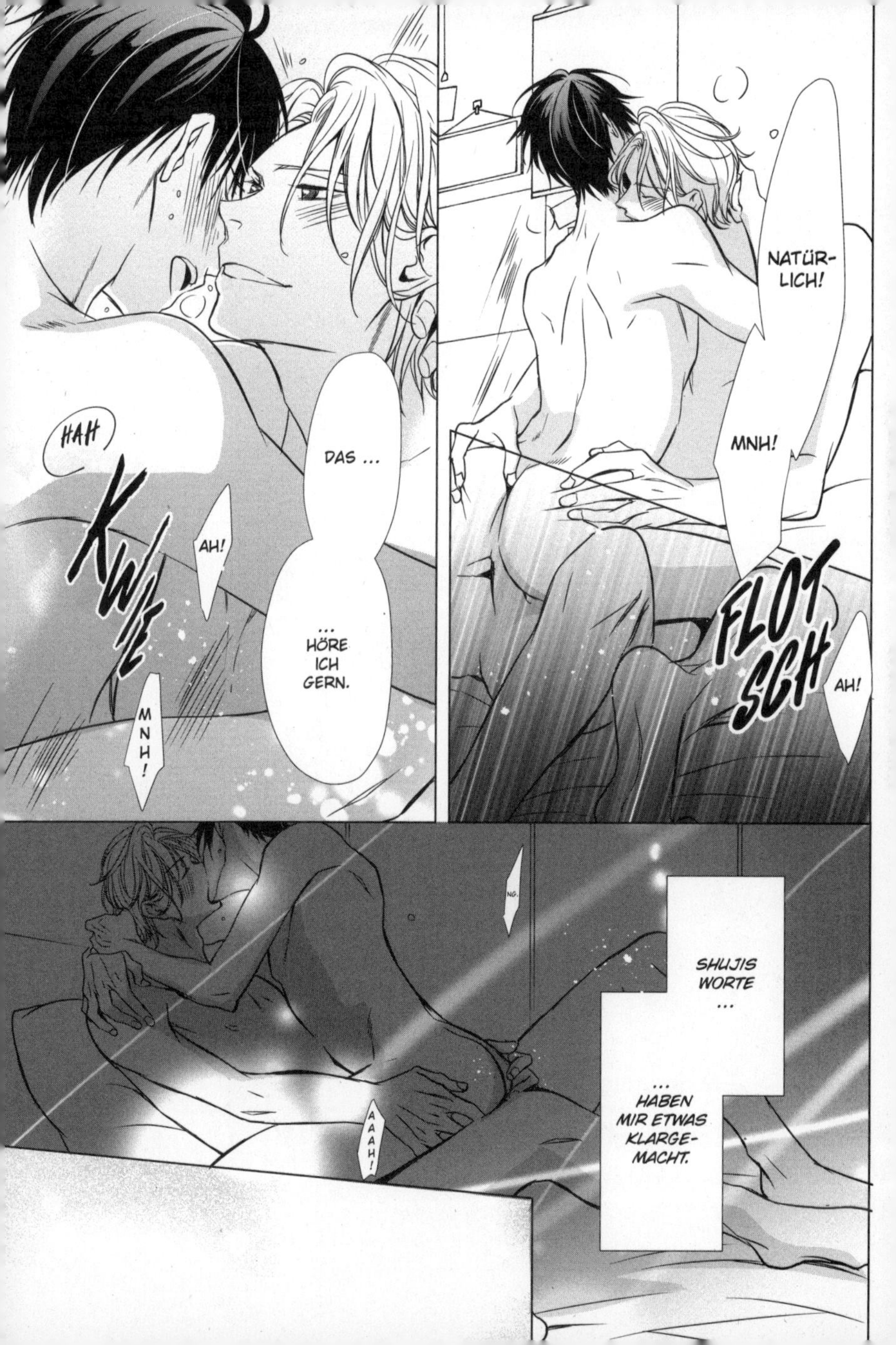
NATÜR-LICH!
MNH!
FLOTSCH
AH!
DAS …
… HÖRE ICH GERN.
HAH
AH!
MNH!
NG.
SHUJIS WORTE …
… HABEN MIR ETWAS KLARGE-MACHT.
AAAH!

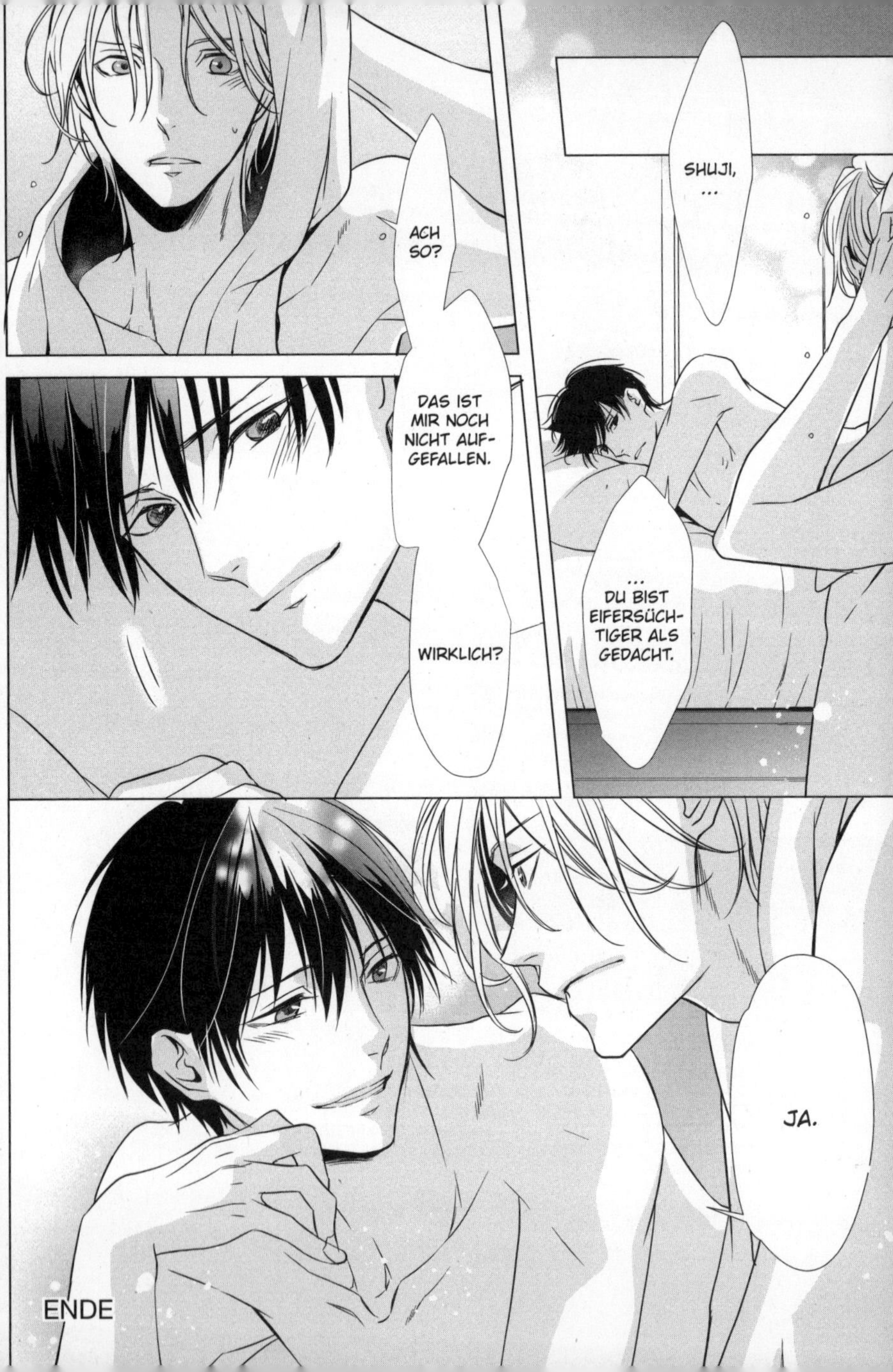
SHUJI, ...
... DU BIST EIFERSÜCHTIGER ALS GEDACHT.
ACH SO?
DAS IST MIR NOCH NICHT AUFGEFALLEN.
WIRKLICH?
JA.
ENDE

Nachwort

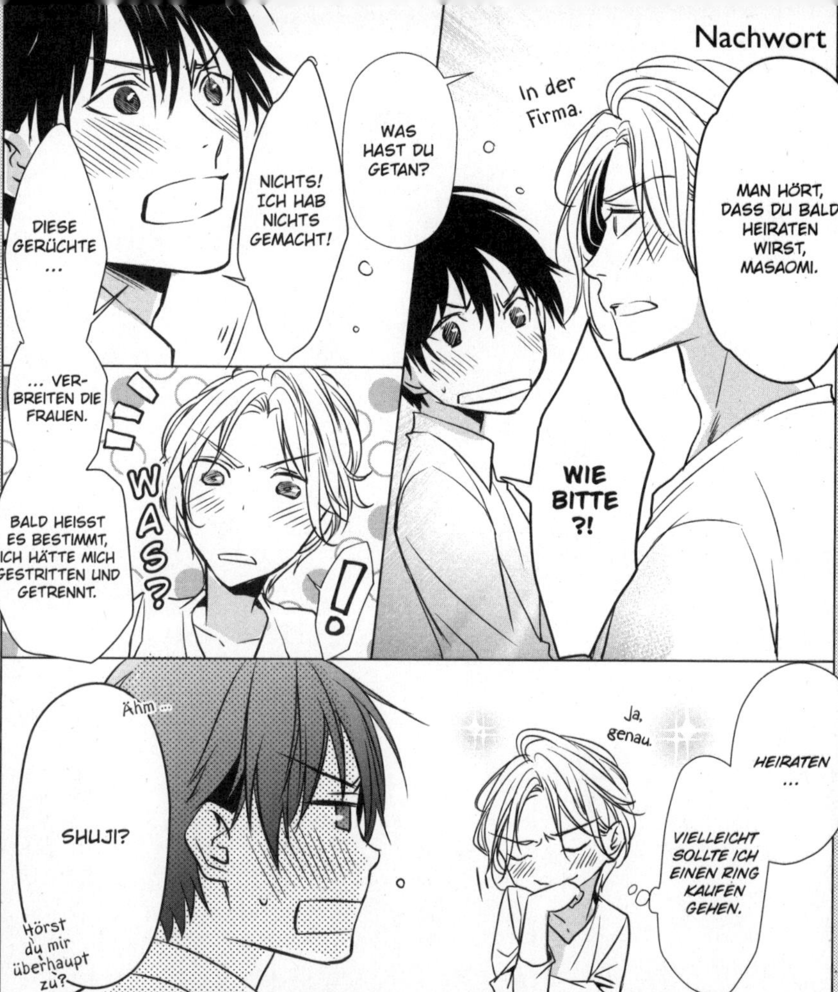

In der Firma.
MAN HÖRT, DASS DU BALD HEIRATEN WIRST, MASAOMI.
WIE BITTE ?!
WAS HAST DU GETAN?
NICHTS! ICH HAB NICHTS GEMACHT!
DIESE GERÜCHTE ...
... VERBREITEN DIE FRAUEN.
WAS?
!
BALD HEISST ES BESTIMMT, ICH HÄTTE MICH GESTRITTEN UND GETRENNT.
Ja, genau.
HEIRATEN ...
VIELLEICHT SOLLTE ICH EINEN RING KAUFEN GEHEN.
Ähm ...
SHUJI?
Hörst du mir überhaupt zu?

VIELEN DANK, DASS IHR „DIE ZÄHMUNG DES WIDERSPENSTIGEN" GELESEN HABT!

BEGONNEN HAT ALLES ALS EINE KURZGESCHICHTE IM INTERNET. DOCH DIE NACHRICHTEN VON EUCH LESER*INNEN HABEN MIR MUT GEMACHT, SIE ZU EINEM GANZEN BAND AUSZUBAUEN, UND DAFÜR MÖCHTE ICH MICH BEDANKEN.
AUCH MEINEM REDAKTEUR HABE ICH ZU DANKEN. DENN SEINE AUSSAGE: „EINE KATZE! HÜBSCHE MÄNNER! MACH DAS!", HAT MIR ZUSÄTZLICH DIE NÖTIGE KRAFT GEGEBEN.

ICH ERINNERE MICH NOCH SEHR GUT AN DIE ZEIT ZURÜCK, IN DER ICH ZU HAUSE MEINE KATZE GESTREICHELT UND NEBENBEI GEZEICHNET HABE. DA KAM MIR AUCH DIE IDEE ZUR KURZGESCHICHTE AUS YUKIS PERSPEKTIVE.

ICH HOFFE, WIR LESEN UNS BALD WIEDER!
ICH DANKE EUCH!

AKIHO KOUSAKA

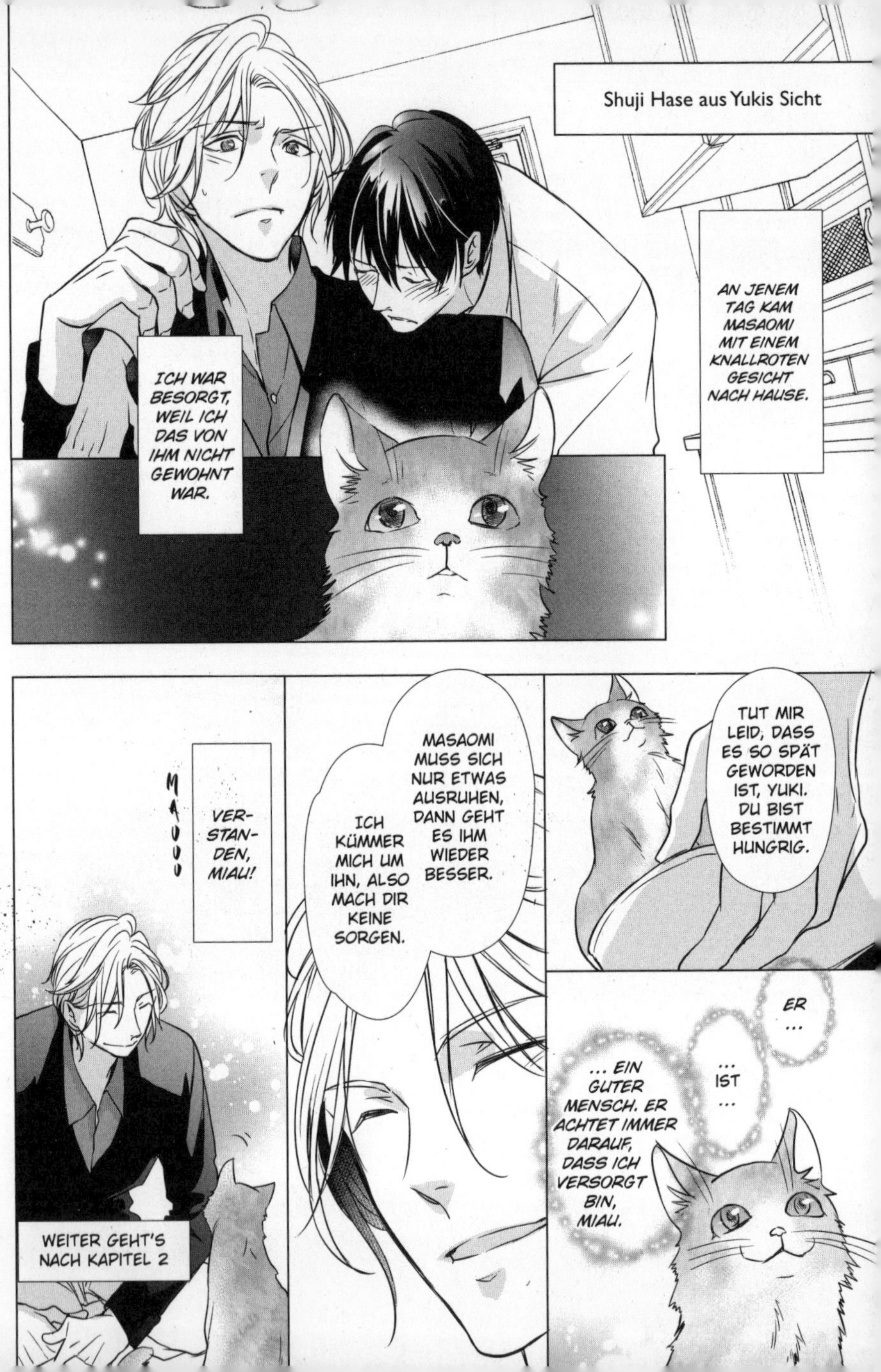
Shuji Hase aus Yukis Sicht
AN JENEM TAG KAM MASAOMI MIT EINEM KNALLROTEN GESICHT NACH HAUSE.
ICH WAR BESORGT, WEIL ICH DAS VON IHM NICHT GEWOHNT WAR.
TUT MIR LEID, DASS ES SO SPÄT GEWORDEN IST, YUKI. DU BIST BESTIMMT HUNGRIG.
MASAOMI MUSS SICH NUR ETWAS AUSRUHEN, DANN GEHT ES IHM WIEDER BESSER.
ICH KÜMMER MICH UM IHN, ALSO MACH DIR KEINE SORGEN.
ER …
… IST …
… EIN GUTER MENSCH. ER ACHTET IMMER DARAUF, DASS ICH VERSORGT BIN, MIAU.
VER-STAN-DEN, MIAU!
MAUUU
WEITER GEHT'S NACH KAPITEL 2

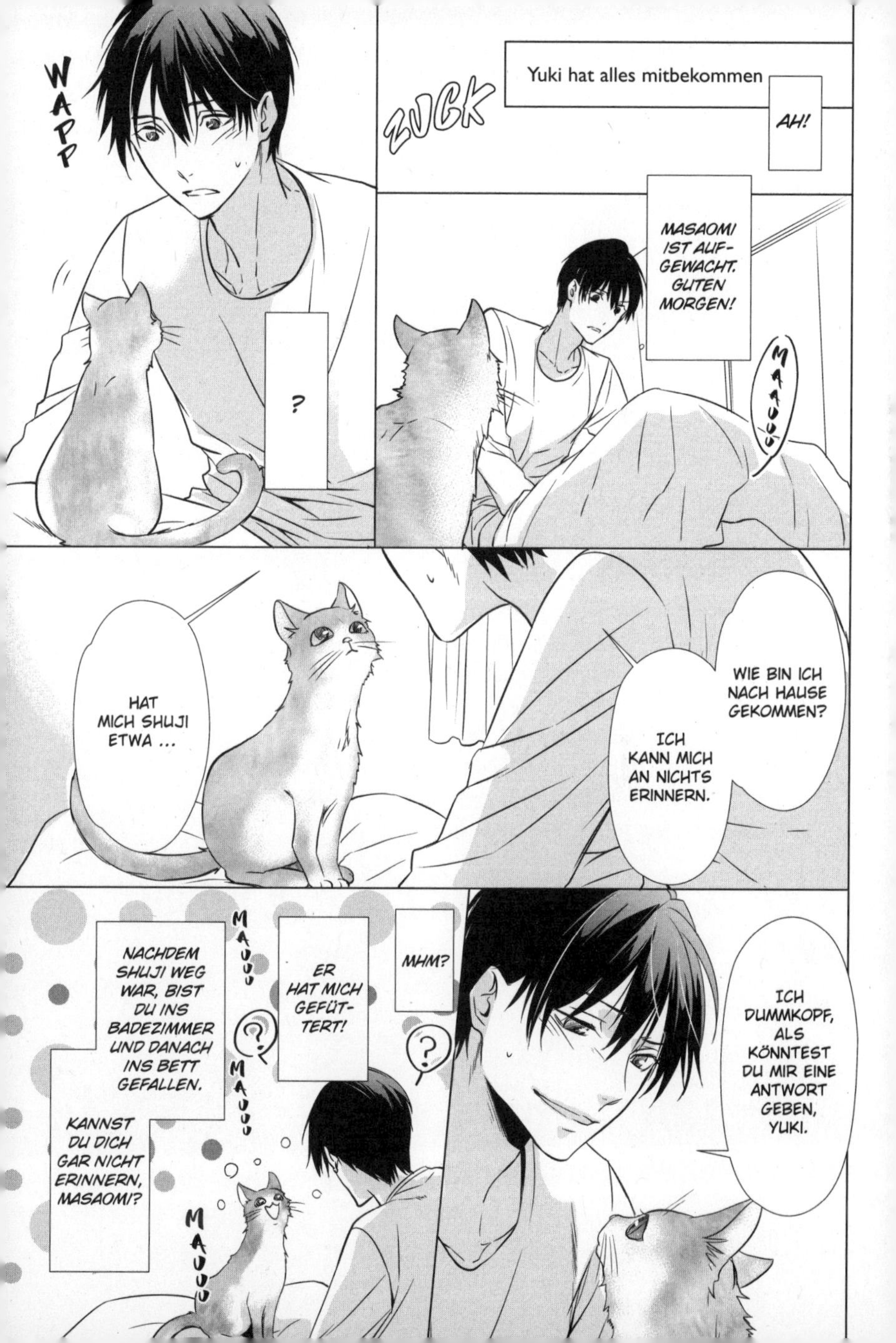
Yuki hat alles mitbekommen
AH!
ZUCK
MASAOMI IST AUF-GEWACHT. GUTEN MORGEN!
MAAUUU
WAPP
?
WIE BIN ICH NACH HAUSE GEKOMMEN?
ICH KANN MICH AN NICHTS ERINNERN.
HAT MICH SHUJI ETWA ...
ICH DUMMKOPF, ALS KÖNNTEST DU MIR EINE ANTWORT GEBEN, YUKI.
MHM?
ER HAT MICH GEFÜT-TERT!
MAUUU
NACHDEM SHUJI WEG WAR, BIST DU INS BADEZIMMER UND DANACH INS BETT GEFALLEN.
MAUUU
KANNST DU DICH GAR NICHT ERINNERN, MASAOMI?
MAUUU

Akiho Kousaka

Das ist seit Langem meine erste Veröffentlichung. Dass ich diesen Schritt gewagt habe, habe ich nur eurem Zuspruch zu verdanken, der mir den Mut geschenkt hat, meine Arbeiten in diesem Werk zusammenzufassen. Danke, dass ihr diesen Band gekauft habt!

Die Zähmung des Widerspenstigen

Die Zähmung des Widerspenstigen

First published in Japan in 2019 by KADOKAWA CORPORATION, Tokyo.
German translation rights arranged with KADOKAWA CORPORATION,
Tokyo through TUTTLE-MORI AGENCY, INC., Tokyo.

Deutschsprachige Ausgabe / German Edition

CH-1007 Lausanne

Aus dem Japanischen von Victoria Maria Zach

Redaktion: Katharina Altreuther
Herstellung: Sonja Lesch
Deutsche Logo- und Covergestaltung: Jessy Knipprath
Lettering: Paolo Gattone, Chiara Antonelli
Druck und Bindung: GGP Media GmbH, Pößneck

ISBN 978-2-88921-548-5